闻庆汉推拿

教学临证旨要

WEN QINGHAN TUINA
JIAOXUE LINZHENG ZHIYAO

樊 云　周 晶○主编

长江出版传媒　湖北科学技术出版社

图书在版编目(CIP)数据

闻庆汉推拿教学临证旨要／樊云，周晶主编. ﹣﹣ 武汉：
湖北科学技术出版社，2019.11
　ISBN 978﹣7﹣5706﹣0784﹣6

　Ⅰ. ①闻… Ⅱ. ①樊… ②周… Ⅲ. ①推拿﹣中医临床﹣
经验﹣中国﹣现代 Ⅳ. ①R244.1

中国版本图书馆 CIP 数据核字(2019)第 234048 号

责任编辑:谭学军　　　　　　　　　　　　　　　封面设计:曾雅明

出版发行:湖北科学技术出版社　　　　　　电　话:027-87679468
地　　址:武汉市雄楚大街 268 号　　　　　邮　编:430070
　　　　　(湖北出版文化城 B 座 13-14 层)
网　　址:http://www.hbstp.com.cn

印　　刷:武汉中科兴业印务有限公司　　　邮　编:430034

700×1000　　1/16　　　　　　19 印张　　　　　　350 千字
2019 年 11 月第 1 版　　　　　　　　2019 年 11 月第 1 次印刷

定价:68.00 元

闻庆汉教授简介

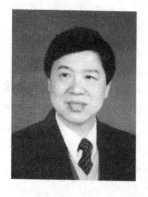

　　闻庆汉,男,生于 1946 年,湖北中医药大学教授,主任医师,硕士研究生导师,全国第五批名老中医中药专家学术经验继承人指导教师,第三届湖北中医名师。1969 年毕业于湖北中医学院中医系,毕业后留校任教,曾任湖北省中医院推拿科主任,湖北中医药大学针灸骨伤学院推拿教研室主任,湖北省中医药学会推拿专业委员会副主任委员、中华全国推拿专业委员会常务委员、湖北省老年保健医学研究会理事等学会职务。曾先后获得湖北中医学院(湖北中医药大学)教书育人先进工作者,优秀共产党员,2003 年度和 2005 年度"湖北中医学院优秀教师",2007 年第一届湖北中医学院"十佳教师"提名奖,中华中医药学会优秀著作奖,2011 年度全省中医药工作先进个人等诸多荣誉。

　　闻庆汉教授从开始工作到现在,近 50 年一直辛勤耕耘在推拿教学、临床与科研一线。他长期从事中医推拿学科的教学工作,培养硕士研究生 4 名。闻庆汉教授注重临床带教,将理论与实践结合起来,在临床中耐心指导学生推拿手法,几十年如一日,带领学生接触临床、热爱临床。闻庆汉教授多年来一直坚持不懈地从事推拿学科的临床与科研工作,有着丰富的临床经验,擅长以推拿、针灸、方药等疗法治疗推拿专科常见病和一些疑难病症(如颈源性眩晕、寰枢关节紊乱症、骨盆倾斜症、躯体疼痛、带状疱疹及后遗痛、各种皮炎、小儿脑瘫、小儿脑积水等等),并取得了一定成果,在国家级和省级刊物上发表学术论文数十篇,出版个人著作 10 余部,多次参加全国高校推拿专业教材编写工作,与其他专家合作研究国家级和院级课题 5 项。

序

当我认真拜读完《闻庆汉推拿教学临证旨要》全部书稿后,思绪万千、浮想联翩。我与闻兄在推拿学术界相处 40 余年,他那种谦卑低调、学术严谨的高贵品质,给我们同仁留下了深深的印象。他身在我省中医高等学府,在推拿学科兴起,人才匮乏的情况下,毅然地接受组织上的重托,担当起培养人才的重任,不论是开拓教学的资源,还是临床学习的指导,他都是以一个继承、发扬、挖掘、整理的姿态进行教学与临床工作。

教书育人、师德高尚、甘当人梯、学术严谨,深受学生的喜爱。推拿医术历史悠久,推拿的发展是理论与实践并行,闻教授开创了湖北推拿教学的先河,为推拿界培养了大量的高级人才,遍及全国各地乃至国外,如今都是推拿界的中坚力量。他将继承与发展相结合在我省各地进行广泛的调研,吸收国内各流派的经验,以经穴推拿和养生按摩奠定了他的学术思想。为湖北的推拿专业指明了发展的方向,是湖北省推拿界真正的领军人物。

对专业技术精益求精,对待病人像亲人,这是闻庆汉教授几十年的教学与临床的宗旨,学生们有困难他尽力相助,同仁们有成就他极力赞扬。他从不居功己有,与世无争,为我省推拿事业蓬勃发展,竭心尽力。他身居省府,对各地来求医者都热情接待,对于全国各地的同仁他都以朋友相迎,我省各地市的疑难重病找到他时,他都细心诊治。不论是领导还是平民百姓,他都一视同仁,所以病人都以最好口碑赞扬闻教授。仁心之美、同行之爱是对闻教授最好的评价。

值《闻庆汉推拿教学临证旨要》一书出版之际,我深深地祝福闻庆汉教授生命之树常青! 推拿之光更亮!

湖北省中医学会推拿专业委员会名誉主委

湖 北 中 医 名 师

严 金 林

2019.05.25

目　录

第一章　闻庆汉教授推拿教学的宗旨

（一）教师的责任"师者，所以传道、授业、解惑也"

有一首歌词说得好："小时候，我以为你很美丽，领着一群小鸟飞来飞去；小时候，我以为你很神奇，说上一句话也惊天动地。长大后我就成了你，才知道那间教室，放飞的是希望守巢的总是你。长大后我就成了你，才知道那块黑板写下的是真理擦去的是功利。"

闻庆汉教授从教近 50 载，常言自己只是一名普通的人民教师，要"捧着一颗心来，不带半根草去""先学生之忧而忧，后学生之乐而乐""学高为师，身正为范"，其精神实为我等后辈学生之楷模。

教师是一种职业，但从赋予的任务来说，它更是一份责任，这份责任是一种良心、是家长的寄托、也是国家的期望。教师作为人类文明的传承者，其神圣使命是对学生传道，授业，解惑。同时这也是教师的基本职责。

何为师？唐宋八大家之一的韩愈有言："师者，所以传道，授业，解惑也！"师之为尊，修行善为，荡涤内心。隐隐恻恻，率先垂范。令身正，行品格；教有法，举止端。师之为道，代代相传。潜移默化，徒令生辉。从教者，以德为先。正人先正己，以皓皓乎明月之光辉，揽弱弱兮肉身之魂灵。将博大万物之气象，熔铸于己身之无上壁炉，以熊熊烈焰之光芒，照射熠熠希望之稚子。

"传道"，就是要求教师不仅要把科学文化知识言传身教，传授给学生，同时还要培养学生良好的道德品质。"近朱者赤近墨者黑"，教师的言谈举止、文化素养等无时无刻不在潜移默化地影响着学生。教师影响着学生们的健康成长与发展，这就要求教师也要不断学习，不断提高自己，以满足学生们的需求。教师要在情感、态度、价值观上对学生进行激励、鼓舞，在平时用自己的良好品质与精神气质去感化学生，逐渐培养学生丰富的文化知识和良好的道德品质，形成他们正确的人生观、价值观、世界观。将学生培养成为国家建设的栋梁之材。

"授业"，就是教师传授给学生科学文化知识与基本技能。如果教学内容有点枯燥，教师可以采用不同的教学法，充分调动学生的积极性，让学生更好地去理解掌握。这就给教师提出了更高的要求，要求教师要不断学习，不断提高自己，还要不断研究好的、适应学生的教学方法，把更多的知识用更好的方法传授给学生。

"解惑"，就是学生通过自主学习提出他们的疑惑，对教师讲解的问题不理解，或者提出自己独特的见解,教师要有效地解决学生对知识的这些困惑,给学生正确的引导和帮助。对他们生活中的问题,教师也要注意观察,必要的时候给出自己的建议,使他们走出困惑。教师在解惑的同时也要意识到,解惑的最终目的是培养学生独立的人格并使他们自己掌握一定处理问题的能力,在帮助的时候要留有空隙让他们自己去探索、去发现,提高学生的探索、创新能力。

教师,是太阳底下最光辉的职业;教师,是人类灵魂的工程师;师魂,如星辰闪耀圣洁;师德,乃高山仰止,景行行止!师道恢宏,人格独立,精神崇高,品德高尚,想象丰富,勇于开拓创新,备受全社会的尊敬。教师是文明火种传递者,人类文化传播者,其风范,如蜡烛春蚕,其情怀,如柔水峻山。在中华民族历史的沧桑记忆中,教师,与崇高、伟大紧密相连。古人曰:"古之王者,建国君民,教学为先。""大学之道,在明明德,在亲民,在止于至善。"为人师表,就要尽职尽责;教书育人,就要善始善终。

闻庆汉教授经常说教育的作用是潜移默化的,"随风潜入夜,润物细无声。""教者,启迪心智也;育者,唤醒自我教育矣!"教师的思想、道德、语言、举止等,有意无意对学生都在起作用。因而,教师要十分重视自身人格的塑造,努力提升思想、净化感情,增长学识,提高能力,不断完善人格。只有这样,才能对学生施以良好的影响。

闻庆汉教授经常教导我们后辈学生要充分发挥教师的人格魅力。教师人格是思想、道德、行为、举止、气质、风度、知识、能力、心理、生理等众多因素的综合,在德才识能方面自觉锻炼。

(1)教师要有德行。高尚的道德情操在人格中起灵魂作用,也是教师从事教育事业永不停止的内驱动力源泉。教育本身就是一项具有理想性的事业,没有理想的教育是不存在的。教师自己有正确的世界观、人生观、价值观,就会在教育教学中向学生心田撒播做人的良种,就会以自己高度的责任感,熏陶感染学生,启迪学生努力学习,立志报效祖国。

教师走上讲台教书育人,走下讲台为人师表。教师不仅是社会主义精神文明的建设者和传播者,更是莘莘学子道德基因的转接者。师德不是简单的说教,而是一种奉献精神的体现,是一种深厚的知识内涵和文化品位的体现,师德需要培养、需要教育、更需要每一位教师的自我修养!

(2)教师要有才学,要有育人的真本领。教师只有自己是长流水,才可能引导学生在知识的海洋中扬帆远航。因而,教师要教一辈子,学一辈子。

教师要在终身学习上当榜样,鼓舞学生在浩瀚的知识海洋起航。"生命不息,学习不止。"教师要秉持"终身学习"的理念,坚持取长补短,教师要以谦逊的治学态度、诚恳的团结精神、扎实的学识功底、精湛的教学技艺和至善的人格魅力赢得学生尊重。

（3）教师要有见识，要善于见人之所未见。作为教师，应适应时代的要求，善于思考，勇于创新，对客观事物和从事的教育教学工作有独特的见解。教师认识能深入底里，见解深刻，学生思维能力、思维方法、思维品质也就间接地受到影响，乃至获得锻炼。

（4）教师要有岗位水平。教师的学历水平不等于教师的岗位水平，学历水平只说明之前接受教育的程度。能不能成为合格、优秀的教师，要靠在岗位上自觉锻炼。作为教师，若想迅速成长起来，感悟有四：学习，学习，再学习，打破知识储备的单一结构；听课，听课，再听课，接受教育艺术的熏陶；思考，思考，再思考，让自己成为一个有"思想"的教师；总结，总结，再总结，让自己的"思想"更为深邃。

总之，教师要充分发挥人格魅力，发挥人格对学生健康成长的引导作用。在德、才、识、能诸多方面日有长进，月有长进，年有长进，真正做到师风可学，学风可师。教师要在品德、人格、学识、言行等方面成为学生的榜样，学生的楷模。

（二）推拿专业教学的特点（特殊性）

（1）推拿专业教学与中医其他专业教学不同。推拿教学在中医类院校中，属于理论与技能实操相结合的模式，其教学效果体现在学生对于手法的掌握及临证处理疾病的应变能力方面。推拿教学的目的旨在使学生加深对推拿疗法的理解，并愿意积极运用至临床。

与一些中医其他学科纯知识类课程不同，实践技能类课程一方面需要教师将较为生涩的课本语言转化为生动易于理解的概念，充分灌输给学生，力求理解程度的加深；另一方面，学生对于技能的理论学习，最终将回归到实践活动当中去，因此大量的科学的练习是必不可少的。

推拿学，作为典型的实践技能类课程，将课本的理论知识与临床的实践操作紧密结合，是当下推拿本科教学的基本方法。

推拿学是一门实践性很强的学科，它与中医系列内、妇、儿、五官科等其他学科不同的是当医生拟订治疗方案后，必须依靠治疗操作的实施才能达到预想目的。手法治疗过程犹如中药处方，同样是君臣佐使，需要各种手法的相互配合得当。比如治疗软组织损伤一般经过疏经松筋、正骨、扶正、善后几个阶段，手法间相得益彰。一个完善的推拿治疗方案不仅是一招一式，而是多种手法有机相合的结果。

（2）推拿专业教学是以推拿手法为重点。推拿作为一种特点鲜明、疗效突出的中医疗法，是祖国传统医学中一门理论性和实践性都很强的临床学科，是中医外治法中的重要代表。其常用治疗方法主要用推拿手法对腧穴的刺激，以通其经脉，调其气血，使阴阳归于平衡，脏腑趋于和调，从而达到扶正祛邪的目的。推拿学科的基本技能是推拿手法，手法也是推拿学科中的核心内容。手法是否熟练与推拿人才的水平有直接关系。古人云按其经络以通郁闭之气,摩其壅聚以散瘀结之肿,而手法的优劣直接关系到疾病防治效果,所以推拿手法是推拿学科的第一基本功。

推拿手法起源于远古时代人类的生产劳动和生活实践。因撞击、扭挫、跌损等引起疼痛时,人们会很自然地用自己的双手去抚摩、按压受伤部位以减轻疼痛;或通过摩擦身体以抵御寒冷。经过不断实践和总结,人们逐渐认识到这些抚摩、按压、摩擦等动作能够起到一定的治疗作用,这便是推拿手法的起源。在长期的实践中,推拿手法从原来简单的下意识动作,逐渐发展成为需要经过刻苦训练才能掌握的一种具有高度技巧性的医疗运动,成为中医学中别具特色的一种治疗保健方法。

以操作者的手,或者借用一定的器具作为手的功能的延伸,或者适当运用操作者肢体的其他部分,在受治者的肢体体表上做规范性的动作,来达到防病治病的目的,这些作用于受治者肢体体表上的规范性动作,称为手法。

手法看似简单好学,但要做到得心应手,运用自如,却非一日之功。推拿能否取效全凭手法功夫如何,不可等闲视之。倘若手法差劲,就不能达到体表推拿,体内感应,"外呼内应"的层次。推拿手法是一种技巧,是一种高级的运动形态,技能性强,有相当的难度,所以,必须强调与重视手法基本功的严格训练。

中医推拿手法在所有中医药治法中具有相对独特性,它是在辨证的基础上,应用手法作用人体,达到防治疾病的目的。所以,在客观上要求学生既要熟练掌握推拿学科专业理论知识,又要身体力行,努力学习手法操作,将动脑与动手相结合,"文能动笔,武能动手",达到所谓"文武双全"的状态。

所以,推拿专业教学是以推拿手法为重点,推拿学习中才历来有"三分学,七分练"的说法。若学生光听不练,到头来也只能是纸上谈兵;有些动作要领,理论无须讲得太多;有些手法"在心易了,下手难明",将来临证之时必会感到心有余而力不足。因而,勤学苦练、勇于实践、善于总结是提高手法的重要手段。

闻庆汉教授非常注重推拿手法基本功训练强化操作技能。他认为只有熟练地掌握推拿的基础理论及操作技能,在临床上才能得心应手,才能以不变应万变。操作技能的好坏直接影响到推拿的治疗效果。所以在整个推拿的教学中,为了使学生能有足够的时间练习推拿操作,将手法练习分为两个阶段,即沙袋练习和人体练习。在手法教学中,重点讲述动作要领和操作要求,教师先示范表演,然后手把手辅导学生在沙袋上练习,对操作细节、技巧单独辅导,纠正失误。由于最初的手法难度很大,所以需相当长时间的沙袋练习,才有可能在人体上练习。采用由易而难的教学方法,要求学生正确掌握每一种手法的动作要领、操作方式。学习难度较高的手法,如揉法、一指禅推法、振法、摇法、扳法等,虽然开始时学生会对有些内容不知其所以然,但通过反复的练习而熟能生巧。在学生自我及互相练习中,教师应巡回检查,指导并及时纠正学生在操作中出现的动作不规范、姿势不协调及理解不准确的地方,尽量在学生身上作规范手法示范,使学生主动进行动手能力的练习,提高推拿的准确性和熟练性,为临床实习奠定良好基础。临床治疗部分的教学中,教师重点讲述常见病症的手法操作程序和人体各部位的手法操作技巧,让同学们互相在身上练习,既熟悉和掌握了常见病症的手法操作,又亲身体验了手法的轻重缓急,增加了作为被推拿者的感性认识,使学生将来在临床中更能有的放矢。

根据动作学习的短时记忆理论,一般新学习的分离动作遗忘时间大致在一分钟左右,所以推拿手法需要不断地重复,充分利用触觉和本体感觉,使视觉表象转变为动觉表象,才能加深印象,尽可能使其转变为长时记忆。

另外,根据动作学习的肢体迁移理论,在动作技能的学习过程中,已经掌握的动作技能会向对侧肢体进行迁移,一般是由利手迁移到非利手,当右手熟练掌握了推拿动作技能以后,左手也很容易掌握,即右手先学习的推拿动作对左手的学习有促进作用,这就是推拿手法学习过程中的迁移现象。其次,根据训练学的原理,力量的训练要遵循渐增负荷、大负荷和专项负荷的原则,通过不断地循环练习,可以增大专项负荷的强度,从而提高操作者的推拿专项能力,比如指力、腕力、耐力等等。在循环操作的过程中,操作者要根据每个被操作者的受力程度和病变程度不同来调整自己的力度,一方面在操作过程中感受自己用力时的肌肉感觉,有利于形成肌肉记忆和动作定型;另一方面要认真体会手下不同的感觉,有利于培养推拿手感。推拿手感又分为正常的感觉和异常的感觉,正常的感觉即不同体质人群的正常肌肉感觉,只有掌握了正常的肌肉感觉,才能区别异常的感觉。异常的感觉,即不同病变部位病理反应物的感觉,即通常我们说的找病变部位,能找到病变部位,推拿手法的运用才具有针对性,也才能取得较好的疗效。

临床教学最忌脱离临床实际,照本宣科,满堂灌。在推拿临床开始练习手法时可选择一些较典型的病例,如落枕患者,采取正确合理的操作程序进行治疗,以提高对学生推拿的兴趣。对学生来说,学理论、练基本功往往觉得枯燥乏味,缺乏积极性,但当接触临床,亲自诊治,并取得效果时,就能增强学习的兴趣,提高钻研精神。

近年来,推拿的兴起使越来越多的人接触推拿并学习推拿,而对技巧力掌握的缺失,使推拿临床中由于不当用力导致各种临床状况的出现频率不断增加。因此,我们在推拿教学中非常有必要强化技巧力的使用,要有针对性地让学生在推拿用力时逐渐掌握正确的发力技巧。例如在使用指按法时,不要只是单纯地拇指发力,而是尽量拇指伸直,身体前倾,使上身的重力通过上臂及前臂的大肌群发力传到拇指处,从而产生更加渗透的力量,这样不仅对操作者身体的损伤较少,而且能够产生更加明显的疗效。通过类似的举例,使学生纠正一些用力上错误或不良的习惯,使学生明白在临床中要尽量借用自身重力及大肌群发力,利用身体平衡力,尽量少使用或者不使用小肌群,避免不当用力或者过度用力导致推拿医师出现职业损伤的情况。

(三)推拿手法教学的方法和技巧

闻庆汉教授在教学、临床、科研一线耕耘近 50 年,教书育人,桃李满天下。他常用的推拿学教学方法既包括一些教育界常用的教学方法,也包括一些具有自己特色和感悟的教学方法,现简要论述如下。

1. 传统教学方法

传统推拿教学方法是以教师为中心的课堂教学,以口授法、提问法、讨论法、实验法、演示法、模拟临床直观教学等方式进行教学,师生共同参与到教学活动中的教学模式。传统教学方法手段较为单一,教学过程基本上是一张嘴、一块黑板、一根粉笔、一本书,板书占用了较多的时间,课堂教学容量小,教学效率较低。运用传统教学方法教学,在动态表达方面存在不足,常使得教学内容变得抽象和难以理解。并且在传统教学模式中,教师的工作量较大,单单是通过板书和言语表达等方式向学生传授知识,一定的时间内传达的信息量有限。由于课时的要求,过于紧凑的教学节奏限制了学生思考和发问的需求,很大程度上影响教学效果。但是,传统课堂教学教师能主导课堂,师生之间是面对面的情感交流,这恰好是传统课堂教学的优势所在。其有利于教学人性化,以教师丰富的经验言传身教,有利于师生在课堂中进行感情交流。

2. 实操演示法

推拿学的学习中有许多实际操作的内容,如果仅靠教师语言的表达很难说清楚,因此教学中加大学生的直观认识,对于教学内容的理解与掌握是极其重要的。如果教师在讲授过程中缺乏形象性、直观性,教学方法僵化呆板,学生在学习过程中就会缺乏积极性和创造性。

在教学过程中,学生所获得的感性知识越丰富,理解内容就越容易、越深刻。因此在教学的过程中,教师要注重理论讲授与手法演示相结合,通过实际的手法演示,直观的表达,增加学生对知识的掌握。如一指禅推法要求沉肩、垂肘、悬腕、指实、掌虚,前臂带动腕进行摆动,在教学时应边讲授动作要求与技巧,边进行实际操作的示范,通过实际操作的观摩,学生能够较快理解与掌握。

3. 视频教学法

视频教学的优势恰可以弥补传统教学模式的不足。视频教学作为现代多媒体教育的主要方式,图文并茂,使抽象的知识简单化、直观化、形象化,擅长表达解剖结构和动态变化。这种教学方式不仅可以增加学生的听课兴趣,增强授课效果,而且有利于突破教学难点。同传统教学相比,在相同的时间内,教师可以利用多媒体传递更多的信息,表达起来十分方便,缩短了教学时间,提高了教学效率,扩大了教学规模,教师在课堂上的劳动强度也大大降低。

教师将单个的推拿手法通过视频编辑制作形成专题片,通过大屏幕做手法视频演示,配合多角度慢镜头回放技术,让学生尽可能看清楚推拿手法操作的每一个细节,在大脑中形成推拿手法的直观视觉表象。这个过程非常重要,按照动作技能学习的理论,技术动作的形成一般要经历四个阶段,即泛化阶段、分化阶段、巩固阶段和动作的自动化阶段,推拿手法的学习也不例外。因此,推拿手法技能形成的最初泛化阶段,对形成正确的推拿动作视觉表象尤为重要。同时,在推拿手法视频演示的过程中,教师要适时地配合画面讲解推拿手法的动作要领及注意事项等要求,充分利用语言的第二信号系统作用,开放更多的信息通道,通过视觉和听觉的联合作用,加强学生对动作的理解和记忆,让学生在直观掌握动作的基础上,更能领会推拿手法的内涵。这样不但利于练习时做到手法的"形似",更有利于练习的过程尽量做到推拿手法的"神似"。

4.课间见习教学法

课间见习最主要的目的是让学生从课堂走向临床,初步运用推拿学的理、法、方、穴处理疾病,避免理论教学与临床实际脱节。为搞好课间见习,教师需进行认真周密的组织。为确保学生能看得仔细,便于教学双方的提问和解答,将学生化整为零,分为多个小组,任课教师亲自带教。带教过程中鼓励学生提问,让病人诉说亲身感受,使学生亲眼看到推拿的疗效,这样既可巩固、复习课堂所学知识,又能充分调动学生的学习热情和兴趣。每次见习后,让学生写出总结、体会,从而加强和巩固教学效果。

临床医学教师教学不仅是传授书本知识,还应在教学过程中,潜移默化地传授学生正确的思维方式、学习方法。这就要求教师不仅要有扎实的专业理论基础,还要有丰富的临床经验,在授课中加入典型的临床案例分析,可使课程更加生动而有说服力,以提高学生对本专业的学习兴趣。课间见习教学还要强化基础综合训练,主要与推拿临床相关的一些前期课程,如中医诊断学、人体解剖学、体格检查、专病检查方法,如 X 线片、CT 片阅读等,使学生的综合分析能力得到加强。

5.多媒体教学法

多媒体教学是近年来发展迅速的一种新的教学模式,其优势主要有:

(1)多媒体具有丰富的表现力,直观、生动,能增强学生的感知能力,激发学生的学习兴趣,提高学生学习的积极性。多媒体技术改变了信息传递媒体单一以及教师靠口述和板书内容给学生传授知识的局面,将文本、声音、图形、图像、动画、视频等各种媒体信息集于一体,巧妙地把一些难以理解的枯燥抽象的概念、复杂的变化过程,以图文并茂、声像并举、能动会变、形象直观的形式展现出来,增强了学习的趣味性,为学生创设了良好的教学情境,最大限度地激发了学生的求知欲。同时,教学方式形象生动,也有利于培养学生的思维能力、想象能力和创造能力。

（2）多媒体教学可以增加课堂教学的信息量，拓展教学内容。多媒体技术可以增加课堂教学的信息量，教师在课堂上能充分而及时地反映本学科的发展趋势，使课程教学中教学结构更加科学清晰。和传统板书教学模式相比，多媒体教学资源更加丰富，知识的深度广度都有提高，使学生能够更快地掌握课程内容。

（3）多媒体教学可以增加知识关联性。通过多媒体教学可以增加与其他学科知识联系，同时可以使理论联系实际，基础联系临床。我们教学中讲解推拿作用原理以及推拿治疗常见病症时，大量使用多媒体技术可以很快将教学中涉及的解剖学、影像学等其他学科的知识清晰、准确地表示出来，这是传统教学模式难以解决的问题。

（4）多媒体教学能有效解决教学难点。在推拿教学中遇到比较抽象的知识点时，单凭教师的讲解会显得枯燥乏味，或有些知识凭教师的叙述，学生无法清晰地理解，这时候多媒体教学能收到奇特的效果。例如在讲到一指禅手法时，学生对"沉肩、垂肘、悬腕、指实、掌虚"的推拿要点难以真正理解，手法操作不到位，影响了一指禅手法的学习效果，应用多媒体教学就可以清楚地用动画显示每一个要点，用力的方向、力度、深度等。诸如此类的教学难点在应用了多媒体教学后都得到了很好的解决。

（5）多媒体具有强大的交互性，能增强教师与学生之间的相互交流，为学生主动性、积极性的发挥创造条件，真正体现学生的认知主体作用。

（6）多媒体具有较好的共享性，能有效提高学生学习效率。通过多媒体设备可以节省以往传统方式查找学习资料所需的大量时间，快速方便地解决学生在学习中遇到的各种问题。

（7）多媒体可以通过设备多次重复播放推拿手法教学视频，替代了教师的重复劳动，既能够让学生重复观看、把握细节，又能解放教师使其以更多的精力对学生有针对性地进行学习方法与实训技巧的指导。

（8）多媒体的应用使课堂氛围丰富多彩。传统教学中信息的传播依赖于教师的语言和板书，然而再会调动课堂气氛的教师也有疲惫的时候，而多媒体的应用却极大调动了课堂气氛。

多媒体教学模式的兴起，正好弥补了传统教学的不足，但人机交互使计算机成为隔在教师和学生之间的一道障碍。正是因为这一障碍，使得多媒体教学模式弊端凸显，不利于教师在课堂上发挥主导作用，也不利于师生情感的交流。

多媒体教学的弊端主要表现为以下几点：

①教学节奏快，内容丰富，不利于学生注意力集中。多媒体教学中，教学信息量大，且变换快，视频和图片多，学生往往被视频和图片所吸引，注意力容易分散，遗漏重点内容，影响授课效果，课后容易遗忘，而传统教学则在课堂注意力方面则

有显著优势。所以实施多媒体教学的同时,教师需要指出重点,提醒学生复习。

②师生情感交流少。课堂教学中师生之间不仅需要知识的交流,更需要情感的交流,在多媒体课堂教学中,授课教师常常忙于进行电脑操作,加之信息量大,授课速度加快,学生与教师间的距离拉大,使课堂交流变得更少,不利于建立融洽的师生关系,而传统教学模式则很好地体现了这一点。

③多媒体课件的制作技术参差不齐,易影响授课效果。多媒体课件需要对知识点的再加工,切忌将屏幕当成电子黑板;多媒体课件也容易使教师只是照本(屏幕)宣科授课,被课件束缚教学思路。

因此,我们要充分发挥多媒体的教学优势,避免其弊端的影响,在使用多媒体教学时要注意几个问题:

①根据课堂内容决定是否应用多媒体。如果每节课都使用多媒体学生会失去新鲜感,进而产生厌烦情绪。

②课前要制作高质量的多媒体课件。目前推拿教学中有的教师使用的所谓的多媒体课件,只是简单的文字加图片,把书本上的内容换个地方,照搬到课件上,课堂教学由原来的照本宣科变成了照课件宣科。或者多媒体做得很复杂,而讲课时只是照着念一念,没有把问题讲透,难点讲清,多媒体成了名副其实的花架子。这样就不能有效地发挥多媒体教学的优势。

③要注意调整好教学进度。应用多媒体教学后,由于省略了板书和画图等环节,教师的教学速度相对较快。而学生难以在短期内接受大量的医学术语等信息,影响教学效果。

总之,多媒体技术是辅助教学技术,必须要强调教师在课堂上的主导地位,要处理好多媒体教学与传统教学的关系,不可抛弃所有的传统教学手段。如在推拿手法教学中,尽管多媒体技术可以演示手法操作,但更需要教师更加直观的现场操作演示。有关调查和我们自身的体会显示,学生更倾向多媒体和传统教学相结合模式。

6. PBL 案例教学法

"以问题为基础的学习法"(PBL 教学法)最早起源于 20 世纪 50 年代的医学教育中,现在已成为国际上非常流行的教学方法。它是把学习设置到复杂的、有意义的问题情境中,通过让学习者合作解决真实性问题,来学习隐含于问题背后的科学知识,形成解决问题的技能,并培养自主学习的能力。

PBL 案例教学法是由美国神经病学的教授 Borrows 在 1969 年加拿大McMaster University 医学院首先应用的一种教学模式。PBL 案例式教学法的主要特点就是打破各学科界限,以病案疾病为基础,把学生作为学习教学中心,通过教师为引导的一种新型的教学模式。有学者认为:PBL 教学法来源于建构主义,知识不是通过教师传授得到,而是学习者在一定的情境即社会文化背景下,借助其他人(包括教师和学习伙伴)的帮助,利用必要的学习资料,通过意义建构的方式而获得。

PBL 案例教学的方法为学生抽取案例——分析与确认案例——提出案例中存在的要点问题——制定学习目标——寻找及整理资料——解答要点问题——讨论评估。PBL 案例教学的内容于课前 1 周分发给学生,让学生组成 6 人的学习小组,进行预习和自发讨论。在讨论中,教师只给予一定的引导和不太详尽的解答,由学生在问题的引导下,独立思考,对于某些难点和疑点方面由教师解答。

PBL 案例教学法在实施中大致可分为临床病案的提出、临床病案的讨论以及概括总结 3 个基本环节。在这种新型的教学情形下,从临床病案中的实际问题是否能得到解决和思维方法的科学性,作为判断学生分析方案优劣的标准。

在 PBL 教学过程中,学生是积极主动的学习者,而这并不意味着忽视教师的作用。教师能否运用促进性的教学技能,这对 PBL 的效果来说具有决定性意义。教师的备课,应是充分的准备,而不应是"背课",机械地背诵课本内容。教师应针对学生、课程的特点和教学目的,力图做到:遵照大纲,围绕教材,突出重点,教会技能,锻炼能力,引导探索,鼓励争论。

PBL 教学法作为目前国外比较流行的一种教学模式,有其明显的优势:①有利于激发学生的学习兴趣和潜能,发挥其主观能动性,提高其自学能力和创新能力。②有利于团队精神的培养。③有利于临床思维能力的培养及综合素质的提高。

当然,PBL 虽为较科学的教学模式,但仍存在诸多不够完善之处,如:该教学法的成功开展,需要学生的积极配合,从查阅资料、小组讨论到课堂多媒体演示,需要占据较多时间。教师需要具有较强的责任心和较高的综合素质,具备有一定的组织驾驭能力和临床经验。另外,目前国内现行的仍然是"基于授课的学习"(Lecture Based Learning,LBL)模式,本质上属于应试教育,中国学生对此早已适应,短期内转变实属不易。加之 PBL 教学法尚无相应的教材和评价体系,完全取代传统的教学模式仍不现实。

7.“问题 + 开放式”教学法

本教学法遵循"教师为主导、学生为主体"的双主原则,将学生真正放在学习主体的位置上,使其变"要我学"为"我要学",以最大限度地发挥学生的主体作用。

(1)提出问题。教师在充分备课的基础上将要讲授的重点以问题的方式提供给学生,让学生课外围绕问题预习、查找资料并讨论,要求他们在课堂上讲解。

(2)开放性。课堂上,随机请学生对预习的重点问题进行讲解,然后让其他学生评价,最后由教师评价并做总结。在技能训练方面也由学生先认真理解、讨论教材中的操作说明及注意事项,课堂上,先由学生根据其理解来"指导"教师操作,教师评价后示范,再指导学生练习。整个教学过程中注重给学生提供更多的学习机会,激发学生的学习热情。

通过教师的引导和鼓励,使学生在"问题 + 开放式"教学法的指导下主动学习,在学习中互助互学,并树立竞争意识,从而调动学习积极性,养成主动学习的好习惯。

8. 案例教学法

案例教学法(Case Method)是 19 世纪 70 年代美国哈佛大学兰德尔(C. C. Langdell 1826 – 1906 年)首创,20 世纪 20 年代,哈佛商学院开始运用案例教学法,成为哈佛大学的课程设置具有科学性和时代性的一大特点。

案例教学的基本形式是学生与学生之间,学生与教师之间,展开的对各种方案的分析讨论和辨别对比,以此来提高每一个学生对推拿临床知识的全面理解和对推拿临床技能的掌握。这样,不仅有利于学生在问题的讨论中明辨是非,加深对推拿临床知识的认识,而且更有利于学生在概括和表达自己观点的过程中,以自己特有的医学逻辑思维方式真正接纳和融汇中医推拿临床课程知识与操作技能。案例教学打破了以往的传统教学方法,在案例教学中,教师的角色发生了根本性的变化,通过启发和引导,促使学生走向探讨未知和获取真知的教学前台。这样,不仅有利于教师转变教风,深入了解学生对推拿临床知识的掌握程度情况而因材施教,更能提高学生分析问题和解决问题的能力,增加教师和学生之间的教学互动。随着多次的案例讨论,学生的临床综合能力、逻辑思维能力会明显得到提高,当真正面临临床工作时,遇到复杂的病例处理起来就会有条不紊。

案例教学应该具有针对性,应该与对应的推拿学的章节理论知识有直接关联,案例设计时一定要根据推拿临床的实际,最好是亲自诊疗的真实病例,让学生有亲自临诊之感,这样学生才能认真对待案例中的内容,才有可能搜寻知识、启迪智慧、训练能力。当然在案例设计时不能是临床表现、体征检查的机械罗列,要在取得临床客观数据的基础上,尽可能地在引导学生学习兴趣方面进行撰写,而且要求只有推拿临床知识与临床实际表现的描写,不能让学生一眼便能望穿而获得结果,否则会影响学生对案例讨论的深刻性。设计的案例还要考虑内容的未来性,对其今后走向临床要有实际的指导性意义。

案例教学法的案例选择要遵循:选择真实可靠、书写细致形象、形式的多样化等基本原则。

案例教学在实施中大致可分为案例引入、案例讨论、概括总结 3 个基本环节。首先向学生布置案例内容,要求学生阅读案例,结合所学的推拿治疗学知识进行独立思考与分析,从中发现自己认为存在的问题并初步拟订治疗方案,然后拿到课堂中来讨论,学生与学生之间进行交换意见和深入讨论对比,最后形成具有独到见解和尽可能具有创造性的可行性治疗方案,这就极有利于形成学生独立思考,系统思维和自我发展临床独立诊疗能力,一反过去的灌输式教学中盲目地接受知识,甚至是唯先人、权威和教师是从的消极被动局面。其次是在轮流发言讨论中,教师要为学生创造良好的、自由讨论的气氛和环境,讨论过程中允许学生翻阅课本与参考资料,让学生成为案例教学中的主体,教师充当组织课堂、引导讨论的角色;当然教师在讨论中可以通过随机点名提问,发现问题,回答问题,提炼必要的推拿临床知识与基本医学原理,使学生将推拿临床治疗知识在讨论中汲取与吸收。但是教师在导引学生讨论过程中不要有倾向性的提示或结论,也不要对学生的思考与分析产生错误的引导,要让学生发表自己独特的构想和观点,这就需要学生具有坚持医学真理的勇气和力排众议的胆识。最后,案例讨论结束要对案例进行小结,从案例提供的疾病概念、病因病机、临床表现、体征检查、鉴别诊断、诊断结论、治疗方案进行综合性评价,对学生辩论的结果,肯定其正确观点,剖析其错误观点,补充其遗漏问题。在这样的教学情形下,从案例中的实际问题是否能得到解决和思维方法的科学性,作为判断学生分析方案优劣的唯一标准,会有力地促使他们形成面向中医推拿临床实际和虚心求教的思想品格,形成积极投身中医临床实际,验证真理和寻根问底、锲而不舍的求知精神。

教师实施案例教学时要注意:

①案例陈述语言要有医学原则,提供的病案细节不要太多,以免混淆了学生的视线和思维。

②案例教学耗时较多,因而案例选择要精当,组织案例教学要按教学大纲要求,每个案例要求学生掌握什么知识,作为教师要心中有数。

③案例讨论中教师要掌握主题,不要偏离方向,同时要注意摒弃主观臆想的成分,表述层次要清楚、结构要完整,要重视分析的医学思维过程,注意培养学生分析能力。

9. 互动教学法

互动教学是一种根据教学目的要求和教学内容,由教师设计和主导,师生双方共同完成、有目的、有组织的活动。互动教学最大的特点就是互动性,教师讲课的同时,师生之间可以互相提问,互相讨论。此外互动教学还具有信息传递和反馈的实时性、注重学生的个性化而因材施教、学习者得到平等受教的机会等特点。互动教学把教学活动看作是师生之间进行的生命与生命之间的交往、沟通,把教学过程看作是一个动态发展着的教与学相统一的互相影响的过程。通过师生之间的互动,一方面可以调节师生关系,另一方面能加深学生对学习内容的理解,达到教育效果的优化,进而达到提高教学效果的目的。有效的互动教学往往能够吸引学生的注意力,通过平等的交流可以活跃课堂气氛,启发学生积极思考,锻炼学生的思维,增强学习的主动性;通过师生真切的交流还能够了解学生的基础水平和既往知识的掌握情况,及时发现学生存在的问题,答疑解惑,还能够观察学生听课情况、检验学生学习效率等。

推拿教学中的互动教学,主要体现在理论知识的互相探讨以及学生与教师互相进行推拿手法的体验与练习。理论上的互相探讨,教师主要扮演一个引导者,引导学生去寻找、思考问题,并且与学生交流学习经验,而不是传统教育中的居高临下的讲授者,互动教学中师生之间更多是平等互动关系;实践操作上,师生之间可以进行手法练习与展示,如一方面学生通过给教师推拿,获得教师对其推拿方法的针对性指导,另一方面让学生亲身体会教师的手法,让学生确切感受正规、正确的推拿手法,从而提高其对推拿手法的认识,促进学生对推拿手法操作技巧的提高。

10. 翻转课堂教学法

翻转课堂教学是对传统教学过程的重新组合。指学生在课外观看教师制作的短小视频完成知识的学习,通过网络与同学和教师交流,并进行简单测评后,带着问题上课堂,课堂变成了教师与学生之间和学生与学生之间通过互动解决问题的场所,包括答疑解惑、知识的运用等,从而完成对知识的吸收和消化。相对于传统教学来说,课堂上教师讲课的内容通过互联网以视频的形式提前传递给学生,而传统的对知识吸收消化的课下复习阶段前移到了课堂。这一教学模式从推广之日起就收到了良好的教学效果。

11. 试误教学法

《推拿学》是中医院校中医临床专业的重点基础性课程,也是一门实践操作性很强的学科,其教学质量的好坏,直接关系到学生的临床实践动手能力。多年来《推拿学》课堂教学和实训教学模式都是遵循传统教学模式:以教师为中心,学生无条件服从教师的教导,刻板机械地进行手法操作练习,完全复制教师的演示动作,故学生学习主动性积极性低落,教师教学质量不能令人满意。为此,笔者尝试将"试误教学法"切入《推拿学》课堂教学和实训课堂,经过多年不断探索,改革了《推拿学》课堂教学和实践技能教学模式,提高了《推拿学》教学质量。

(1)"试误教学法"简介。美国著名心理学家桑代克所做的"饿猫开迷笼"的经典实验得出"试误学习理论","试误教学法"的依据就是桑代克的"试误学习理论",它要求教师以逆向思维的角度切入教学。"试误理论"认为:为了更有效地建立符合要求的刺激——反应联结,教师不但要重视对学生做出的正确反应予以"奖励",以强化这种反应,而且要重视错误反应在学习过程中的反衬作用。桑代克认为学习的过程就是形成刺激(S)与反应(R)之间的联结的过程,而联结是通过尝试与错误的过程建立的。学习的进程是一种渐进的、盲目的、尝试错误的过程。在此过程中随着错误反应的减少和正确反应的逐渐增加,而最终在刺激和反应之间形成牢固的联结。

学生是学习的主体,如果想取得好的教学效果,必须发挥学生的主体作用。试误学习作为主体性教学的一个主要特征,在目前的教育改革背景下,非常有利于培养独立精神,有利于培养创新意识,有利于培养完整人格。所以,正如当代科学哲学家波普尔所说:"错误中往往孕育着比正确更丰富的发现和创造因素,发现的方法就是试错方法。"

(2)"试误教学法"与构建主义知识观的默契。构建主义认为,认识主体在反映客观世界时,并非对事物进行原封不动的"镜面"反射,而是以其特有的经验、方式对现实事物进行选择、修正,并赋予独特的意义,因此知识是一种解释、假设、不可能固定的。另外,人们在认识事物时,总是不自觉地利用感悟、联想、推测、学习、想象等弥补对客体认识的不充分、不清晰,因为主动参与就避免了传统讲授法的"速记速忘"的弊端。

建构主义认为,知识不是经过教师传授得到,而是学习者在一定情景即社会背景下借助他人(教师、同学等)的帮助,利用必要的学习资源,通过意义建构的方式而获得。它提倡在教师的指导下,以学生为中心的学习,即强调学生的认识主体,又不忽视教师的指导作用,教师是意义建构的帮助者和促进者,而不是知识的传输者与灌输者;学生是信息的加工者,是意义的主动建构者,而不是外部刺激的被动接收和灌输的对象。

(3)"试误教学法"与行为主义教育心理学。行为主义起源于20世纪初,在兴盛的60余年中,产生了桑代克、华生、格思里、赫尔、斯金纳、布鲁姆等一大批对教育心理有重大影响的行为主义心理学家,他们在教育心理学历史上开了先河,树下里程碑。行为主义心理学家认为联结是通过尝试与错误的过程建立的,因而学习是一种试误的过程。这个过程可以归纳为四步:第一,以各种不同的反应来试探;第二,逐步发现正确的反应;第三,选择正确的或减少错误的反应;第四,经过多次练习而将正确的反应固定下来。

我们很多教师思想观念中"社会本位"的观点根深蒂固,他们理解的教学仅仅是知识传输与接受的双边活动,而无视教学具有焕发内在潜能,培养完整人格的作用。教师们为了增大课堂容量或密度,只顾自己埋头讲评,枯燥无味,学生不感兴趣,刺激与反应难以形成稳固的联结。桑代克十分强调在刺激与反应联系过程中对学习情景、外部条件、学习变量的控制和强化物的利用,认为令人满意的强化,能增强与该强化物相联系的行为的力量和倾向;令人悔恨的强化,能增强与该行为相对立的行为。

通过"试误",一方面可以充分暴露学生学习过程的薄弱环节;另一方面,错误是正确的先导,有时错误比正确更具有教育价值。所以,教育和心理学家赞可夫指出:"教学法一旦触及学生的情绪和意志领域,触及学生的精神需要,这种教学方法,就能发挥高度有效的作用,才会有学习探索的动力,才会坚持不懈地去做。"显然"试误"教学法符合了这种效应。

（4）"试误教学法"使用现状。作为一种教学策略,"试误教学法"在实际应用中比较少见,甚至在学术界关于"试误教学法"还有很多争论。我们的很多教师固守传统的教育观念,更有甚者,封闭正统化的师道思想根植于头脑中,强调顺从、保守,并且过于谨慎,而不注意发掘学生潜力,不鼓励他们发挥主观能动性。

笔者通过中国知网、维普、万方等数据库查询"试误教学法",发现其主要应用于小学、初中、高中等基础教育阶段的数学、化学、物理、英语、语文课程,甚至劳动课程等,但并未见其出现在高等教育实践中。这是一个值得关注和思考的现象。

（5）"试误教学法"与《推拿学》实训课。推拿手法技能是推拿治疗效应产生的决定性因素,手法水平与临床疗效高度相关,因此,《推拿学》的实践性教学对培养合格的中医临床与针灸推拿专业医学生发挥着关键作用。《推拿学》作为一门实践性很强的课程,实训教学环节尤为重要。

为尽可能地实现《推拿学》理论、技能和应用教学相结合的目标,国内高等中医院校一般多采用传统讲授式、示范式、导入式、体验式、开放式教学法,病案教学法,交叉渗透教学法,PBL教学法等。

然而,笔者体会到,推拿手法的实训教学,不仅要正面强化手法的动作要领、注意事项等知识点,还要鼓励学生自我体会,甚至故意的错误尝试才能加深学生对手法的理解。在《推拿学》课堂教学和实训课上,教师故意错误操作某一手法,展示出多种典型或非典型错误,并指导学生练习体会,尤其是错误动作对操作者自身和对被操作者的不良影响和后果,激发学生的兴趣,引起有意注意,加强对所学内容的理解,保持长时记忆。

多年来,笔者通过将"试误教学法"切入《推拿学》课堂教学和实训课堂,发现其不仅突显了以学生为中心的教学理念,而且还对促进《推拿学》实训教学工作、提高《推拿学》教学质量有重要作用和意义:

通过试误教学法,引导学生独立地支配所学知识、动手动脑进行实训实践技能、观察,自行探索推拿手法所揭示的动作形式的性质和规律。在此基础上,最大限度地调动学生的学习积极性,拓宽其思维的广度,进而培养学生严肃认真的科学态度。

通过试误教学法,强化手法练习初期动作的规范性,使学生"知其然而知其所以然",手法动作建立在科学的基础上,手法的技术含量大大提高,针对性更强,动作更合理,便于理解和学习。

通过试误教学法,处理好传授知识与培养能力的关系,注重培养学生的独立性和自主性,引导学生质疑、调查、探究,在实践中学习,使学习成为在教师指导下主动的、富有个性的过程,建立和形成旨在充分调动、发挥学生主体能动性的探究式学习方式。

从引起注意的角度看,试误教学能造成新异性,加强刺激的作用,有利于激发学生的兴趣,引起有意注意。从记忆的效果看,试误教学能充分暴露错误,使学生知错、改错、防错,从而加强对所学内容的理解,保持长时记忆。

(四)讲授推拿手法重视教师示教

在教学过程中,学生所获得的感性知识越丰富,理解内容就越容易、越深刻。因此在推拿学科教学的过程中,教师要注重理论讲授与手法演示相结合,通过实际手法演示,直观的表达,增加学生对知识的掌握。

推拿手法教学模仿性强,应让学生先求形似,形似后再求深透(力度),循序渐进,水到渠成。初学者在练习手法时,规范严谨示范教学尤显重要,教师怎样教,学生怎样学,有样学样。

在推拿教学过程中,教师对待学生,要像"师傅带徒弟"一样,不能只是"纸上谈兵",得多做推拿手法操作示范,边做边讲解每一个手法的操作动作要领,让学生形成感官上的认识,同时还要手把手地指导学生操作每一个手法,使学生体会每一个手法的操作要领。

在教授推拿手法时,教师应由浅入深、由易到难、循序渐进,要求语速缓慢,口齿伶俐,表达准确,言简意赅,使学生能跟上教师的节奏,不可操之过急。但是,由于推拿手法操作性极强,在介绍手法操作方法时,如果单纯采用语言讲授很抽象、模糊,有时讲完了学生仍然不清楚该如何操作,既费时,学习效果又差。而采用先示范手法操作,再用语言讲解,可将复杂抽象的文字描述通过具体生动形象的肢体语言表达出来,声情并茂,直观形象,使学生一目了然,容易理解、记忆和掌握。在感性认识的基础上,再介绍该手法的动作要领,学生就容易理解和掌握。然后,在教师指导下,让学生亲自动手实践,在实践中领会所学的知识,悉心体会手法的特点。最后在教师的启发下,根据手法的特点,总结出手法的应用部位、作用及主治病症。

每一个推拿手法操作演示,其间需经过许多步骤,如:医者的体位、患者的体位、操作、规范、注意事项等步骤。教师在演示时,必须将复杂的、完整的操作过程划分为多个简单的步骤。在推拿手法操作演示时,教师采用缓慢的速度演示操作,每个步骤、每个动作都要正确,然后由慢到快地连贯进行演示,切忌有错误的动作、不规范的习惯动作或多余的动作,以免学生模仿而留下一个难以改正的错误或缺陷,并讲清动作要领和关键、主治功效及常用部位、注意事项,这样,利于学生感知和模仿。只有把复杂的操作动作先分后合,由慢到快,逐步协调一致达到规范方能形成操作技巧。

（五）推拿教学与临床见习（或实习）的关系

众所周知，临床医学（包括推拿学）是一门实践性很强的学科，因此，在临床医学教学的过程中，应遵循着理论与实践相结合的原则，这样更有利于学生综合能力的培养。从某个角度来分析，理论知识是指引实践操作的基础，而实践操作则是理论知识真实的体现，两者之间有着紧密的联系。

但是，传统的"三段式"医学教学模式，强调各学科（包括中医学）课程知识的系统性和完整性，忽视了学科间的相互交叉与渗透，存在基础脱离临床、理论脱离实际的缺陷。

让学生"早期接触临床"，可以说是有的放矢。美国医学院校从20世纪70年代起进行课程体系改革，将"早期接触临床"作为医学教育课程改革的重要内容，取得了显而易见的效果。实践证明，"早期接触临床"教学对于指导医学生未来的学习和临床实践有着非常积极的作用。一直以来，在闻庆汉教授带领下我们推拿教研室的全体教师在努力夯实学生"三基"（基本理论、基础知识、基本技能）的基础上，积极引导学生及早接触临床，及早接触病人，提高学生的沟通能力、自主学习能力和临床技能水平，激发学生对推拿医学的学习兴趣，增进学生对医患关系进一步的认识。

推拿学是一门充满智慧的科学，手法操作不是简单的机械动作，而是大脑和肢体高度协调一致的复杂操作。推拿学教学理论解析重点是让学生理解推拿操作技巧和临床应用，引导学生在实践操作时多思考。理论学习和研究，有利于学生把握生命和疾病规律，从而探索防治疾病的新方法。但理论终究要为实践服务，多动手、多实践才是提高推拿操作能力最重要、最基本的途径。

推拿临床实践教学是我们推拿教研室临床课程教学的重要组成部分，是中医药院校不可或缺的教学环节，在培养合格的推拿专业医学本科生、研究生方面，起到了不可替代的作用。推拿临床实践教学是将课堂上、课本上的平面理论知识转化为临床实践展现在学生面前的生动课堂。没有临床实践教学，学生的知识体系构建是不完善、不系统的。让学生在临床实习过程中，多实践，理论联系实际，以一名医学生的身份参与到临床实践中来，尽早了解和熟悉临床工作的基本流程，不断提高自身临床思维和临床诊疗能力，才能为以后的临床工作打下坚实基础。

临床实习是学生接触推拿临床的初始阶段，在带教老师的指导下学生亲自接触患者，如采集病史、体格检查、分析病情、诊断与鉴别诊断、推拿治疗、撰写病历、医嘱告知、医患交流、疑难病例讨论等，其难度远高于实训环节。另外，医患沟通也是临床实习的重要内容，学生观察带教老师与患者交流及自己与患者交流时出现的问题，及时反馈与沟通。

门诊临床推拿的教学过程是主导与学生相互交流的过程，在此过程中教师作为主导者要能够充分扮演好一个引导者的角色,通过艺术性的授课方法将主体学生的兴趣充分激发出来。临床推拿医学在授课过程中具有独特的优势——教学实践的反馈很及时。与其他临床学科的授课过程相比较,推拿无论是手法的实践还是疾病的诊治,被操作对象均可以及时地向医者反映自己的体会,医者可及时改正自己的不足。在此过程中,教师要不断地激励学生,让他们在学习的过程中能够体会到"手到病除"的满足感,使他们对此课程产生兴趣。

(六)推拿手法训练必须与功法练习相结合

推拿功法是指以提高手法技能和临床应用水平为目的的功能锻炼方法,又叫推拿练功。受学术渊源的影响,其训练内容多为传统徒手练功方法,但近年来也开始引入一些器械和现代运动锻炼的内容,尤其是关于肌肉等长收缩能力的训练,在提高手法操作的持久性、柔韧性和手法爆发力方面显示出积极作用。此外,在米袋上进行的一指禅推法、滚法和鱼际揉法的训练,也属于基本功的训练内容,它对于加强手与脑的密切联系、提高腕关节的灵活性和协调性是十分有益的。所以有学者提出"欲兴推拿,必重手法;欲重手法,必先功法"的理念。

推拿功法和推拿手法是推拿基本专业技能的两个方面,两者关系密切,互为所用。对于推拿初学者而言,功法的学习和锻炼能够为手法学习打下坚实的体能、力量和身体平衡协调性等基础,如少林内功中所采用的特殊静力性训练,可明显增强练功者肌肉的张力,即所谓的"霸力",这将有助于振法、抖法、扳法等手法的学习;易筋经通过较长时间的肌肉紧张性锻炼,可以增强肌肉的耐力,这是保持手法持久性和连贯性的基础;而站桩功锻炼基础上的推手训练,则可以提高练功者综合把握和驾驭力的能力,做到用力不僵、不顶、不脱、不拙,关节灵活适度,身体平衡协调,这是保持手法均匀和缓、连绵不断、刚柔相济的基础。所以说,功法是手法的基础。

进一步的手法学习和训练,则能够使功法锻炼水平进一步增强和提高,如滚法、按法等许多手法的练习,均要求在一定的裆势下进行,随着手法练习的进行,一方面使功法基础不断加强,另一方面使练习者对功法要领的理解不断加深。功法与手法相结合,可使推拿手法技术日渐纯熟,达到临床治疗的基本要求,诚如《医宗金鉴·正骨心法要旨》所说:"一旦临证,机触于外,巧生于内,手随心转,法从手出。"

历来推拿按摩和骨伤科名家均十分注重手法基本功的锻炼,同时以武术盖世的屡见不鲜。已故骨伤专家杜自明认为"作为一个骨伤科医师,首先必须练功,因为练功可以强筋、健体力,手法有劲。"魏指薪教授要求骨伤科医师通过手法基本功的训练,达到气、力、劲三合,即气与力合、力与劲合、劲与气合。具体要求:呼气自然,指、腕、肘、肩施术力量要适度,治疗操作时要控制实际用劲,注意气、血的贯注,使劲要运气。大凡经过较长时间的练功,能明显提高手法素质和技能,达到刚柔相济、轻劲灵活、透筋著骨的功力,做到放、收、提、降、端、压、施力均匀有致,改变未经练功时的拙力倔劲、粗鲁孟浪。

练功不但有益于提高手法质量,提高临床治疗效果,而且直接强壮了医生体质,从力量和耐力上保证了日后工作的需要,培养了吃苦耐劳的精神和坚韧不拔的毅力。

练功又是中医养生学不可分割的一部分,通过练功做到静神、动形、固精、调气,从而达到养生保健之目的。对于病人而言,如能在医生指导监督下,针对性地选择相关练功方法,使气血流通、关节滑利,筋骨坚强,形神放松,有利于疾病的康复和功能的恢复,往往收到不药而愈,预想不到的效果。

(七)提倡融会贯通中西医学相关知识,争当现代推拿人

闻庆汉教授认为要成为一名现代高水平的推拿医生,必须要有扎实的中医基础理论知识,具备内、外、妇、儿、伤等科的诊治经验,掌握经络、腧穴理论,熟悉人体骨骼、关节、神经、肌肉等生理解剖知识。同时推拿学与运动医学、康复医学及生物学、心理学等多学科有密切联系。要学好推拿,必须掌握丰富的、系统的理论知识,才能提高自身素质,避免成为临床中"只会治疗,不会诊断"的机器人。

众所周知,推拿治病,取穴为准,穴位的定位与解剖学密切相关。全身绝大部分穴位的定位依赖于人体的一些特殊标志,如骨性标志、肌性标志、自然标志等。因此,这些标志定取准确与否,直接影响到穴位定取的准确性。应用这些体表标志,可以确定体内血管和神经的走行,以及内部器官的位置、形态和大小,也可以作为临床检查、治疗和穴位定位的标志圈。通过对解剖学的熟识,使中西医知识融会贯通,达到更好的疗效,同时避免因推拿不当带来的风险。

所以,闻庆汉教授强调在推拿教学中应当加强人体解剖学再教育:

(1)人体解剖学在推拿临床中应用广泛。在推拿临床工作中,手法医生要用手诊断并治疗疾病,如果能清楚手下组织的结构特点就能更加准确地定位病变点,对分析病因和制定最佳治疗方案大有帮助。因此,解剖学对现代手法医生来说是必备的基础课之一,若不明人体的结构特征,给患者推拿则犹如盲人摸象难得全貌,必然不会取得理想疗效。《医宗金鉴》中强调,医者必须"素知其体相",方可做到临证时"以手扪之,自悉其情",要达到这种境界必须熟悉人体解剖学。

(2)解剖学可以补充经络理论的不足。中医传统的经络理论在治疗和诊断方面有其自身优势,但在软组织疾病当中有时候也有其不足之处,若能再结合现代解剖学,二者相互补充,就可以取长补短,对提高临床的诊疗水平是很有帮助的。现代解剖学更利于医生对人体结构的细致把握,特别是功能解剖学和神经解剖学,对人体的运动系统疾病诊断十分实用。在临床应用中,对于一些神经系统疾病的定位诊断,单靠经络理论指导是不够的。如今我们早已将 X 线、MRI 等影像学检查手段运用到推拿学临床工作当中,在临床实践中推拿医生要想很清楚地了解手下组织的变化,必须先要知道其正常的结构特征,这些都是和解剖学紧密联系的。可以说对人体解剖学的熟悉程度决定了一个推拿医生的诊断水平。

(3)推拿学发展离不开解剖学。近代西方手法医学出现了飞跃式的进步,主要原因之一便是它以人体解剖学和生理学作为学科基础,有了这个基础就能很快吸收外来医学的优点,因此也容易有新的理论突破。如近代西方发展起来的淋巴引流技术,在治疗水肿和恢复运动疲劳方面取得了重大的突破。虽然中国推拿学里早有涉及类似淋巴引流的技术,但由于解剖学知识的局限,我们无法弄清楚具体的治疗原理,也无法形成一个具体的淋巴引流概念。又如"肌筋膜按摩理论""运动保健按摩理论"等,显然这些都是在人体解剖学基础上结合实践发展起来的。可见解剖学和推拿学科的发展有十分重要的联系。

人体解剖学应当是现代推拿医学的基础课程之一,但现有的《正常人体解剖学》课程不能满足推拿学的临床实际需求,在目前的形势下,推拿学的课程中很有必要强化运动解剖学、局部解剖学等相关知识。推拿学教师也应当结合自身的需要有针对性地加强相关解剖学知识的学习。在课堂上教师可以充分利用多媒体教学优势,通过视频录像、高清图片等多种方式对学生进行强化提高。

另外,现代康复医学知识在推拿教学当中实践应用,是我国传统中医教学的创新与现代化临床研究相结合。通过将现代医疗服务体系与现代康复医学知识引入传统推拿教学环境中,促使现代医学理论与传统教学知识相融合,进一步提升了传统推拿课程知识教学的质量,并且充分发挥了现代康复医学教学理论的应用优势,使学生在推拿学科学习过程中能够更好地借鉴现代康复医学知识来诊治临床相关疾病,进一步拓宽了学生知识面,帮助学生在推拿学科取得更加优异的成绩。

(八)重视师承教育对中医药院校青年教师成长的重要作用

闻庆汉教授,系全国第五批老中医中药专家学术经验继承人指导教师,湖北省中医名师(闻庆汉)传承工作室指导教师,主任医师,湖北省知名中医,曾任湖北省中医院推拿科主任、湖北中医药大学针灸骨伤学院推拿教研室主任,他一直以来都非常重视师承教育。

(1)师承的概念和范围。在中国近代以前各个领域中,师承都是一种重要的教育模式,尤其对中医药文化的传承、发展和推动作用更为显著。关于师承教育的概念范围,在中医教育领域有较一致的看法。郑炳生、何学敏在《中医师承教育的回顾与展望》一文中将中医师承教育定义为"以师承家传为主要形式,以跟师临证、口传心授、理论与实际密切配合、注重临床实践为主要特点的传统中医教育"。北京中医药大学著名教授王琦在《师承论》一文中,将古代中医师承分为业师授受、家学相传、私塾遥承等多种。他认为师承之教以"诵、解、别、明、彰"为其法,受业师或家传之学熏陶,以多诊识脉、恒于临证为基础,通过揣摩、领悟而积累医学知识。

(2)师承教育历史悠久。"古之学者必有师"。《黄帝内经》是一部汇集了我国秦汉时期以前各家医学流派精华的最早的中医经典。当时的师承关系从该书的字里行间中即可窥斑见豹。如岐伯师承僦贷季,黄帝师承岐伯,雷公又师承黄帝等。虽然后魏时期便有了类似于学校的医学教育,此后历朝历代均设有中医教育机构,但其规模不大,培养的医生数量较少,主要充当宫廷医生,大量民间医生的培养主要依靠师承教育。

中医是一门经验学科,师徒授受是其得以代代相传的主要传承方式,也是学术流派形成的关键因素。教师通过口传心授,将基本理论、临床经验和医疗技能传承给徒弟,使其可以尽早接触中医经典和切脉、针灸等实际技能,这需要对中医知识体系有很高的悟性。历代中医大家都是在学习、继承前人的基础上,悟出新意、不断发挥创新而有所成就的。秦越人,世称扁鹊,得长桑君传授《禁方书》,诊病尽见五脏症结,乃有"入虢之诊""望齐侯之色"的成就,名垂青史。朱丹溪学医之初,曾八方寻师,"渡浙河,走吴中,出宛陵,抵南徐,达建业,皆无所遇",及还武林,始闻罗知悌大名,经多次求拜,方得为徒。学成以后,更进一步,成为"滋阴派"的开山,并列为金元四大家之一。

(3)师承教育的价值和意义。在中医学发展史上,师承教育作为中医药学术和中医临证技巧传承发展的一个最主要手段,具有非常重要的价值和意义。即使在中医院校教育蓬勃发展的今天,中医师承教育仍旧是院校教育的一个重要补充。

中医学的核心理论是"整体观念"和"辨证论治",其学术观点全部来自临证经验的积累,从临床实践中逐渐总结和发展起来。鉴于中医这门学科的特殊性和古代科技水平的落后,师承教育一直是古代中医传承和发展的最主要的模式,其价值和意义不仅只在教育方面,还有其特殊的文化价值。

师承的教育价值。中医学以经验医学著称。在师承教育中,师徒父子形影相随、朝夕相处,师长通过口传心授将中医的基本理论、特色之处、临床经验传授给徒弟;徒弟在抄方侍诊中,了解师长的思维方式、治病用药方法,不仅使其从医信念增强,而且徒弟还能在学习中悟出新意而促使中医学不断发展。尤其是对于那些保存在教师手中的独特经验和专长,对于那些隐形的"只可意会不可言传"的诊疗体会,只有通过耳濡目染、口传心授,才能使徒弟逐渐领会和掌握。

师承的文化价值。古代师承教育中,教师一般都会在一开始就要求徒弟熟记汤头、药性等,更是在言传身教中让徒弟体会到诸如《黄帝内经》《伤寒论》等中医经典的重要性,促使徒弟加强对基础理论知识的掌握,并在临床实践中融会贯通。正因为徒弟对基础知识的掌握,才能结合其临床经验发展中医学术,使中医文化历久弥新,一直传承至今。对于医生,医术和医德的重要性是对等的。史之名医,都具有受人推崇的医风和医德。在师承教育过程中,师傅们一般都不仅重视对徒弟医术的传授,也很重视徒弟医德的培养;徒弟在跟师学习期间,其医德医风在与教师朝夕相处中还会受到潜移默化的影响。这也许就是直至今天,唐代医学家孙思邈的《大医精诚》中关于医德医风的谆谆教诲还被中医人所传承景仰的原因吧。

(4)当前现实背景下中医师承教育。中医学理论体系,积累了几千年传统文化的丰富底蕴,集整体观、辨证观、恒动观诸哲学思想于一体,成为当今世界最有成就的传统民族医学。善于继承中医学的优势和特色,保持发扬其精华,才能促进中医学的可持续发展,并促使新理论的产生,实现对传统的超越。

中医的人才培养决定了中医能否发展的问题,特别是当代名老中医日愈减少,中医人才培养存在着青黄不接的现象。因此,中医人才的合理培养迫不及待。同时,中医人才的培养模式应该具有中医的特色。

关于中医"名医"的培养途径,传统的观点是"读经典,做临床"。言下之意,即全面继承中医学理论,并在临床工作中反复实践,将所得到的感悟,再进一步得到理论上的升华。所以,师承教育是现在当前背景下中医人才培养的重点。

(5)中医药院校青年教师的成长离不开师承教育。"青年兴则教育兴,教育兴则民族兴",这是教育改革与发展对青年教师队伍建设提出的要求。因此,青年教师能否快速成长是教育能否保持持续发展的关键。青年教师成长主要是指青年教师作为专业人员,从专业思想到专业知识、专业能力、专业心理品质等方面由不成熟到比较成熟的发展过程,即由一个专业新手发展成为专家的过程。在青年教师的成长过程中,他们并不缺乏专业理论知识,他们缺的是实践性知识。实践表明,教师的实践性知识是教师专业发展的主要知识基础,是教师职业独特性和不可替代性的体现。但是,实践性知识无法通过书本或其他媒介获取,也无法在教师培训中获得。研究表明,获取实践性知识的最有效的途径是教师之间的对话或交流,如师徒带教活动、案例研讨、经验交流等。

黄素英在《中医师承教育调查研究报告》一文中对上海地区三届名老中医师承班学术继承人资料进行了较为全面的分析。文章认为:

①师承教育是培养高级中医临床型人才的重要形式。通过对经过师承教育的与未经过师承教育的本科生、硕士生、博士生相比,除门诊量与博士生接近以外,经过师承教育的开设特色专科最多,病房中药使用率最高,临床有效率最高。

②师承教育是继承名老中医学术经验和解决名老中医后继无人问题的有效方式。调查显示,通过师承班的学习,学生不同程度地继承了指导教师的经验和专长,起码能将名老中医的学术经验和技术专长整理和总结出来,不至于丢失。

③师承教育对徒弟的科研水平有所提高。

④师承教育是在职教育不可缺少的一部分。它具备见效快、成长周期短、经费投入少、对工作影响小的优势。

（6）正确认识师承教育的缺点。虽然中医师承教育有着以上众多优点，但它是在特定的历史背景，针对本学科的特殊性而产生的，难免会受到狭隘的、保守的个体临床经验的影响，使学生的学术思想和临床思维被局限，容易偏执一家之言，甚至产生门户之见。同时，学生在师承教育中，其基础理论知识可能会不系统，知识面相对狭窄。另外，师承教育培养的人数有限，难以满足现代社会对医学高水平人才的需求。再者，由于中医知识和医学技能没有统一的操作规范和技术标准，质量难以控制，医学水平的整体提高受到一定的限制。

第二章　临证常用手法及闻氏自创手法

一、临证常用手法

1.一指禅推法

【定义】以拇指端或罗纹面着力,通过腕部的往返摆动,使所产生的功力通过拇指持续不断地作用于施术部位或穴位上,称为一指禅推法。一指禅推法为一指禅推拿流派的代表手法。

【操作】以拇指端或罗纹面着力于体表施术部位或穴位上。拇指自然伸直,余指的掌指关节和指间关节自然屈曲。沉肩、垂肘、悬腕,前臂主动运动,带动腕关节有节律地左右摆动,使所产生的功力通过拇指端或罗纹面轻重交替、持续不断地作用于施术部位或穴位上。手法频率每分钟 120～160 次。

其次,由一指禅推法变化而来,利用拇指偏峰和指间关节进行一指禅操作的方法,名为一指禅偏峰推法和一指禅屈指推法,为一指禅推法的变化运用。

一指禅偏峰推法的操作方法为:以拇指偏峰部着力,拇指自然伸直并内收,余指掌指伸直。腕关节微屈或自然伸直。其运动过程同一指禅推法,唯其腕部摆动幅度较小,有时仅为旋转。

一指禅屈指推法的操作方法为:拇指屈曲,指端顶于示指桡侧缘,或以罗纹面压在示指的指背上,余指握拳。以拇指指间关节桡侧或背侧着力于施术部位或穴位上。其运动过程同一指禅推法。

【动作要领】一指禅推法操作时要求医者姿势端正,精神内守,肩、肘、腕各部位贯穿一个"松"字,做到蓄力于掌,发力于指,将功力集中于拇指端,才能使手法刚柔相济,形神俱备。

(1)沉肩:肩关节放松,肩胛骨自然下沉,不要耸肩用力,以腋下空松能容一拳为宜。

(2)垂肘:肘关节自然下垂,略低于腕部。肘部不要向外支起,亦不宜过度夹紧内收。

(3)悬腕:手掌自然垂屈,在保持腕关节放松的基础上,尽可能屈腕至 90° 腕部,在外摆时,尺侧要低于桡侧,回摆到最大时,尺、桡侧持平。

(4)指实掌虚:拇指端自然着实吸定于一点,切忌拙力下压,其余四指及掌部要放松,握虚拳。前臂摆动产生的功力通过拇指轻重交替作用于体表,外摆和回摆时着力轻重为 3∶1,即"推三回一"。

（5）紧推慢移:是指一指禅推法在体表移动操作时,前臂维持较快的摆动频率,即每分钟 120～160 次,但拇指端或罗纹面移动的速度要慢。

【注意事项】

（1）一指禅推法在操作时,拇指应吸定于一点,不能随着腕部的摆动而在体表上滑动或摩擦,循经推动时,应在吸定的基础上缓慢移动。

（2）一指禅推法临床操作有屈伸拇指指间关节和不屈伸拇指指间关节两种术式,前者刺激柔和,后者着力较稳,刺激较强。若医者拇指指间关节较硬,或治疗时要求较柔和的刺激,宜选用屈伸拇指指间关节的操作;若医者拇指指间关节较柔软,或治疗时要求的刺激较强,宜选用不屈伸拇指指间关节的操作。推拿医师应熟练掌握两种操作方法,以便临床选择使用。

【适用部位】各部经络腧穴。一指禅推法刺激中等,接触面积小,深透性好,临床适于循经络、推穴位。而由一指禅推法变化而来的一指禅偏峰推法,以其"少商劲"的轻快柔和,多用于颜面部;一指禅屈指推法因其着力沉稳、刚劲有力则多用于颈项部及关节骨缝处。

【功效作用】主要适用于头痛,失眠,面瘫,近视,颈项强痛,冠心病,腰痛,胃脘痛,泄泻,便秘,月经不调等内、妇科疾病及关节酸痛等症。

头痛、失眠、面瘫、近视,宜用一指禅偏峰推法,推面部诸穴。头痛、失眠以太阳穴为重点,可自印堂向上至神庭穴往返推数次,其次由印堂沿两侧眉弓推至两侧太阳穴往返数次,再由神庭穴沿发际经头维至两侧太阳穴往返推数次,以行气活血、镇静安神,常与揉太阳、抹前额及按揉三阴交等方法配合使用;面瘫,以一指禅偏峰推法推下关、颊车、地仓、迎香、四白、太阳等穴,以舒筋活络、行气活血,多与抹面法等配合应用;近视,用一指禅偏峰推法推眼眶周围诸穴,呈"∞"形线路反复数次,以缓解眼肌痉挛,可与按揉法按揉眼周穴位配合使用;颈项强痛,可用一指禅推法自哑门沿颈脊柱正中推至大椎穴,次由两侧风池穴沿两侧肌外缘推至颈根部,可反复数次,以通经活络、解痉止痛,亦可用一指禅屈指推法沿上述线路操作,常与颈项部拇指按揉法、拿法等配合应用;便秘、泄泻、胃脘痛等胃肠道疾患,用一指禅推法推足太阳膀胱经第一侧线,可重点推脾俞、胃俞、肝俞、大肠俞等穴位,以健脾和胃、调整胃肠功能,常与腹部摩法等配合应用;冠心病,用一指禅推法推心俞、风门、肺俞及膈俞,以活血通脉、行气止痛,多与拇指按揉法按揉内关及上述穴位等方法配合应用;至于腰痛、痛经、月经不调、关节酸痛等病症,可根据具体病情随证选穴应用。

2. 擦法

【定义】以第五掌指关节背侧吸附于体表施术部位,通过腕关节的屈伸运动和前臂的旋转运动,使小鱼际与手背尺侧部在施术部位上做持续不断的滚动,称为滚法。滚法为滚法推拿流派的代表手法,以其滚动之力作用于体表,刺激平和、舒适安全、易于被人接受。

【操作】拇指自然伸直,余指自然屈曲,无名指与小指的掌指关节屈曲约90°手背沿掌横弓排列呈弧面,以第五掌指关节背侧为吸定点吸附于体表施术部位上。以肘关节为支点,前臂主动做推旋运动,带动腕关节做较大幅度的屈伸活动,使小鱼际和手背尺侧部在施术部位上进行持续不断的滚动,手法频率每分钟 120 ~ 160 次。

其次,由滚法变化而来,利用掌指关节和拳顶进行滚法操作,名为掌指关节滚法和拳滚法,为滚法的变化运用。掌指关节滚法的操作方法与滚法相似,即以第五掌指关节背侧为吸定点,以小指、无名指、中指及示指的掌指关节背侧为滚动着力面,腕关节略屈向尺侧,其余准备形态同滚法,其手法运动过程亦同滚法。

拳滚法的操作方法为:拇指自然伸直,余指半握空拳状,以示指、中指、无名指和小指的第一节指背着力于施术部位上。肘关节屈曲20°~40°,前臂主动施力,在旋前圆肌参与的情况下,单纯进行推拉摆动,带动腕关节做无尺、桡侧偏移的屈伸活动,使示指、中指、无名指和小指的第一节指背、掌指关节背侧、指间关节背侧为滚动着力面,在施术部位上进行持续不断的滚动。

【动作要领】

(1)肩关节放松下垂,肘关节自然屈曲约40°,上臂中段距胸壁一拳左右,腕关节放松,手指自然弯曲,不能过度屈曲或挺直。

(2)操作过程中,腕关节屈伸幅度应在120°左右(即前滚至极限时屈腕约80°,回滚至极限时伸腕约40°),使掌背部分的1/2 面积(尺侧)依次接触治疗部位。

(3)滚法对体表产生轻重交替的刺激,前滚和回滚时着力轻重之比为3∶1,即"滚三回一"。

【注意事项】

(1)在操作时应紧贴于治疗部位上滚动,不宜拖动或手背相对体表空转,同时应尽量避免掌指关节的骨突部与脊椎棘突或其他部位关节的骨突处猛烈撞击。

(2)操作时常出现腕关节屈伸幅度不够,从而减少手背部的接触面积,使手法刺激过于生硬、不够柔和的错误术式,应尽可能增大腕关节的屈伸幅度。同时应控制好腕关节的屈伸运动,避免出现折刀样的突变动作造成跳动感。

(3)临床使用时常结合肢体关节的被动运动,此时应注意两手动作要协调,被动运动要"轻巧、短促、随发随收"。

【适用部位】

颈项、肩背、腰臀、四肢等肌肉丰厚处。

【作用】滚法适用面广,为伤科、内科、妇科的常用治疗手法。主要适用于颈椎病、肩周炎、腰椎间盘突出症、半身不遂、高血压、糖尿病、痛经、月经不调等多种病症。颈椎病,以滚法自一侧肩井部至颈根部,沿颈肌上行至风池穴处改为掌指关节滚法;肩周炎,以滚法于肩周操作,可配合肩关节各方向的被动活动;腰椎间盘突出症,宜用掌指关节滚法和拳滚法于腰部反复施用,且向上沿脊柱两侧膀胱经脉可滚至背部的肩胛内上角,向下则经臀部沿下肢后侧至跟腱上方,重点部位可反复操作;半身不遂,可于患侧肢体反复施用滚法;高血压、糖尿病,宜用拳滚法重点于腰背部两侧膀胱经脉循行路线施治,可兼及下肢;痛经、月经不调等病症,可用拳滚法或掌指关节滚法于腰骶部施治。以上诸病症所施滚法,具有疏通经络、活血化瘀、舒松肌筋、解痉止痛、滑利关节、松解粘连等作用,临床常与揉法、按法、扳法、摇法等手法于各病变处及辨证选取经络腧穴处配合应用。

滚法如作为保健推拿手法使用,可于仰卧位、俯卧位、侧卧位及坐位情况下操作,除头面、腹部、手足外均可应用,有较好的松肌除酸,解除疲劳的作用。

3. 推法

【定义】以指、掌、拳或肘部着力于体表一定部位或穴位上,做单方向的直线或弧形推动,称为推法。成人推法以单方向直线推为主,又称平推法。

【操作】

(1)指推法:包括拇指端推法、拇指平推法和三指推法。

拇指端推法:以拇指端着力于施术部位或穴位上,余四指置于对侧或相应的位置以固定,腕关节略屈并向尺侧偏斜。拇指及腕部主动施力,向拇指端方向呈短距离单向直线推进。

拇指平推法:以拇指罗纹面着力于施术部位或穴位上,余四指置于其前外方以助力,腕关节略屈曲。拇指及腕部主动施力,向其示指方向呈短距离、单向直线推进。在推进的过程中,拇指罗纹面的着力部分应逐渐偏向桡侧,且随着拇指的推进腕关节应逐渐伸直。

三指推法:示指、中指、无名指并拢,以指端部着力于施术部位上,腕关节略屈。前臂部主动施力,通过腕关节及掌部使示指、中指及无名指三指向指端方向做单向直线推进。

(2)掌推法:以掌根部着力于施术部位,腕关节略背伸,肘关节伸直。以肩关节为支点,上臂部主动施力,通过肘、前臂、腕,使掌根部向前方做单方向直线推进。

此法具体又分为掌根推法、小鱼际推法、大鱼际推法。

(3)拳推法:手握实拳,以示指、中指、无名指及小指四指的近侧指间关节的突起部着力于施术部位,腕关节挺劲伸直,肘关节略屈。以肘关节为支点,前臂主动施力,向前呈单方向直线推进。

拳推法又分为拳心、拳眼、拳背、拳面推法。

(4)前臂推法。

(5)肘推法:屈肘,以肘关节尺骨鹰嘴突起部着力于施术部位,另一侧手臂抬起,以掌部扶握屈肘侧拳顶以固定助力。以肩关节为支点,上臂部主动施力,做较缓慢的单方向直线推进。

【动作要领】

(1)着力部位要紧贴体表。

(2)推进的速度宜缓慢均匀,压力要平稳适中。

(3)单向直线推进。

(4)拳、肘推法宜顺肌纤维走行方向推进。

(5)拇指端推法与拇指平推法推动的距离宜短,属推法中特例。其他推法则推动的距离宜长。

【注意事项】

(1)推进的速度不可过快,压力不可过重或过轻。

(2)不可推破皮肤。为防止推破皮肤,可使用冬青膏、滑石粉及按摩药油等润滑剂。

(3)不可歪曲斜推。

【适用部位】全身各部。指推法适于头面部、颈项部、手部和足部,尤以足部推拿为常用;掌推法适用于胸腹部、背腰部和四肢部;拳推法适用于背腰部及四肢部;肘推法适用于背、腰部脊柱两侧。

【作用】主要用于高血压、头痛、头晕、失眠、腰腿痛、腰背僵硬、风湿痹痛、感觉迟钝、胸闷胁胀、烦躁易怒、腹胀、便秘、食积、软组织损伤、局部肿痛等病症。

高血压、头痛、头晕、失眠等病症,可指推桥弓,掌推脊柱两侧膀胱经脉,以平肝降压、通调脏腑,常与抹前额、揉太阳、按百会、拿颈项及揉中脘、摩腹等方法配合应用;腰腿痛、风湿痹痛、腰背僵硬、感觉迟钝等病症,宜用肘推法推脊柱两侧膀胱经脉、华佗夹脊及两下肢后侧,亦可用掌推法和拳推法操作,以祛风散寒、通经活络、化瘀止痛,常与按法、擦法、点法、拿法等配合应用,施于上述部位;胸闷胁胀、烦躁易怒等症,宜用掌推法分推胸胁部,以疏肝解郁,常与擦胸胁,按揉背部的肝俞、胆俞等方法配合应用;腹胀、便秘、食积等病症,用掌推法推脘腹部,以消胀除满、通便除积,常与脘腹部揉法、摩法配合使用;软组织损伤、局部肿痛等病症,宜用指推法和掌推法于病变处施治,以舒筋活络、消肿止痛,多与病变处大鱼际揉法配合应用。

拇指端推法多用于足疗,一般在选择好反射区后,涂以润滑剂,然后按向心方向施行推法,每个反射区可多次连续操作,以患者能够忍受疼痛为度。可应用于多种慢性疾病。

4. 拿法

【定义】用拇指和其余手指相对用力,提捏或揉捏肌肤,称为拿法。有"捏而提起谓之拿"的说法。拿法是临床常用手法之一,具有十分舒适的特点。拿法可单手操作,亦可双手同时操作。根据拇指与其他手指配合数量的多寡,分为三指拿法、五指拿法等。

【操作】以拇指和其余手指的指面相对用力,捏住施术部位肌肤并逐渐收紧、提起,腕关节放松。以拇指同其他手指的对合力进行轻重交替、连续不断地提捏并施以揉动。

【动作要领】

(1)用拇指和其余手指的指面着力,不能用指端内扣。

(2)捏提中亦含有揉动之力,实则拿法为一复合手法,含有捏、提、揉这三种成分。

(3)腕部要放松,使动作柔和灵活,连绵不断,且富有节奏感。

【注意事项】拿法应注意动作的协调性,不可死板僵硬。初习者不可用力久拿,以防伤及腕部与手指的屈肌肌腱及腱鞘。

【适用部位】颈项部、肩部、四肢部和头部等。

【作用】拿法常用于颈椎病、四肢酸痛、头痛恶寒等症,临床应用比较广泛。颈椎病,可拿颈项部、肩井部及患侧上肢,以行气活血、疏经通络,可与颈项部捏法、按揉法等配合使用;运动性疲劳,可自四肢近端拿向远端,具有松肌舒筋、止痛除酸的作用,常与四肢部捏法、揉法、抖法等配合应用;头痛恶寒等外感表证,可拿风池、颈项部、肩井及头部,以祛风散寒,多与抹头面、颞部扫散等方法配合使用。

5. 揉法

【定义】以手掌大鱼际或掌根、全掌、手指罗纹面着力,吸定于体表施术部位上,做轻柔和缓的上下、左右或环旋动作,称为揉法。揉法是推拿常用手法之一,根据操作时接触面的不同可分为掌揉法、指揉法和鱼际揉法;指揉法又可分为中指揉法、三指揉法和拇指揉法等。

【操作】

(1)大鱼际揉法:沉肩、垂肘,腕关节放松,呈微屈或水平状。大拇指内收,余四指自然伸直,用大鱼际附着于施术部位上。以肘关节为支点,前臂做主动运动,带动腕关节摆动,使大鱼际在治疗部位上做轻缓柔和的上下、左右或轻度的环旋揉动,并带动该处的皮下组织一起运动,频率每分钟 120~160 次。

(2)掌(根)揉法:肘关节微屈,腕关节放松并略背伸,手指自然弯曲,以掌根部附着于施术部位。以肘关节为支点,前臂做主动运动,带动腕及手掌连同前臂做小幅度的回旋揉动,并带动该处的皮下组织一起运动,频率每分钟 120~160 次。

（3）中指揉法：中指伸直，示指搭于中指远端指间关节背侧，腕关节微屈，用中指罗纹面着力于一定的治疗部位或穴位。以肘关节为支点，前臂做主动运动，通过腕关节使中指罗纹面在施术部位上做轻柔的小幅度的环旋或上下、左右运动，频率每分钟120～160次。

（4）三指揉法：示指、中指、无名指并拢，三指罗纹面着力，操作术式与中指揉法相同。

（5）拇指揉法：是以拇指罗纹面着力于施术部位，余四指置于相应的位置以支撑助力，腕关节微悬。拇指及前臂部主动施力，使拇指罗纹面在施术部位上做轻柔的环旋揉动，频率每分钟120～160次。

【动作要领】

（1）所施压力要小。《厘正按摩要术》："揉以和之……是从摩法生出者。"揉法和摩法两者区别主要在于：揉法着力较重，操作时指掌吸定一个部位，带动皮下组织运动，和体表没有摩擦动作；摩法则着力较轻，操作时指掌在体表做环旋摩擦，不带动皮下组织。不过在临床应用时，两者可以结合起来操作，揉中兼摩，摩中兼揉。揉法刺激轻柔，为加强刺激，临床上常和按法结合使用而成按揉法。

（2）动作要灵活而有节律性。宜放松，而指揉法则腕关节要保持一定紧张度，掌根揉法则腕关节略有背伸，松紧适度。

【注意事项】揉法应吸定于施术部位，带动皮下组织一起运动，不能在体表上有摩擦运动。操作时向下的压力不可太大。

【适用部位】大鱼际揉法主要适用于头面部、胸胁部；掌（根）揉法适用于腰背及四肢等面积大且平坦的部位；掌揉法常用于脘腹部；中指揉法、拇指揉法适用于全身各部腧穴，小儿推拿常用；三指揉法常用于小儿颈部。

【作用】主要适用于脘腹胀痛、胸闷胁痛、便秘、泄泻、头痛、眩晕及儿科病症等，亦可用于头面部及腹部保健。脘腹胀痛，可掌揉或大鱼际揉腹部；胸闷胁痛，可沿任脉或肋间隙用大鱼际揉法操作；腰痛可掌（根）揉肾俞、命门、腰阳关等穴；头痛、眩晕可指揉印堂、上星、神庭、太阳等穴；小儿肌性斜颈，可三指揉颈部。揉法用于腹部或治疗小儿病症时，常根据不同的病情选择顺时针或逆时针的揉动方向。以上各病症于各部位所施揉法，具有疏通经络、行气活血、健脾和胃、消肿止痛等作用，临床常与摩法、按法、拿法等手法配合应用于各病症所施部位。

揉法常用于头面部和腹部保健。除大鱼际揉法外，均应降低手法频率，一般以每分钟60次左右为宜。

6.摩法

【定义】用指或掌在体表做环形摩动，称为摩法。摩法分为指摩法和掌摩法两种。

【操作】

（1）指摩法：指掌部自然伸直,示指、中指、无名指和小指并拢,腕关节略屈。以示指、中指、无名指和小指指面附着于施术部位,以肘关节为支点,前臂主动运动,使指面随同腕关节做环形摩动。

（2）掌摩法：手掌自然伸直,腕关节略背伸,将手掌平放于体表施术部位上。以肘关节为支点,前臂主动运动,使手掌随同腕关节连同前臂做环旋摩动。

掌摩法又分小鱼际摩法、大鱼际摩法、掌根摩法。

（3）拳摩法：又分拳面摩法、拳背摩法、拳眼摩法、拳心摩法。

【动作要领】

（1）肩臂部放松,肘关节屈曲 40°～60°。

（2）指摩法时腕关节要保持一定的紧张度,掌摩法时则腕部要放松。

（3）摩动的速度、压力宜均匀。一般指摩法宜稍轻快,掌摩法宜稍重缓。《厘正按摩要术》："摩法较推则从轻,较运则从重。"

（4）要根据病情的虚实来决定手法的摩动方向。传统以"顺摩为补,逆摩为泻"。

【注意事项】操作时注意摩动的速度,《圣济总录》："摩法不宜急,不宜缓,不宜轻,不宜重,以中和之意取之。"

【适用部位】全身各部。以腹部应用较多。

【作用】主要用于脘腹胀满、消化不良、泄泻、便秘、咳嗽、气喘、月经不调、痛经、阳痿、遗精、外伤肿痛等病症。脘腹胀痛、消化不良、泄泻、便秘等胃肠道疾患可摩中脘、天枢、脐部及全腹,以和胃理气、消食导滞、调节胃肠功能,可配合大鱼际揉法于上述部位施用;咳嗽、气喘,可摩膻中、胁肋部,以宽胸理气、宣肺止咳,可与拇指按揉法按揉背部两侧的风门、肺俞、心俞等方法配合使用;月经不调、痛经,可摩小腹部的关元、气海,以暖宫调经,可配合揉法于上述穴位施用;遗精、阳痿,可掌摩下腹部、腰骶部,以涩精止遗、温肾壮阳,可配合揉关元、气海及擦肾俞等方法使用;外伤肿痛及风湿痹痛,可摩患处,以行气活血、散瘀消肿,常配合大鱼际揉法轻揉患处。

7. 按法

【定义】以指或掌按压体表,称按法。《医宗金鉴·正骨心法要旨》："按者,谓以手往下抑之也。"按法在《内经》中有多处提及其应用和作用,具有刺激强而舒适的特点,易于被人接受。分为指按法和掌按法两种。按法又常与揉法相结合,组成"按揉"复合手法。

【操作】

（1）指按法：以拇指罗纹面着力于施术部位,余四指张开,置于相应位置以支撑助力,腕关节屈曲 40°～60°。拇指主动用力,垂直向下按压。当按压力达到所需的力度后,要稍停片刻,即所谓的"按而留之",然后松劲撤力,再做重复按压,使按压动作既平稳又有节奏性。

(2)掌按法:以单手或双手掌面置于施术部位。以肩关节为支点,利用身体上半部的重量,通过上、前臂传至手掌部,垂直向下按压,用力原则同指按法。

(3)肘按法:肘关节屈曲,以肘关节尺骨鹰嘴突起部着力于施术部位。以肩关节为交点,利用身体上半部的重量,垂直用力,持续按压。

【动作要领】

(1)指按法宜悬腕。当腕关节悬屈40°～60°时,拇指易于发力,余四指也容易支撑助力。

(2)掌按法应以肩关节为支点。当肩关节成为支点后,身体上半部的重量很容易通过上、前臂传到手掌部,使操作者不易疲劳,用力又沉稳着实。如将肘关节作为支点,则须上、前臂用力,既容易使操作者疲乏,力度又难以控制。

(3)按压的用力方向多为垂直向下或与受力面相垂直。

(4)用力要由轻到重,稳而持续,使刺激充分达到机体组织的深部。

(5)要有缓慢的节奏性。

【注意事项】

(1)指按法接触面积较小,刺激较强,常在按后施以揉法,有"按一揉三"之说,即重按一下,轻揉三下,形成有规律的按后与揉的连续手法操作。

(2)不可突施暴力。不论指按法还是掌按法,其用力原则均是由轻而重,再由重而轻,手法操作忌突发突止,暴起暴落,同时一定要掌握好患者的骨质情况,诊断必须明确,以避免造成骨折。

【适用部位】指按法适用于全身各部,尤以经络、穴位常用;掌按法适用于背部、腰部、下肢后侧以及胸部、腹部等面积较大而又较为平坦的部位。

【作用】按法常用于头痛、腰背痛、下肢痛等各种痛症以及风寒感冒等病症。头痛,可指按鱼腰、头维、百会、太阳、风池等穴,以通经活脉、安神止痛,可配合拇指揉法揉上述穴位;腰痛、下肢部疼痛,可掌按背部或腰部、下肢后侧,以通经止痛,可配合㨰法等于上述部位施治;风寒感冒可掌按或指按背部膀胱经诸穴,以疏风散寒、温经通脉,可配合使用擦法、擦法施术于脊柱两侧膀胱经脉。

8. 捏法

【定义】用拇指和其他手指在施术部位做对称性的挤压,称为捏法。捏法操作简单,容易掌握,但要求拇指与余指具有强劲持久的对合力,所以需长期练习。捏法可单手操作,亦可双手同时操作。

因拇指与其他手指配合的多寡而有三指捏法、五指捏法等名称。

【操作】用拇指和示、中指指面,或用拇指和其余四指指面夹住肢体或肌肤,相对用力挤压,随即放松,再用力挤压、放松,重复以上挤压、放松动作,并循序移动。

【动作要领】

(1)拇指与其余手指要以指面着力,施力时双方力量要对称。

(2)动作要连贯而有节奏性,用力要均匀而柔和。

【注意事项】

(1)注意不要用指端着力。如以指端着力就会失去挤压的力量。

(2)操作时注意不要含有揉的成分,如捏中含揉,则其性质即趋于拿法。

【适用部位】四肢部、颈项部和头部。

【作用】捏法主要用于疲劳性四肢酸痛、颈椎病等病症。治疗疲劳性四肢酸痛,用捏法自四肢的近端捏向远端,具有松肌舒筋、解除疲劳的作用,常配合四肢部拿法、理法等施用;治疗颈椎病,尤适用于椎动脉型和交感型,以捏法自两侧风池穴向下循序捏至颈根部,具有疏经通络、行气活血的作用,可配合颈项部拇指按揉法及拨法、拿法等施用。

9.抹法

【定义】用拇指罗纹或掌面在体表做上下或左右及弧形曲线的抹动,称为抹法。抹法为一指禅推拿流派的辅助手法,它实际是成人推拿所用推法、平推法与小儿推拿所用的推法——直推法、旋推法、分推法及合推法的综合动作。抹法主要分为指抹法与掌抹法两种。

【操作】

(1)指抹法:以单手或双手拇指罗纹面置于一定的施术部位上,余指置于相应的位置以固定助力。以拇指的掌指关节为支点,拇指主动施力,做上下或左右、直线及弧形曲线的抹动,即或做拇指平推然后拉回,或做分推、旋推及合推,可根据施术部位的不同而灵活运用。

指抹法亦可以示指、中指与无名指罗纹面于额颞部操作。具体方法为:受术者仰卧位,医者置方凳坐于其头端。以双手示指、中指、无名指罗纹面分置手前额部近正中线两侧,以腕关节为支点,指部主动施力,自前额部向两侧分抹,经太阳穴至耳上角,可重复操作数遍。

(2)掌抹法:以单手或双手掌面置于一定的施术部位。以肘关节为支点,前臂部主动施力,腕关节放松,做上下或左右、直线及弧形曲线的抹动。

【动作要领】

(1)操作时手指罗纹面或掌面要贴紧施术部位皮肤。

(2)用力要均匀适中,动作要和缓灵活。

(3)要掌握好各种推法的操作和动作要领。抹法是各种推法的综合动作,所以各种推法操作要熟练,并将其融会贯通,而后才能做到抹法的正确把握,以至运用自如。

【注意事项】

（1）注意把抹法同推法区别开来。通常所说的推法是指平推法，其运动特点是单向、直线，有去无回。而抹法则是或上或下，或左或右，或直线往来，或曲线运转，可根据不同的部位灵活变化运用。

（2）抹动时施力既不可过轻，又不可过重。过轻则手法飘浮，抹而无功；过重则手法重滞，失去了灵活性。

【适用部位】指抹法适用于面部、手足部；掌抹法适用于背腰部、四肢部。

【作用】主要用于感冒、头痛，面瘫及肢体酸痛等病症。感冒、头痛，宜用指抹法抹前额部及两侧太阳穴，以疏风散寒、安神止痛，可与按揉太阳、攒竹等法配合应用；面瘫，用指抹法抹面，可依据具体的病变部位而有重点地施术，常与指揉四白、迎香、颊车等法配合使用；肢体酸痛，宜用掌抹法抹病变肢体，以舒筋活血、行气止痛，常与推法、按揉法等于病变处配合应用。

抹法常用于手足保健及面部保健，可涂少许润滑剂后施术。

10. 搓法

【定义】用双手掌面夹住肢体或以单手、双手掌面着力于施术部位，做交替搓动或往返搓动，称为搓法。搓法包括夹搓法和推搓法两种。

【操作】

（1）夹搓法：以双手掌面夹住施术部位，令受术者肢体放松。以肘关节和肩关节为支点，前臂与上臂部主动施力，做相反方向的较快速搓动，并同时做上下往返移动。

（2）推搓法：以单手或双手掌面着力于旋术部位。以肘关节为支点，前臂部主动施力，做较快速的推去拉回的搓动。

【动作要领】

（1）操作时动作要协调、连贯。搓法含有擦、揉、摩、推等多种成分，搓动时掌面在施术部位体表有小幅度位移，受术者有较强的舒松感。

（2）搓动的速度应快，而上下移动的速度宜慢。

（3）夹搓法双手用力要对称。

【注意事项】施力不可过重。夹搓时如夹得太紧或推搓时下压力过大，会造成手法呆滞。

【适用部位】夹搓法适用于四肢部、胁肋部；推搓法适用于背腰部及下肢后侧。

【作用】主要用于肢体酸痛、关节活动不利及胸胁屏伤等病症。四肢部酸痛，关节活动不利，宜用双手夹搓法搓四肢部及患病的关节；背腰部酸痛，宜用单手或双手推搓法于背腰部施治；胸胁屏伤及肝郁气滞之证，可用双手夹搓法夹搓胸胁部。搓法治疗以上病症,具有舒松肌筋、调和气血、解痉止痛及疏肝理气等作用,常作为治疗疾病的辅助手法使用,并可作为上肢部治疗的结束手法。

11. 抖法

【定义】用双手或单手握住受术者肢体远端,做小幅度的上下连续抖动,称为抖法。抖法依据抖动部位以及姿势、体位的不同可分为多种,临床一般以抖上肢、抖下肢及抖腰法常用。

【操作】

(1)抖上肢法:受术者取坐位或站立位,肩臂部放松。医者站在其前外侧,身体略为前俯。医者用双手握住受术者腕部,慢慢将被抖动的上肢向前外方抬起至60°左右,然后两前臂微用力做连续的小幅度的上下抖动,使抖动所产生的抖动波似波浪般地传递到肩部。或医者以一手按受术者肩部,另一手握住其腕部,连续做小幅度的上下抖动,抖动中可结合被操作肩关节的前后方向活动。

(2)抖下肢法:受术者仰卧位,下肢放松。医者站其足端,用双手分别握住受术者两足踝部,将两下肢抬起,离开床面约30cm,然后上、前臂部同时施力,做连续的上下抖动,使其下肢及髋部有舒松感。两下肢可同时操作,亦可单侧操作。

(3)抖腰法:抖腰法非单纯性抖法,它是牵引法与短阵性的较大幅度的抖法的结合应用。受术者俯卧位,两手拉住床头或由助手固定其两腋部。医者以两手握住受术者两足踝部,两臂伸直,身体后仰,与助手相对用力,牵引其腰部。待受术者腰部放松后,术者身体前倾,以准备抖动。其后随身体起立之势,瞬间用力,做1~3次较大幅度的抖动,使抖动之力作用于腰部,使其产生较大幅度的波浪状运动。

【动作要领】

(1)被抖肢体要自然放松。

(2)抖动波由肢体的远端传向近端。

(3)幅度要小、频率要快。

【注意事项】

(1)被操作者要放松。

(2)有习惯性关节脱位者禁用。

(3)活动受限者禁用。

【适用部位】四肢及腰部。

【作用】治疗肩周炎、颈椎病、腰椎病等。

12. 压法

【定义】用拇指罗纹面、掌面或肘关节尺骨鹰嘴突起部着力于施术部位进行持续按压,称压法。压法分为指压法、掌压法和肘压法。

【操作】

(1)指压法:以拇指罗纹面着力于施术部位,余四指张开,置于相应位置以支撑助力;腕关节悬屈40°～60°。拇指主动用力,其施力方向宜垂直向下或与受力面相垂直,进行持续按压。其手法形态同指按法。

(2)掌压法:以单手或双手掌面置于施术部位,以肩关节为支点,利用身体上半部的重量,通过上、前臂传至手掌部,垂直向下用力,持续按压。其手法形态同掌按法。

(3)肘压法:肘关节屈曲,以肘关节尺骨鹰嘴突起部着力于施术部位。以肩关节为支点,利用身体上半部的重量,垂直用力,持续按压。

【动作要领】

(1)指压法与掌压法的手法形态与准备动作同指按法与掌按法。

(2)肘压法应以肩关节为支点,操作时可以巧用身体上半部的重量,使操作者不易疲惫。肘压的力量,以受术者能忍受为度。

(3)要持续用力。持续施力是压法区别于按法的根本点。压法与按法从手法动作来看,无严格的区分标准,故有将按法称为压法者,有的甚至将两者统称为按压法。但一般认为按法动作偏动,带有缓慢的节奏性,而压法动作偏静,压而不动。

(4)用力须由轻而重,结束时再由重而轻。肘压法因刺激较强,可间歇性施用。用力的方向一般多垂直向下或与受力面相垂直。

【注意事项】

(1)明确诊断,不可突施暴力,以免造成骨折。

(2)肘压法在结束操作时,要逐渐减力,注意不可突然终止压力。

【适用部位】指压法与掌压法适用部位同指按法与掌按法;肘压法适用于腰臀部、下肢后侧以及背部等肌肉发达厚实的部位。

【作用】指压法、掌压法与指按法、掌按法的作用相同;肘压法主要用于腰肌强硬、顽固性腰腿痛等疾患。治疗腰椎间盘突出症,可用肘压法压腰椎间盘突出节段椎旁1.5cm处以及患侧的环跳、承扶、委中、承山等穴,以疏经通络、解痉止痛。可配合腰部牵引、腰骶部擦法、按法、扳法等方法施用。

13.擦法

【定义】用指或掌或鱼际贴附于体表一定部位,做较快速的直线往返运动,使之摩擦生热,称为擦法。擦法分为指擦法、掌擦法、大鱼际擦法和小鱼际擦法。

【操作】以示指、中指、无名指和小指指面或掌面、手掌的大鱼际、小鱼际置于体表施术部位。腕关节伸直,使前臂与手掌相平。以肘或肩关节为支点,前臂或上臂做主动运动,使手的着力部分在体表做均匀的上下或左右直线往返摩擦移动,使施术部位产生一定的热量。用示指、中指、无名指和小指指面着力称指擦法。用全掌面着力称掌擦法,用手掌的大鱼际着力称大鱼际擦法,用小鱼际着力称小鱼际擦法。

【动作要领】

(1)肩关节宜放松,肘关节宜自然下垂并内收。

(2)操作时,着力部分要紧贴体表,压力要适度,须直线往返运行,往返的距离多数情况下应尽力拉长,而且动作要连续不断,有如拉锯状。

(3)指擦法时应以肘关节为支点,前臂为动力源,擦动的往返距离宜小,属擦法中的特例。掌擦法、大鱼际擦法及小鱼际擦法均以肩关节为支点,上臂为动力源,擦动的往返距离宜大。

(4)透热为度。擦法属于生热手去,应以操作者感觉手下所产生的热已进入到受术者的体内,并与其体内之"热"相呼应为尺度。因每一种擦法的着力面积不同,所以擦法生热的多寡也不一样。指擦法因操作时往返运行的距离较短,所以难以与其他擦法比较。就掌擦法、大鱼际擦法和小鱼际擦法而言,其手法产生的热度依次升高。

【注意事项】

(1)压力不可过大,也不可过小。擦法操作时如压力过大,则手法重滞,且易擦破皮肤;如压力过小,则不易生热。

(2)擦动时运行的线路不可歪斜。如忽左忽右,滑来滑去则不易生热。

(3)不可擦破皮肤。擦法除要掌握好手法动作要领,以免擦破皮肤外,为保护皮肤,可使用润滑剂(如冬青膏、红花油等),既可保护皮肤,防止破皮,又可使擦法热度深透,提高手法效应。

(4)擦法操作完毕,不可再于所擦之处使用其他手法,以免造成破皮。

(5)不可隔衣操作,须暴露施术部位皮肤。

【适用部位】全身各部。指擦法接触面较小,适用于颈项、肋间等部位;掌擦法接触面大,适用于肩背、胸腹部;大鱼际擦法适于四肢部,尤以上肢为常用;小鱼际擦法适用于肩背、脊柱两侧及腰骶部。

【作用】擦法主要用于呼吸系统、消化系统及运动系统疾病。如咳嗽、气喘、胸闷、慢性支气管炎、肺气肿、慢性胃炎、消化不良、女子不孕、阳痿及四肢伤筋、软组织肿痛、风湿痹痛等病症。慢性支气管炎、肺气肿、哮喘等病症,可擦胸部和上背部,以宽胸理气、止咳平喘,常与胸胁部摩法、拇指按揉背部的风门、肺俞、心俞等方法配合应用;慢性胃炎、胃下垂、消化不良等病症,宜擦背部两侧膀胱经和两下肢足三里穴,以健脾和胃、调节胃肠功能,可与脘腹部摩法、揉法配合应用;阳痿及女子不孕,宜擦肾俞、八髎,以温肾壮阳、暖宫调经,常与摩关元、气海及摩腰骶部等方法配合应用;四肢伤筋,软组织肿痛及风湿痹痛,宜擦患处,以行气活血、消肿止痛,可配合摩法于患处施用。

14. 掐法

【定义】以拇指爪甲切掐患者的穴位或部位,称为掐法。掐法又称"切法""爪法""指针法"。

【操作】医者手握空拳,拇指伸直,指腹紧贴在示指中节桡侧缘,以拇指指甲着力,吸定在患者需要治疗的穴位或部位上,逐渐用力进行切掐。

【动作要领】操作时,应垂直用力切掐,可持续用力,也可间歇性用力以增强刺激,取穴宜准。

【注意事项】掐法是强刺激手法之一,不宜反复长时间应用,更不能掐破皮肤。掐后常继用揉法,以缓和刺激,减轻局部的疼痛或不适感。

【适用部位】适用于头面部和手足部的穴位。

15. 捻法

【定义】用拇、示指夹住治疗部位进行搓揉捻动,称为捻法。捻法为推拿辅助手法。

【操作】用拇指罗纹面与示指桡侧缘或罗纹面相对捏住施术部位,拇指、示指主动运动,稍用力做对称性的快速搓揉动作,如捻线状。

【动作要领】

(1)拇指与示指在捻动时揉劲宜多,搓劲宜少,两指捻动的方向相反,是一种相向运动。

(2)捻动的速度宜快,而在施术部位移动的速度宜慢。

(3)捻动时动作要灵活连贯,柔和有力。

【注意事项】操作时注意不要使用拙力,手法不可僵硬、呆滞。

【适用部位】四肢小关节。

【作用】捻法常用于指间关节扭伤、类风湿性关节炎、屈指肌腱腱鞘炎等。指间关节扭伤,可捻损伤的关节处,以消肿散瘀;类风湿性关节炎、四肢小关节肿胀疼痛者,可依次捻治,以理筋通络、滑利关节;屈指肌腱腱鞘炎,以患指的腹侧面为重点进行捻治,以舒筋散结。以上四肢小关节病变均可与拇指按揉法配合应用。

16. 弹拨法

【定义】弹拨法是指在拨法的基础上,施以弹动之力,拨而弹之,弹而拨之。弹拨法分为拇指弹拨法和示指弹拨法两种。

【操作】

(1)拇指弹拨法:将拇指端置于施术部位,余四指置于其对侧以助力。沉肩、垂肘、悬腕,将着力的拇指端插入肌间隙或肌肉韧带的起止点处,拇指主动发力,腕关节微微旋转并轻度摆动,用力由轻而重,速度由慢而快地拨而弹之,有如拨弦弹琴。

（2）示指弹拨法：以拇指端抵于示指远侧指间关节的腹侧面,中指屈曲,第二、三节指骨抵于拇指桡侧缘以固定,将被拇指与中指固定好的示指端置于施术部位,并着力插入肌间隙或肌肉韧带的起止点处。示指主动发力,用力由轻而重,速度由慢而快地拨而弹之,有如拨弦弹琴。

【动作要领】

（1）拇指弹拨法的肩、肘、腕姿势与一指禅推法相似,要沉肩、垂肘、悬腕,腕关节要保持桡侧高于尺侧,以利于腕关节的微微旋动和轻度摆动。除拇指外的其余四指应固定不移,起到一个稳定的支架作用。

（2）示指弹拨法关键是要用拇指和中指将示指固定好,以保证示指挺而有力。

（3）弹拨法弹拨的方向是所用弹拨手指的腹侧面方向,用力须由轻而重,速度宜由慢而快,手法操作要轻巧、灵活。

【注意事项】弹拨法在弹拨时指端和施术部位的皮肤有快速地擦动,应注意不要因多次而反复的弹拨而擦破皮肤。此外,骨折的愈合期、急性软组织损伤者禁用。

【适用部位】肌间隙、肌肉韧带的起止点处或结节状物、条索状物等阳性反应物。

【作用】主要用于治疗颈椎病、肩周炎、腰背筋膜劳损等病症,一般多作为配合手法应用。颈椎病,自上而下反复弹拨项韧带和两侧颈肌,以解痉止痛,可与颈项部按揉法、拿法等手法配合应用;肩周炎,弹拨三角肌与肱三头肌间隙处,以松肌止痛,可与肩部拿法、按揉法等手法配合应用;背部劳损者,可弹拨肩胛内缘、菱形肌及棘上韧带;腰部劳损者,可弹拨两侧腰肌,尤其是第三腰椎横突处,以松解肌筋、止痛除酸,可配合背腰部按揉法、㨰法、揉法、擦法等手法应用。

17．拍法

【定义】用虚掌拍打体表,称拍法。拍法可单手操作,亦可双手操作。

【操作】五指并拢,掌指关节微屈,使掌心空虚。腕关节放松,前臂主动运动,上下挥臂平稳而有节奏地用虚掌拍击施术部位。用双掌拍打时,宜双掌交替操作。

【动作要领】

（1）拍击时动作要平稳,要使整个掌、指周边同时接触体表,声音清脆而无疼痛。

（2）腕部要放松。上下挥臂时,力量通过放松了的腕关节传递到掌部,使刚劲化为柔和。

（3）直接接触皮肤拍打时,以皮肤轻度充血发红为度。

【注意事项】

(1)拍击时力量不可有所偏移,否则易拍击皮肤而疼痛。

(2)要掌握好适应证,对结核、肿瘤、冠心病等禁用拍法。

【适用部位】常用于肩背部、腰骶部和下肢后侧。

【作用】主要用于腰背筋膜劳损及腰椎间盘突出症。对腰背筋膜劳损、腰椎间盘突出症,可以拍法拍背部、腰骶部及下肢后侧,宜反复施术,具有疏经通络、行气活血的作用。常配合背部、腰部及臀腿部击法应用。拍法亦常作为推拿结束手法和保健手法使用。

18. 击法

【定义】用拳背、掌根、掌侧小鱼际、指尖或桑枝棒有节奏有规律击打体表一定部位。

【操作】

(1)拳击法:用拳背击打体表一定部位。

(2)掌击法:用掌根击打体表一定部位。

(3)侧击法:用掌侧小鱼际击打体表一定部位。

(4)指尖击法:用指尖击打体表一定部位。

(5)棒击法:手握桑枝棒一端。前臂主动运动,用棒体节律性击打施术部位。

【动作要领】

(1)击打时用力要稳,要含力蓄劲,收发自如。

(2)击打时要有反弹感,当一触及受术部位后即迅速弹起,不要停顿或拖拉。

(3)击打动作要连续而有节奏,快慢要适中。

(4)击打的力量要适中,应因人、因病而异。

【注意事项】

(1)应避免暴力击打。

(2)因人而异。

19. 叩法

【定义】以手指的小指侧或空拳的底部击打体表一定部位,称为叩法。叩法刺激程度较击法为轻,有"轻击为叩"之说,实则叩法属击法范畴。

【操作】手指自然分开。腕关节略背伸。前臂部主动运动,用小指侧节律性叩击施术部位。若操作娴熟,可发出"哒哒"声响。或手握空拳,按上述要求以拳的小鱼际部和小指侧部节律性击打施术部位。操作熟练者,可发出"空空"的声响。

【动作要领】叩击时节奏感要强,施力要适中。一般两手要同时操作,左右交替,如击鼓状。

【注意事项】注意不要施重力,重力叩击就失去了叩法的作用。一般叩法施用后受术者有轻松舒适的感觉。

【适用部位】常用于肩背、腰及四肢部。

【作用】主要用于颈椎病及局部酸痛、倦怠疲劳等病症。颈椎病引起的肩背痛，以叩法施于肩背部，可行气活血、舒筋通脉，常与拿肩井法配合使用；四肢疲劳酸痛，以叩法自四肢近端叩向远端，可反复施术，以松肌活血、消除疲劳，常与四肢部拿法、捏法等方法配合应用。

20. 点法

【定义】用指端或屈曲的指间关节部着力于施术部位，持续地进行点压，称为点法。点法首见于《保生秘要》，由按法演化而来，属于按法范畴。点法具有着力点小、刺激强、操作省力等特点，与压法基本相同，其区别点在于压法的着力面积较大，而点法着力面积较小。点法主要包括拇指端点法、屈拇指点法和屈示指点法等。临床以拇指端点法常用。

【操作】

(1)拇指端点法：手握空拳，拇指伸直并紧靠于示指中节，以拇指端着力于施术部位或穴位上。前臂与拇指主动发力，进行持续点压。亦可采用拇指按法的手法形态、用拇指端进行持续点压。

(2)屈拇指点法：屈拇指，以拇指指间关节桡侧着力于施术部位或穴位，拇指端抵于示指中节桡侧缘以助力。前臂与拇指主动施力，进行持续点压。

(3)屈示指点法：屈示指，其他手指相握，以示指第一指间关节突起部着力于施术部位或穴位上，拇指末节尺侧缘紧压示指指甲部以助力。前臂与示指主动施力，进行持续点压。

【动作要领】

(1)拇指端点法宜手握空拳，拇指罗纹面应贴紧示指中节外侧，以免用力时扭伤拇指指间关节。

(2)屈拇指点法，拇指端应抵在示指中节桡侧缘，如此则拇指得到了助力和固定。

(3)屈示指点法，宜手指相握成实拳，拇指末节尺侧缘要紧压在示指指甲部以固定和助力。

(4)用力要由轻到重，稳而持续，要使刺激充分达到机体的组织深部，要有"得气"的感觉，以能忍受为度。

(5)用力方向宜与受力面相垂直。

【注意事项】

(1)不可突施暴力。既不能突然发力，也不可突然收力。

(2)对年老体弱、久病虚衰的患者不可施用点法，尤其是心功能较弱患者忌用。

(3)点后宜用揉法,以避免气血积聚及点法所施部位或穴位的局部软组织损伤。

【适用部位】全身各部位,尤其适用于全身阳经穴位及阿是穴。

【作用】点法主要用于各种痛症,其疗效一般情况下优于按法和压法。胃脘痛,点脾俞、胃俞;腹痛,点足三里、上巨虚;头痛,点鱼腰、头维、百会、太阳、风池等;牙痛,点合谷、下关、颊车等;落枕痛,点天宗、拇指根部;腰腿痛,点肾俞、气海俞、大肠俞、关元俞、八髎、环跳、承扶、委中、阳陵泉、承山等。以上各种痛症应用点法治疗,均具有通经止痛的作用,可用按法、压法及按揉法等于上述穴位处配合应用。

21.摇法

【定义】将患者肢体关节在生理活动范围内做被动性的环形旋转运动,称为摇法。

【操作】以一手托握住患者需摇动关节的近端肢体,用另一手握住患者需摇动关节的远端肢体,做缓和的顺时针或逆时针方向的环形旋转运动。

【动作要领】医者两手要协调配合,动作宜缓不宜急,宜轻不宜重,用力要稳。

【注意事项】不宜使用暴力;摇动的速度不可过快。

【适用部位】适用于肩、肘、腕关节及膝关节等。

22.拔伸法

【定义】固定关节或肢体的一端,牵拉另一端,应用对抗的力量使关节或半关节得到伸展,称为拔伸法。拔伸法又名"牵引法""牵拉法""拉法"和"拔法",为正骨推拿流派常用手法之一。

【操作】

(1)颈椎拔伸法:包括掌托拔伸法、肘托拔伸法和仰卧位拔伸法三种。

掌托拔伸法:患者坐位,医者站于其后。以双手拇指端和罗纹面分别顶按住其两侧枕骨下方的风池穴处,两掌分置于两侧下颌部以托挟助力。然后掌指及臂部同时协调用力,拇指上顶,双掌上托。缓慢地向上拔伸1~2分钟,以使颈椎在较短时间内得到持续牵引。

肘托拔伸法:患者坐位,医者站于其后方。以一手扶于其枕后部以固定助力,另一侧上肢的肘弯部托住其下颌部,手掌则扶住对侧颜面以加强固定。托住其下颌部的肘臂与扶枕后部一手协调用力,向上缓慢地拔伸1~2分钟,以使颈椎在较短的时间内得到持续的牵引。

仰卧位拔伸法:患者仰卧位,医者置方凳坐于其头端。以一手托扶其枕后部,另一手扶托下颌部。双手臂协调施力,向其头端缓慢拔伸,拔伸时间可根据病情需要而定,使颈椎得到持续的水平位牵引。

(2)肩关节拔伸法:包括上举拔伸法、对抗拔伸法和手牵足蹬拔伸法等。

肩关节上举拔伸法:患者坐于低凳上,两臂自然下垂。医者立于其身体后方,以一手托握患肩侧上臂下段,并自前屈位或外展位将其手臂缓缓抬起,至120°~140°时,以另一手握住其前臂近腕关节处,同时握上臂一手上移至前臂近腕处。两手协调施力,向上缓慢地拔伸,至阻力位时,以钝力持续进行牵引。肩关节上举拔伸法还可于侧卧位时操作。

肩关节对抗拔伸法:患者坐位。医者立于其患侧,以两手分别握住其腕部和肘部,于肩关节外展位逐渐用力牵拉。同时患者身体向另一侧倾斜,或有助手协助固定其身体上半部,与牵拉之力相对抗。

肩关节手牵足蹬拔伸法:患者仰卧位,患肩侧位于床边。医者置方凳坐于其身侧,以临近患者一侧下肢的足跟置于其腋下,双手握住其腕部或前臂部,徐徐向外下方拔伸。手足协调用力,使患侧肩关节在外展位20°左右得到持续牵引,并同时用足跟顶住腋窝与之对抗,持续一定时间后,再逐渐使患肩内收、内旋。

(3)腕关节拔伸法:患者坐位,医者立于其体侧,一手握住其前臂下端,另一手握住其手掌部。双手同时向反方向用力,缓慢地进行拔伸。

(4)腕关节拔伸法:医者双手握住患者的掌指部,嘱其身体向另一侧倾斜或以助手固定其身体上部,进行持续拔伸牵引。

(5)指间关节拔伸法:医者以一手握住患者腕部,另一手捏住患指末节,两手同时施力,做相反方向拔伸。

(6)腰部拔伸法:患者俯卧,双手用力抓住床头,医者立于其足端,以两手分别握住其两踝部,逐渐用力牵引。在牵引过程中,医者身体上半部应顺势后仰,以加强牵拉拔伸的力量。

(7)骶髂关节拔伸法:患者仰卧位,患侧膝关节略屈,会阴部垫一软枕。医者立于其足端,以一手扶按其膝部,另一手臂穿过其腘后,握住扶膝一手的前臂下段,并用腋部夹住其小腿下段,再以一足跟部抵住其会阴部软枕处。然后医者手足协同用力,将其下肢逐渐拔伸,身体亦同时随之后仰,以增强拔伸力之力。

(8)踝关节反伸法:患者仰卧位,术者以一手握住其患肢侧的小腿下段,另一手握住其足掌前部。两手协同施力,向相反方向牵拉拔伸。在牵拉拔伸过程中,可配合进行踝关节的屈伸活动。

【动作要领】

(1)拔伸动作要稳而缓,用力要均匀而持续。

(2)在拔伸的开始阶段,用力要由小到大,逐渐增加。拔伸到一定程度后,则需要一个稳定的持续牵引力。

(3)要掌握好拔伸操作术式,根据病情轻重缓急和施术部位,控制好拔伸的力量和方向。

【注意事项】

（1）不可用突发性的暴力进行拔伸，以免造成牵拉损伤。

（2）要注意拔伸的角度和方向。

（3）在关节复位时不可在疼痛、痉挛较重的情况下拔伸，以免手法失败和增加病人痛苦。

【适用部位】全身各关节部。

【作用】拔伸法于骨科临床主要用于骨折和关节脱位，而推拿临床则常用于软伤性疾患和关节错位或错缝。颈椎病，宜用颈椎拔伸法，操作时注意不可使患者的头部后仰及按压颈部两侧动脉窦；肩关节周围炎，可用肩关节上举拔伸法、肩关节对抗拔伸法；肩关节脱位，可用肩关节手牵足蹬拔伸法；腕关节扭伤、腕骨错位等可用腕关节拔伸法；腰椎间盘突出症、腰椎后关节紊乱、急性腰扭伤等症，可用腰部拔伸法；骶髂关节错位，宜用骶髂关节拔伸法；踝关节扭伤，宜用踝关节拔伸法。拔伸法具有分解粘连、整复错位、疏经通络和滑利关节的作用，常与扳法、拿法、擦法、按揉法等于各关节部配合应用。

23. 扳法

【定义】使关节做被动的扳动，称为扳法。扳法应用于关节，多以"巧力寸劲"使关节产生伸展、屈曲或旋转等运动形式，且多数情况下为短暂的、快速的运动。扳法为推拿常用手法之一，也是正骨推拿流派的主要手法，如应用得当，效果立验。

【操作】

（1）颈部扳法：包括颈部斜扳法、颈椎旋转定位扳法、寰枢关节旋转扳法、颈椎侧扳法、卧位颈椎扳法等。

颈部斜扳法：受术者坐位，颈项部放松，头略前倾或中立位。医者站于其侧后方，以一手扶按头顶后部，另一手扶托其下颌部。两手协同动作，使其头部向侧方旋转，当旋转至有阻力时，略停顿片刻，随即用"巧力寸劲"，做一突发性的有控制的快速扳动，常可听到"喀"的弹响声，之后可按同法向另一侧方向扳动。颈部斜扳法亦可在仰卧位情况下施用。患者仰卧位，全身放松。医者坐于其头端，以一手扶托于下颌部，另一手置于枕后部。两手协调施力，先缓慢地将颈椎向上牵引，在牵引的基础上将颈向一侧旋转，当遇到阻力时略停片刻，然后以"巧力寸劲"做一突然的、稍增大幅度的快速扳动，常可听到"喀"的弹响声。

颈椎旋转定位扳法：患者坐位，颈项部放松。医者站于其侧后方，以一手拇指顶按住病变颈椎棘突旁，另一手托住对侧下颌部，令患者低头，屈颈至拇指下感到棘突活动、关节间隙张开时，即保持这一前屈幅度，再使其向患侧屈至最大限度，然后将其头部缓慢旋转，当旋转到有阻力时略停顿一下，随即用"巧力寸劲"做一个有控制的增大幅度的快速扳动。此时常可听到"喀"的弹响声，同时拇指下亦有棘突弹跳感。

寰枢关节旋转扳法:患者坐于低凳上,颈微屈。医者站于其侧后方,以一手拇指顶按住第二颈椎棘突,另一手以肘弯部托住其下颌部。肘臂部协调用力,缓慢地将颈椎向上拔伸。在拔伸的基础上同时使颈椎向患侧旋转,当旋转到有阻力的位置时,随即用"巧力寸劲",做一突然的、稍大幅度的快速扳动,而顶住棘突的拇指亦同时施力进行拨动。此时常可听到关节弹响声,拇指下亦有棘突跳动感,表明手法复位成功。

(2)胸背部扳法:包括扩胸牵引法、胸椎对抗复位扳法、扳肩式胸椎扳法和仰卧压肘胸椎整复法等。其中扩胸牵引扳法和胸椎对抗复位法较常用。

扩胸牵引扳法:患者坐位,两手十指交叉扣住并抱于枕后部。医者站于其后方,以一侧膝关节抵住其背部病变处,两手分别握扶住患者两肘部。先嘱患者做前俯后仰运动,并配合深呼吸,即前俯时呼气,后仰时吸气。如此活动数遍后,待患者身体后仰至最大限度时,医者随即用"巧力寸劲"将其两肘部向后方突然拉动,与此同时膝部向前顶抵,常可听到"喀"的弹响声。

胸椎对抗复位法:患者坐位,两手交叉扣住并抱于枕后部。医者站其后方,两手臂自其两腋下伸入,并握住其两前臂下段,一侧膝部顶压住病变胸椎处,然后握住前臂的两手用力下压,而两前臂则用力上抬,将其脊柱向上向后牵引,而顶压住患椎的膝部也同时向前向下用力,与前臂的上抬形成对抗牵引。持续牵引片刻后,两手、两臂与膝部协同用力,以"巧力寸劲"做一突发性的、有控制的快速扳动,常可听到"喀喀"的弹响声。

扳肩式胸椎扳法:患者俯卧位,全身放松。医者站于其健侧,以一手拉住对侧肩前上部,另一手以掌根部着力,按压在病变胸椎的棘突旁。拉肩一手将其肩部拉向后上方,同时按压胸椎一手将其病变处胸椎缓缓推向健侧,当遇到阻力时,略停片刻,随即以"巧力寸劲",做一快速的、有控制的扳动,常可听到"喀"的弹响声。

仰卧压肘胸椎整复法:患者仰卧位,两手分别抱住对侧肩部,全身自然放松。医者一手握拳,拳心朝上,将拳垫在其背脊柱的患椎处,另一手按压于其两肘部。嘱患者深呼吸,当呼气时,按肘一手随势下压,待呼气将尽未尽时,以"巧力寸劲"做一快速的、有控制的向下按压,常可闻及"喀喀"的弹响声。

(3)腰部扳法:包括腰部斜扳法、腰椎旋转复位法、直腰旋转扳法和腰部后伸扳法等,均为临床常用手法。

腰部斜扳法:患者侧卧位,患侧下肢在上,屈髋屈膝;健侧下肢在下,自然伸直。医者以一肘或手抵住其肩前部,另一肘或手抵于其患侧臀部。两肘或两手协调施力,先做数次腰部小幅度的扭转活动。即按于肩部的肘或手同按于臀部的另一肘或手同时施用较小的力使肩部向前下方、臀部向后下方按压,压后即松,使腰部形成连续的小幅度扭转而放松。待腰部完全放松后，再使腰部扭转至有明显阻力时，略停片刻，然后施以"巧力寸劲"，做一个突然的、增大幅度的快速扳动，常可听到"喀喀"的弹响声。

腰椎旋转复位法：患者坐位，腰部放松，两臂自然下垂。以右侧病变向右侧旋转扳动为例。助手位于患者左前方，用两下肢夹住其左小腿部，双手按压于患者左下肢股上部，以确使其坐位情况下身体下半部姿势的固定。医者位于患者后侧右方，以左手拇指端或罗纹面顶按于其腰椎偏歪的棘突侧方，右手臂从其右腋下穿过并以右掌按于其颈后项部。医者右掌缓慢下压，并嘱患者做腰部前屈配合，至医者左拇指下感到棘突活动，棘突间隙张开时则令其腰椎前屈活动停止，保持这一前屈幅度。然后医者右侧手臂缓慢施力，左拇指顶按住腰椎偏歪的棘突以为支点，使其腰部向右屈至一定幅度后，再使其腰部向右旋转至最大限度。略停片刻后，医者右掌下压其项部，右肘部上抬，左手拇指则同时用力向对侧顶推患者偏歪的棘突，两手协调用力，以"巧力寸劲"做一增大幅度的快速扳动，常可听到"喀"的弹响声。

直腰旋转扳法①：患者坐位，两下肢分开，与肩同宽，腰部放松。以向右侧旋转扳动为例。医者以两下肢夹住患者的左小腿部及股部以固定，左手抵住其左肩后部，右臂从其右腋下伸入并以右手抵住肩前部。然后两手协调施力，以左手前推其左肩后部，右手向后拉其右肩，且右臂部同时施以上提之力，如此则使其腰部向右旋转至有阻力时，以"巧力寸劲"，做一突然的、增大幅度的快速扳动，常可听到"喀"的弹响声。

直腰旋转扳法②：患者坐位，两下肢并拢。医者立于患者对面，以双下肢夹住其两小腿及股部，以一手抵于其肩前，另一手抵于肩后。两手协调用力，一推一拉，使其腰椎小幅度旋转数次，待腰部充分放松后，使其腰椎旋转至有阻力位时，略停片刻，然后以"巧力寸劲"，做一增大幅度的快速扳动，常可听到"喀"的弹响声。

腰部后伸扳法：患者俯卧位，两下肢并拢。医者一手按压于患者腰部，另一手臂托抱住其两下肢膝关节上方并缓缓上抬，使其腰部后伸。当后伸至最大限度时，两手协调施力，以"巧力寸劲"，做一增大幅度的下按腰部与上抬下肢的相反方向的用力扳动。

腰部后伸扳法，另有以下三种操作方法。一是患者俯卧位，医者骑坐于患者的腰部，两手托抱住其两下肢或单侧下肢。医者先做数次小幅度的下肢上抬动作以使其腰部放松。待其充分放松后，医者臀部着力下坐，两手臂用力使其下肢上抬至最大幅度，然后以"巧力寸劲"，做一增大幅度的快速扳动；二是患者俯卧位，医者一手按压于其腰部，另一手臂托抱住患侧肢的膝上部，两手协调施力，下压腰部与上抬下肢并举，当下肢被上抬至最大限度时，以"巧力寸劲"，做一增大幅度的快速扳动；三是患者侧卧位，患侧下肢屈膝在上。医者一手抵住其腰骶部，另一手握住其足踝部,两手同时施力,向前抵按腰骶部和缓慢向后牵拉足踝部,至最大限度时,施以"巧力寸劲",做一增大幅度的快速扳动。

(4)肩关节扳法:包括肩关节前屈扳法、外展扳法、内收扳法、旋内扳法和上举扳法等。

肩关节前屈扳法①:患者坐位,患侧肩关节前屈 30°~50°。医者半蹲于患肩前外侧,以两手自前后方向将其患肩锁紧、扣住,将患侧上臂置于医者内侧的前臂上。手臂部协调施力,将其患臂缓缓上抬,至肩关节前屈至有阻力时,以"巧力寸劲",做一增大幅度的快速扳动。在做扳动之前,亦可使其肩关节小幅度前屈数次或进行小范围的环转摇动数次,以使其肩关节尽量放松。

肩关节前屈扳法②:患者坐位,两臂下垂,肩关节放松。医者立于其身后,以一手扶按其对侧肩部以固定,另一手握住患侧上臂的肘关节上部,并缓缓上抬患臂至肩关节前屈到阻力时,以"巧力寸劲"做一增大幅度的快速扳动。

肩关节外展扳法:患者坐位,患侧手臂外展 45°左右。医者半蹲于其患肩的外侧,将其患侧上臂的肘关节上部置于一侧肩上,以两手从前后方向将患肩扣住、锁紧。然后医者缓缓立起,使其肩关节外展,至有阻力时,略停片刻,然后双手与身体及肩部协同施力,以"巧力寸劲",做一肩关节外展位增大幅度的快速扳动,如粘连得到分解,可听到"嘶嘶"声或"格格"声。肩关节外展扳法亦可采取肩关节前屈扳法的术式进行操作。

肩关节内收扳法:患者坐位,患侧上肢屈肘置于胸前,手搭扶于对侧肩部。医者立于其身体后侧,以一手扶按于患侧肩部以固定,另一手托握于其肘部并缓慢向对侧胸前上托,至有阻力时,以"巧力寸劲"做一增大幅度的快速扳动。

肩关节旋内扳法①:患者坐位,患侧上肢的手与前臂置于腰部后侧。医者立于其患侧的侧后方,以一手扶按其患侧肩部以固定,另一手握住其腕部将患肢前臂沿其腰背部缓缓上抬,以使其肩关节逐渐内旋,至有阻力时,以"巧力寸劲",做一较快速的、有控制的上抬其前臂动作,以使其肩关节旋转至极限。如有粘连分解时,可听到"嘶嘶"声。

肩关节旋内扳法②:患者坐式同前。医者立于患者的对面,身体略下蹲,稳定好重心,一手扶按其对侧肩部以固定,将下颌部抵在其患侧肩井部以增强固定,另一手臂托握住其患侧手臂,并将其手臂缓缓上抬,如上法要领进行扳动。

肩关节上举扳法①:患者坐位,两臂自然下垂。医者立于其身体后方,以一手托握住患肩侧上臂下段,并自前屈位或外展位缓缓向上抬起,至 120°~140°时,以另一手握住其前臂近腕关节处。两手协调施力,向上逐渐拔伸牵引,有阻力时,以"巧力寸劲",做一较快速的、有控制的向上拉扳。

肩关节上举扳法②:于卧位情况下操作。即患者侧卧位,患侧肩部在上。医者置方凳坐于其头端,令其患侧上肢自前屈位上举,待达到120°~140°时,以一手握其前臂,另一手握其上臂,两手臂同时施力,向其头端方向缓缓拔伸牵引,至有阻力时,可如上法要领进行扳动。

(5)肘关节扳法:患者仰卧位,患侧上臂平放于床面。医者置方凳坐于其侧,以一手托握其肘关节上部,另一手握住前臂远端,先使肘关节做缓慢的屈伸运动。然后视其肘关节功能障碍的具体情况来决定扳法的使用。如肘关节屈曲功能受限,则在其屈伸活动后,将肘关节置于屈曲位,缓慢施加压力,使其进一步向功能位靠近。当遇到明显阻力时,以握前臂一手施加一个持续的使肘关节屈曲的压力,达到一定时间后,两手协调用力,以"巧力寸劲",做一小幅度的、快速的加压扳动。如肘关节伸直受限,则以反方向施法,道理亦然。

(6)其他:如腕关节、髋关节、膝关节和踝关节等关节的扳法,均可参照肘关节扳法操作。

(7)直腿抬高扳法:患者仰卧位,双下肢伸直、放松。助手以双手按于其健侧膝关节上下部以固定。医者立于其患侧,将其患侧下肢缓缓抬起,小腿部置于医者近患肢侧的肩上,医者两手扶按其膝关节上下部,以避免扛扳过程中膝关节屈曲。医者肩部与两手协调用力,将患肢慢慢扛起,使其膝关节在伸直位的状态下屈髋,当遇到阻力时,略停片刻,然后以"巧力寸劲",做一稍增大幅度的快速扳动。为加强腰部神经根的牵拉幅度,可在患侧下肢上抬到最大阻力位时,医者以一手握住患者足掌前部,突然向下扳拉,使其踝关节尽量背伸,可重复扳拉3~5次。对于患侧下肢直腿抬高受限较轻者,医者可以一手下拉足前掌,使其踝关节持续背伸,另一手扶按膝部以保证患侧下肢伸直,然后进行增大幅度的上抬、扛扳,可重复操作3~5次。

【动作要领】

(1)要顺应、符合关节的生理功能。各关节的构成要素虽然基本相同,但在结构上各自有各自的特点,其生理功能有很大差异。所以要把握好各关节的结构特征、活动范围、活动方向及其特点,宜顺应、符合各关节的各自运动规律来实施扳法操作。

(2)操作时要分阶段进行。扳法操作第一步是使关节放松,可使关节做小范围的活动或结合摇法而使关节逐渐放松、松弛;第二步是将关节极度地伸展或屈曲、旋转,在保持这一位置的基础上,再实施第三步的扳法。

(3)扳法所施之力须为"巧力寸劲"。扳法在扳动时所施之力,一为"巧力",二为"寸劲",故名为"巧力寸劲"。所谓"巧力"即指手法的技巧力,是与蛮力、拙力相对而言,须经长期的习练和临床实践才能获得;所谓"寸劲"指短促之力。即所施之力比较快速,能够充分地控制扳动幅度,作用得快,消失得也快,做到中病即止。

(4)扳动发力的时机要准,用力要适当。发力时机过早,关节还有松弛的运动余地,则未尽其法;发力时机过迟,关节在极度伸展或屈曲、旋转的状态下停留时间过长,易使松弛的关节变得紧张,而不易操作。用力过小,则达不到治疗效果;用力过大,则易导致不良反应。

【注意事项】

(1)不可逾越关节运动的生理范围。超越关节生理活动范围的扳动,容易使关节自身及附着于关节的肌肉、韧带等软组织受到损伤。脊柱属半关节性连接,其中椎管内有脊髓、马尾及神经根组织。脊髓为低级神经中枢,在颈、胸部做扳法时,尤其应加以注意,决不可逾越其生理活动范围。

(2)不可粗暴用力和使用蛮力。所谓粗暴用力,是指操作时手法粗糙,无准备动作,不分操作过程的阶段性,入手即扳,且扳动时所施力量不知大小,不能有效控制。所谓蛮力,是指所施扳法力量有余而灵巧不足,能发而不能收,呆板笨拙。简而言之,施用暴力和蛮力,是不得手法要领、未掌握手法的技巧力,不懂"巧力寸劲"之故。其后果轻则患者不适,重则造成损伤,而发生推拿医疗事故。

(3)不可强求关节弹响。在颈、胸及腰部施用扳法,操作过程中常可听到"喀"的弹响声,是关节弹跳或因扭转摩擦所发出的声音,一般认为是关节复位,手法成功的标志之一。但在实际操作过程中若未能出现这种响声,也不宜过于追求。若反复扳动,易使关节紧张度增大,有可能造成不良后果。

(4)诊断不明确的脊柱外伤及带有脊髓症状体征者禁用扳法。

(5)老年人伴有较严重的骨质增生、骨质疏松者慎用扳法,对于骨关节结核、骨肿瘤者禁用扳法。

【适用部位】全身各关节部。

【作用】扳法主要用于颈椎病、落枕、寰枢关节半脱位、肩周炎、腰椎间盘突出症、脊椎小关节紊乱、四肢关节外伤后功能障碍等病症。颈椎病、落枕,可用颈部斜扳法。颈椎后关节错位,可用颈椎旋转定位扳法。椎动脉型、脊髓型颈椎病则不可施用扳法,颈椎间盘突出早期虽无脊髓症状体征者,亦当慎用或不用颈部扳法。寰枢关节半脱位,可用寰枢关节旋转扳法,宜谨慎操作。肩周炎,宜用肩关节扳法。肩周炎粘连时间较长,功能障碍较重者,在施用扳法分解粘连时,一般情况下宜从小量分解开始,每次少分解一点,循序渐进,功到则自然成,切忌一次性分解粘连,以避免造成关节囊等软组织大面积撕裂。胸椎或腰椎关节紊乱,可使用扩胸牵引扳法、胸椎对抗复位法、扳肩式胸椎扳法、仰卧位压肘胸椎整复法和腰部斜扳法。腰椎间盘突出症,宜用腰部斜扳法、后伸扳法及直腿抬高扳法。腰椎间盘突出症突出物较大,椎管内硬膜囊受压较重者则忌用后伸扳法;突出物堵塞侧隐窝,造成侧隐窝极度狭窄者,做直腿抬高扳法时宜缓慢操作,扳动的力量不可过大,以避免造成神经根撕裂。四肢外伤骨折术后关节功能障碍者,宜用四肢关节扳法,亦要采用循序渐进的治疗原则。全身各关节扳法均具有滑利关节、整复错位、松解粘连的功效,兼具疏经通络、解痉止痛的作用。扳法常与摇法、拔伸法、擦法、拿法、按法、点法、揉法等方法配合应用于各关节部。

24. 拧法

【定义】拧法是一种广泛流传于民间的手法,又称"扯法""揪法"。

【操作】用屈曲的示指和中指,或用拇指和屈曲的示指,张开如钳形,挟住施术部位的皮肤,两指施力将皮肤向外拉扯,当拉至将尽极限时,将皮肤从挟持的两指间滑出,反复连续操作,一拉一放,可听到"哒哒"声响。

【动作要领】

(1)两指挟持皮肤的挟持力要适度,既不可过大,也不可过小。

(2)操作时施术的手指应蘸清水或润滑剂,随蘸随拧,以保持皮肤湿润。

(3)以皮肤出现红紫色斑痕为度,前人称此为"痧痕透露"。一般连续操作10余次后,施术处仍未出现红斑者,则非本法适应证。

【注意事项】注意不要将皮肤拧破。

【适用部位】颈项部、前额部、胸腹部、华佗夹脊等部位。

【作用】拧法常用于中暑、音哑等病症。治疗因暑湿引起的发热、头痛、胸闷、呕恶,可拧华佗夹脊、胸腹部及前额部,以发散解表,清暑解郁。治疗心火上炎引起的音哑,可拧颈前部,以清心利咽。

25. 扪法

【定义】以手掌轻轻遮盖于施术部位不动,称为扪法。

【操作】以手掌劳宫穴对准并轻轻遮盖于施术部位或穴位上不动,注意力集中于掌部,施术时间长短视病情而定。

【动作要领】

(1)掌指部宜放松,不要施加任何力量。

(2)注意力要集中,不但医者要把注意力集中到掌部,同时应要求患者也把注意力放到被施术部位,以配合治疗。

【注意事项】如医者手较凉,不可急于操作。其次,素体虚寒,经常手足发凉者,不可以为他人操作。

【适用部位】心窝部、胃脘部及脐部等。

【应用】扪法具有散寒通络等作用,适于虚寒性胃脘痛、腹痛以及膈肌痉挛所致的呃逆。虚寒性胃脘痛、腹痛,用扪法于胃脘部、脐部施治,以温经,配合揉胃脘,揉脐等方法应用。呃逆,可于心窝部以扪法施治,如无效,可配合按揉内关、膈俞。

26. 背法

【定义】将受术者背起以牵引腰脊柱的手法。

【操作】医者与患者背靠背站立,臀部顶住患者腰部,医者手臂与患者手臂相扣,医者慢慢弯腰,让患者脚离开地面,然后上下抖动,以使其腰部放松。当患者腰部完全处于放松状态时,医者做一突发性的、快速的伸膝屈髋挺臀动作,可辅以臀部的轻度颤抖动作。

【动作要领】

(1)将受术者背起时,应嘱其放松身体,自然呼吸,头宜后仰,紧靠在医者背部。

(2)做伸膝屈髋挺臀动作时,动作要协调连贯,掌握好臀部施力的轻重,以控制受术者脊柱突然加大后伸的幅度。

(3)要掌握好受术者与医者的身高比例关系,以医者的臀部能着力于受术者的腰骶部为宜。如医者较矮或受术者较高,可以用较牢固的低凳等器具进行调节。

【注意事项】

(1)受术者的腰部持续紧张、痉挛,疼痛较著者禁用。

(2)年老体弱或有较严重的骨质增生、骨质疏松及其他骨病者禁用。

(3)操作时间不宜过长。否则会因脊柱长时间过伸,导致颅内压力增高而出现头晕、恶心、呕吐等不良情况的发生。

(4)操作完毕时,将受术者放下,待双足落地站稳后先放开肘弯部套在一起的一侧上肢,然后回转身体将其扶住,再放开另一侧上肢,以避免因体位性改变或颅内压力的改变而失衡跌倒。

【适用部位】腰脊柱。

【作用】主要用于治疗腰椎后关节紊乱、腰椎间盘突出症、急性腰扭伤等病症。治疗腰椎后关节紊乱、滑膜嵌顿等病症,应用背法可以起到立竿见影的效果,症状会立即消失,无须再配合应用其他手法。急性腰扭伤者,须待腰部肌肉紧张度下降后方可施用背法。可于背法操作前针刺人中或后溪透合谷等方法以缓解腰部肌肉紧张痉挛。背法操作后可配合腰部按法、揉法、点法、擦法等应用。若腰椎间盘突出症急性期疼痛较甚者,不可应用背法,须待病情缓解后于日常治疗中施用。另外,中央型大块突出者绝不可施用背法。背法针对以上病症具有整复错位,解痉止痛的作用。

27. 踩跷法

【定义】用双足节律性踩踏施术部位,称踩跷法。

【操作】踩跷法临床应用广泛,其特点是踩踏的力量沉稳着实,可深入骨间及脏腑,且医者因以身体的体重化为手法之力,所以不觉疲惫。但踩跷法危险度较高,要求准确地掌握适应证及熟练的脚法。传统的踩跷法是要求患者在胸部和下肢股部各垫 2~3 个枕头,使腰部悬空,然后在腰部进行踩踏。因其危险系数大及副作用较多,故现代临床几乎已废止不用。常用的踩跷法有踏步式踩跷法、倾移式踩跷法及外八字踩跷法。

(1)踏步式踩跷法:受术者俯卧位。医者以双手或单手扶住预先设置好的扶手(如横木或吊环等),以调节自身的体重和控制踩踏的力量。准备就绪后,医者双足横踏于受术者腰骶部,以轻踏步的方式,双足一起一落地节律性踩踏,身体的重心随双足的起落而转移,依次由腰骶部循脊柱上移踩踏至第7颈椎下缘,然后再循序踩踏回返至腰骶部,如此可反复多遍。在背、腰部踩踏过程中,可行1~2遍腰部弹压踩踏,即双足分立于腰脊柱两侧,以足掌前部着力,足跟提起,身体随膝关节的屈伸动作而一起一落,对腰部做一弹一压的连续刺激,一般可连续弹压10~20次。

(2)倾移式踩跷法:受术者俯卧位。准备动作同踏步式踩跷法。医者双足分踏于一侧肩胛部和腰骶部,面部朝向受术者头部。踏于肩胛部一足的内侧缘同脊柱平行,紧扣于所踏肩胛内侧缘,踏于腰骶部一足同腰脊柱垂直,横踏于腰骶部。医者以腰为轴,身体重心节律性前倾后移,前倾时重心落于前足,后移时重心落于后足,如此连续不断地进行节律前倾后移而踩踏。亦可依此法将两足分踏于背部和腰部进行踩踏。

(3)外八字踩跷法:受术者俯卧位,准备动作同踏步式踩跷法。医者双足呈外八字分踏于两下肢股后侧的承扶穴处,身体重心左右移动,向左移动时重心落于左足,向右移动时重心落于右足,如此连续不断地进行节律性踩踏,并循序下移至腘窝上,然后沿原路线循序踩踏,回返至承扶穴处,如此可反复多遍。

【动作要领】

(1)踩踏时要有节律性,呈轻踏步式,足底离开被踩踏部位不要过高,以身体重心能转移至对侧足部即可。外八字踩跷法的速度不可过快,亦不可过慢,以每分钟60次左右踩踏即可。

(2)弹压踩踏时足尖不可离开受术者腰部。

(3)以腰为轴身体前倾后移踩踏时,双足均不离开被踩踏部位。

(4)踩踏的力量、次数和时间应根据受术者的体质状况和病情来掌握。在施术过程中如患者难以忍受或不愿配合,应立即停止,不可勉强。

【注意事项】

(1)必须严格把握适应证,明确诊断。凡体质虚弱,有心、肝、肾疾患,骨质疏松及各种骨病者禁用。

(2)受术者因病不能受力者禁用。

(3)不可于一处过长时间踩踏。如腰骶部及肾区若踩踏时间稍久,即会产生肩胛部酸痛、头晕等症状,因腰部受力过大,椎管内及颅内压力增高所致。

(4)推拿医师体重过重者应慎用踩跷法,一般以体重50~75kg为宜。

【适用部位】腰骶部、背部、肩胛部及下肢后侧肌肉较丰厚处。

【作用】踩跷法主要用于腰椎间盘突出症、腰背筋膜劳损、头痛等病症。腰椎间盘突出症及腰背筋膜劳损，可用踏步式踩跷法反复踩踏腰部、背部，辅以外八字踩跷法踩踏两下肢股后侧，具有疏经通络、理筋整复的作用，可配合使用轻拍法结束治疗。颈椎病，累及肩胛部酸痛者，可用倾移式踩跷法重踩肩胛部，以行气活血、止痛除酸，可配合颈项部其他手法施用。头痛，其痛势悠悠，缠绵难愈者，可用外八字踩跷法长时间踩踏双下肢股后侧；对承受能力较强者，亦可踩踏两小腿后侧，具有安神止痛的作用，可结合头面部手法施用。

二、闻氏自创特色推拿手法

1. 虎口托枕压椎牵颈法（又称：坐位撑托推额颈椎拔伸法）

拔伸法是指固定关节或肢体的一端，牵拉另一端，应用对抗的力量使关节或半关节得到伸展的手法，又名牵引法、牵拉法等，为正骨推拿流派常用手法之一。拔伸法具有良好的滑利关节、整复错位、舒筋解痉等作用。目前，大部分全国针灸推拿专业教材中主要介绍和推拿科临床上常用的颈椎拔伸方法主要有：坐位掌托拔伸法（或称虎口托颌拔伸法、八字托颈拔伸法）、坐位肘托拔伸法（或称屈肘托颈拔伸法）、仰卧位拔伸法（或称仰卧托后脑拔伸法）等。闻庆汉教授在长期临床和教学中发现：坐位掌托拔伸法存在操作发力方式较困难、手法稳定性较差、持续牵引时间较短、作用力较小、容易使患者颈椎后仰角度过大、拇指发力时同时刺激双风池穴及附近组织可引起眩晕不适等问题；坐位肘托拔伸法存在操作角度难掌握、手法刺激力度较强、动作幅度较大、容易引起下颌不适、气管喉部卡压等问题；仰卧位拔伸法存在操作时需要变换患者体位、角度不宜控制等问题。闻庆汉教授认为这些问题虽小，但一方面影响手法的治疗效应，另一方面可引起患者的不适，显然不符合《医宗金鉴》"法之所施，使患者不知其苦"的最佳效果，故闻庆汉教授经过不断摸索及对颈椎坐位拔伸法的改良，提出坐位撑托推额颈椎拔伸法，此法是他治疗各种颈部疾病的常用特色方法。

坐位撑托推额颈椎拔伸法的具体操作方法为：患者坐位，颈部稍后仰，医生站于患者后方，一手（一般为右手）四指并拢伸直，拇指与其余四指成近90°角，虎口充分打开。将一手（一般为右手）小鱼际接近掌根处放置于患者大椎穴处，拇指与其余四指分别接近风池穴处及附近或耳后高骨处，手呈桡偏背伸状态。另一手（一般为左手）姿势与上手相同，从患者前面放置于额部两侧两太阳穴上方。操作时，放置于大椎穴处的小鱼际接近掌根处用力下压，同手的拇指与其余四指向上向后托举患者后枕部，与此同时，另一手则从前向后轻推患者前额，两手同时协调发力，完成动作。此手法的精妙之处，在于它利用杠杆原理结合颈椎骨骼解剖构造特点，以放置于大椎穴处的小鱼际接近掌根处为支点,将向上托颈的力量与颈后仰的运动相结合,在完成颈椎拔伸的同时还可恢复颈椎的生理曲度,一举两得,事半功倍。且坐位撑托推额颈椎拔伸法操作时稳定、持久、省力、角度易控、无刺激双风池穴及附近组织引起眩晕不适等问题,患者感觉舒适,医生操作轻松,特别容易掌握。

2. 微牵低头定位颈椎旋转扳法

在推拿临床中,针对颈椎"错缝"的矫正,我们常常使用的颈椎斜扳法、颈椎定点(定位)旋转扳法、寰枢关节扳法、仰卧位颈椎扳法、颈椎侧扳法等都是经典手法,尤其是颈椎定点(定位)旋转扳法更是经典中的经典。在推拿学的课堂教学中,我们奉颈椎斜扳法为颈椎旋转复位手法的基础与皋本,但因其动作幅度较大、手法力作用不准确性和相对盲目性等因素,使得颈椎定点(定位)旋转扳法更受学术界和临床界重视,使用的更多。颈椎定点(定位)旋转扳法具有相对更准确、更有针对性、动作幅度更小等特点,更符合推拿整复类(运动关节类)手法"稳、准、巧、快"的基本动作要求,也相对更具临床治疗安全性。

中医学关于应用旋转手法治疗颈椎疾病的最早记载,见于 1984 年出土的《引书》中有"项痛不可以雇(顾),引之……"的记载。隋代巢元方编《诸病源候论》卷之一也曰:"风病诸候……养生方导引法云……一手长舒,令掌仰一手捉额,挽之向外,一时极势二七。左右亦然。手不动,两向侧极势,急挽之,二七。去颈骨急强,头风脑旋,喉痹,膊内冷注,偏风。"清代吴谦编著的《医宗金鉴·正骨心法要旨》中提出"骨错缝,筋出槽"的论述,揭示了旋转复位手法的主要适应证。1807 年日本学者二宫献彦可在其著作《中国接骨图说》介绍了"熊顾法""有母、子两法,母法是先端提,子法一是牵引兼旋转,二是轻牵轻旋,三是牵旋整理舒筋……"从手法操作要点来看,基本上符合我们今天称之为"旋转手法"或"旋转复位法"的要求。新中国成立后,冯天有在民间老中医罗有明正骨复位手法基础上创立了脊柱定点旋转复位法,此后其他应用于颈椎病的旋转手法相继出现,比较有代表性的手法除冯氏外,还有"孙树椿旋提手法""龙层花正骨法""林应强定位旋转斜扳法"等等,现今在临床中还出现了多种多样的颈椎旋转复位法。

在中医推拿手法中,旋转整复手法是危险性较大的手法。颈椎旋转手法是过度旋转颈椎,使其恢复到正常的生理结构,从而使颈椎重新获得内外结构的平衡。对任何关节的过度旋转都有可能造成损伤,而颈椎是脊柱最危险的部分,这等于是在最危险的部位实施最危险的手法,因而客观上存在较大风险。

另外,有研究表明,实施颈椎定点(定位)旋转手法时,推扳力虽然集中在一个颈椎棘突,但手法所产生的作用力却广泛分布在全部颈椎小关节突。这说明颈椎定点(定位)旋转手法只是相对的定点(定位),而非精确的定点(定位),并不能准确对某个椎体或椎间小关节产生作用力。所以,所谓颈椎定点(定位)旋转扳法其实也只是相对的定点(定位),并没有十分准确的定点(定位)。

同时,颈椎旋转扳法属于快速活动关节类手法,其机理在于推拿手法作用力在脊柱外源性动力活动系统四周肌群放松的前提下直达内源性静力支持系统中的5条力线,以拔伸椎间盘力线,活动关节突及钩椎关节力线,使其于弹性限制位与解剖限制位之间,以纠正颈椎松弛或失调的力线。

因椎间盘力线主要是负重功能,活动很小,加之椎间盘退变是颈部伤筋的病变基础,故脊柱旋转扳法操作时应最大限度地保护椎间盘。但是,研究显示颈椎旋转手法产生的剪切力可能会造成椎间盘的损害,为安全起见,很多推拿医生在进行颈椎旋转手法操作时均添加一定力量的轴向牵引力,以拉开椎间隙,降低椎间盘内压力及剪切力,增加安全系数。在拔伸状态下行旋转手法对髓核内压力的影响最小且较为安全,能有效地保护椎间盘。

牵伸力量可以使颈部得到制动,使其关节囊变紧,充分发挥"筋束骨"的功能,提高颈椎的稳定性;可缓解颈部的肌肉痉挛状态,促进水肿的吸收;改变神经根的位置,使椎间孔及椎间隙增大,减轻对神经根的压迫和刺激;可牵开被嵌顿的小关节滑膜,使横突孔中的椎动脉得以伸张,改善颈部供血状况;改变椎间盘与神经根位置关系;可缓冲椎间盘组织对周缘外突所产生的压迫,并使后纵韧带紧张,以利于突出髓核的部分还纳复位。而颈椎旋转扳动作则可改变颈神经根与突出物之间的位置、扩大椎间孔、松解粘连、调整后关节,解除神经激惹,通过刺激颈部软组织内的感受器与反射机制,使交感神经紧张度降低,使后纵韧带和纤维环后外部分紧张,而对侧相对松弛在椎间隙内形成压力梯度,使髓核易于还纳和(或)变形。

将颈椎牵伸和旋转斜扳法融合在一起目的主要有两个:

①安全原则。在牵伸的同时做旋转斜扳可以更加安全。颈椎间盘对抗压力的能力很大,但是对扭曲力的耐受力很差,因此颈椎在牵伸的基础上进行旋转扳法,可以最大限度地减少损伤。

②力量传导。因颈椎间盘突出主要发生在下位颈椎,直接旋转斜扳,下位的颈椎阻力较大,不利于整复,而在牵伸的基础上做,可以更好地到达病所。两种手法的融合既体现了两种手法各自的优势,又巧妙地优势互补,特别是对于颈椎扳法的临床安全性,起到了重要的作用。

当然,两种手法融合的要领不仅是旋扳,更重要的是牵伸。旋扳是在颈椎小关节牵开的基础上进行的,也就是说在颈椎小关节处于相对安全失稳的状态下施术的。只有充分牵开才能得到有效的旋转,在牵伸下颈椎小关节完全解锁,才能避免颈椎旋转时小关节的损伤。否则,在颈椎小关节仍处于交锁状态下强力旋转,极易造成颈椎关节扭伤,加重症状。另一方面,只有在充分的牵伸下,使颈椎的关节囊、韧带处于紧张状态,在旋转颈椎时,才能使作用力沿紧张的关节囊、韧带传导而作用于患椎,纠正椎体间的错位。

关于两种手法的融合其实还有两个问题需要解决:第一个是手法牵伸颈椎需要多大力量比较合适,因为毕竟不是用器械对颈椎进行牵引;第二个是颈椎牵伸的方向和角度问题,前屈? 中立位? 后伸位? 角度多大? 目前,中外学术界对这些问题的研究还是比较多,研究方法和手段也很多样,有基础性研究,也有临床研究,但是,统一的认识尚未形成,有些研究的结果甚至还有对立性和矛盾性。

闻庆汉教授根据自己多年临床和研究经验,比较认同稍前屈位牵伸颈椎方式能取得理想临床治疗效果的学术观点。操作时患者头部位置以微前屈位为最好,他不主张后伸位牵伸颈椎,认为这种情况下椎间隙后部减小,会引起颈椎节段不稳或椎基底动脉供血不足。

有国外学者近年来通过建立颈椎三维有限元分析方法,对颈椎细微结构进行逼真模拟,实施不同力量、角度的牵伸探讨颈椎变形、受力情况,发现牵伸角度与最大应力位置存在密切关系,认为前屈位牵伸方式能取得最理想效果,可使椎间孔、椎间隙明显增加,促进后部软组织有效伸展。前屈位牵伸是颈椎发生曲度改变之后的顺势牵引,与疾病病理相互符合,因此能够取得更理想效果。主张颈前屈位牵引的学者认为,前屈位牵引更易使力点直接落在颈椎后侧,力直接落在颈椎的中后柱或钩椎关节上,可使椎管和椎间孔相对增大,从而使脊髓和神经根所处的有效间隙增大。患者颈椎前屈 15°～20°时黄韧带、后纵韧带纤维被拉长,可使颈椎椎管矢径和神经根管椎间孔相应增大,拔伸时软组织处于紧张状态,利于自身保护机能,增加了颈椎的稳定性。

国内学者研究发现:从牵伸下旋转扳来看,寰齿关节和小关节部的作用力都小于生理组和病理组,其引起的关节内力约比同样情况下的非牵伸下旋转扳小16%。牵伸时椎间距离加大,椎间韧带和小关节囊紧张,以维持椎间稳定性。此刻旋转只要控制好幅度,不要超限(一般不超过 40°),还是安全可行的。国人头颅重量大都为 4～6kg,所以用 50N 左右的拔伸力正好能克服头重。而且,在相同牵伸力作用下,只要调整头颅的前倾角度,便可以较小的牵引力获得最大的应力响应,这不仅利于医者操作,更有助于减少牵伸的副作用。

基于以上一些学术界和临床医学界的研究结果,闻庆汉教授结合自己的临床经验和体会,融合中医传统理论及西医生物力学、解剖学、生理病理学等理论,在众多前辈和同道将坐位颈椎牵伸法与颈椎旋转扳法融为一体的基础上,更进一步创新性提出自己独特的"微牵低头定位颈椎旋转扳法"。

微牵低头定位颈椎旋转扳法的具体操作方法为:患者坐位,医者站立于患者后方,在充分放松患者颈项部筋肉后,以颈椎某节段错缝棘突或关节突向右偏歪为例,嘱患者头部微前屈曲(10°～20°),医者左手四指并拢,拇指伸直,虎口尽量打开,拇指与示中二指指腹放置于患者双侧耳后高骨附近,虎口托住后枕部,此时,医者使右手掌心向上以掌心及小鱼际部托住患者左侧下颌角部,两手协调用力(50～200N)微向前倾牵伸患者颈椎片刻,感患者颈椎已牵伸较为松弛后,医者左手大鱼际紧贴顶压在错缝颈椎节段棘突旁或关节突向左用力,右手掌心及小鱼际部托住患者左侧下颌角向右用力,两手相反,致医者感觉到患者颈椎处于阻力位,即可用"巧力寸劲"瞬间完成小角度有控制的扳动。其动作发力模式类似于颈椎定点旋转扳法,但该动作手势、用力部位、技巧等又与颈椎定点旋转扳法不同。

3. 背手拉肩胛扳肩法(又称:顶臂拉肩松背法)

闻庆汉教授在推拿临床中发现,很多病人会出现两侧肩胛骨内侧缘的疼痛,并可触及明显的硬结或条索状物。在排除了肩胛肋骨综合征和背肌筋膜炎等情况下,闻庆汉教授提出将此种类型的背部疼痛定义为肩胛间区综合征,并自创了独特的推拿治疗手法——坐位背手拉肩胛扳肩法。此手法对于肩胛骨内侧缘处的疼痛有很好的疗效。

(1)闻庆汉教授提出"肩胛间区综合征"。随着生活方式的改变,颈肩背痛的患者越来越多,由于人们长期伏案工作和坐姿不当,肩胛带内大小菱形肌、斜方肌等肌肉慢性劳损,长期充血、粘连,导致两侧肩胛骨内侧缘出现局部肌肉变硬、疼痛和酸痛,有时可触及硬结或条索状物。闻庆汉教授经过多年临床经验总结,提出将此种类型的背部疼痛定义为肩胛间区综合征,并概括出其定义和诊断标准。其定义为:肩胛间区综合征是以两侧肩胛骨内侧缘疼痛为主症,并可触及局部硬结或条索状物等临床特征的一组综合征。诊断标准主要有以下几点:青中年多见;反复发作的两侧肩胛骨内侧缘区域疼痛;疼痛区域有明显的按压痛,可触及条索或硬结状物;肩内旋可有轻度活动受限;影像学检查无异常发现。

闻庆汉教授认为肩胛间区综合征与推拿科常见背部疼痛疾病能较好区分开:例如背肌筋膜炎,临床以肩背部疼痛、酸痛,局部肌肉变硬,有时可触及硬结或条索状物等为主要表现。与肩胛间区综合征相比较,背肌筋膜炎多受累于肩背部,会出现肩背部区域疼痛,疼痛范围更大;还如肩胛肋骨综合征,临床以肩胛区疼痛并向患侧的头枕部、肩臂部、前胸等处扩散为主要临床特征的一组综合征。本病虽然也会出现肩胛内侧缘区域疼痛,但是多有上肢放射痛;再者如胸椎小关节紊乱,其症状多有单侧或者双侧背肌疼痛,患椎棘突偏歪,周围压痛明显,更有甚者出现呼吸困难、心慌等严重问题,其疼痛区域主要在棘突和靠近脊柱周围为主。

闻庆汉教授从临床中发现并总结,提出了肩胛间区综合征这一病名,符合临床实际情况,在治疗上充分吸收各家经验,并通过自己的不断摸索,独创了治疗该病的推拿手法——坐位背手拉肩胛扳肩法。

(2)闻庆汉特色手法——坐位背手拉肩胛扳肩法。根据中医经络循行,背部的疼痛多见于督脉、足太阳膀胱经和手太阳小肠经的病变。督脉"起于下极之输,并于脊里……"足太阳膀胱经"其直者,……循肩髆内,挟脊抵腰中……"手太阳小肠经"……出肩解,绕肩胛,交肩上……"其疼痛是由于外感风寒湿邪或外伤、劳损等所致不同的经脉运行受阻,不通则痛。肩胛骨内侧缘的疼痛是小肠经和膀胱经的问题,治疗多以局部刺激和循行的经络相关。西医则认为肩胛内侧缘疼痛多因外伤或慢性劳损而使局部肌肉及其他软组织发生水肿、渗出、局部微循环障碍以及纤维性变,出现局部肌肉变硬、疼痛和酸痛,有时可触及硬结或条索状物。推拿手法可使痉挛的肌肉及筋膜松解、改善局部血液循环、理顺颈背部肌纤维,从而改善背肌的营养,达到活血消肿、舒筋祛瘀、解痉止痛的目的。临床常用拨法和揉法治疗,对于脊柱中间和两旁的疼痛效果较好。但对于肩胛骨内侧缘出现硬结、条索状物或有明显痛点效果较差。因临床无论是在坐位,还是俯卧位下操作此处均不方便,尤其是一些肌肉丰厚,局部有条索和硬结状物的病人,其原因在于肩胛骨内侧缘病变,局部水肿和斜方肌、竖脊肌等肌肉粘连在一起,拨法和揉法等常用手法无法有效地刺激到深层的肩胛内侧缘。如果局部肌肉没有得到松解,治疗效果肯定大打折扣。闻师经过不断摸索及对常规治疗手法的改良,提出了坐位背手拉肩胛扳肩法,此法对于肩胛骨内侧缘的背部疼痛有很好的疗效。

对闻氏特色推拿手法的认识以解剖与生物力学为基础。两块肩胛骨占据背部大部分面积,其上附着的肌肉有:斜方肌(上、中、下束)、大小菱形肌、肩胛提肌、大圆肌、小圆肌、肩胛下肌、冈上肌、冈下肌、三角肌(后束)、胸小肌、肱二头肌(短头)、肱三头肌(长头)、喙肱肌、锁骨下肌等。虽然背阔肌和胸大肌不直接连接在肩胛骨上,但它们通过肱骨的运动而间接支配肩胛骨运动。有些肌肉虽然连在肩胛骨上,但并不直接参与肩胛骨运动。肩胛骨有上提,下抑,外旋,内旋,外展及内收6种运动方式,任何一个方向的运动,均由互相协同而又相互拮抗的肌肉共同完成。鉴于肩胛骨与诸多肌肉的相关性,通过外力能够作用其上的方式最简单的方式就是顶臂拉肩,将肩胛骨下缘抠起,以达到松解局部肌肉,同时纠正颈胸椎不稳之情况。

坐位背手拉肩胛扳肩法的具体操作方法为:患者取坐位,背部稍挺直,医生站于患者右前侧方(以右侧肩胛内侧疼痛为例),嘱患者背过手摸自己左侧的腰部,医者站在患者右侧前方,用身体一侧抵住患者右侧的肩部,并向前用力,充分暴露肩胛骨,与此同时医者双手顺着患者的肩胛骨内侧缘自上而下进行按揉、点拨,对重点穴位如曲垣、天宗、譩譆、膈关进行点按刺激。最后再进行抠和拉肩胛骨,充分松解局部痉挛的肌肉及筋膜,改善局部血液循环,理顺颈背部肌纤维,完成动作。此手法的精妙之处,在于它利用杠杆原理结合肩胛骨解剖构造特点,以患者自身右侧肩部为支点,通过医者扳肩和患者背手动作充分暴露肩胛骨,能够最大限度地松解肩胛内侧缘的肌肉,更直接刺激穴位。医者操作轻松,患者能够被直接治疗局部疼痛区域,一举两得,事半功倍,值得临床推广和实践。

闻庆汉教授从临床中总结概括出肩胛间区综合征这一病名,符合现代人的病理情况。闻师秉承《医宗金鉴》"法之所施,使患者不知其苦"所说,在数十年的临床摸索中提出了坐位背手拉肩胛扳肩法来治疗肩胛骨内侧缘疼痛,既减轻了医者的负担,又能最大限度地治疗病人。闻庆汉教授这种乐于钻研,善于总结和发现的精神值得我们学习,他的经验和手法极具研究和传承价值,故以伺同道,期望共勉。

4. 屈膝屈髋牵拉下肢抖腰法(又称:仰卧位单腿屈膝伸髋抖腰法)

推拿科临床常遇见腰椎间盘突出症、腰扭伤、腰椎小关节滑膜崁顿等急性痛性疾病,除使用一些基本的放松手法外,大部分全国针灸推拿专业教材均推荐使用抖腰法(或称腰部牵抖法、腰部拉抖法),称其具有松解粘连和复位的作用,因抖法是主要适用于四肢(四末)的手法,《灵枢·动输》:"夫四末阴阳之会者,此气之大络也。"抖法所产生的小幅、快速颤动,使四末之气血顺畅,筋肉舒展,以取荣四末而调阴阳之功也。然而,虽然抖腰法在不同针灸推拿专业教材分类归属出现不同意见(有些教材将其划归为振动或振颤类手法,有些教材则将其划归为复合类或特殊类手法),但显然从其动作操作来看,它无疑是有悖于抖法的基本概念。闻师认为抖腰法并非常规抖法,它对医生和患者都有严格要求。要运用好抖腰法,医生必须具有很高的技巧和强健体魄,同时,患者要充分放松并与医生密切配合,且体重不能太大。所以,目前实际推拿临床使用此法的情况并不常见。闻师在长期临床和教学中发现:此法操作不当医生和患者都极易受伤,学生亦很难掌握此法且容易混淆抖法与牵抖法的概念。另外,国内现已有学者注意到推拿用力不当引起的广泛职业损伤问题及在课堂教学和后期临床教学中引入"自我保护"相关内容。故闻师经过不断思考及实践,提出仰卧位单腿屈膝伸髋抖腰法,此法是他治疗各种腰部疾患的常用特色方法。

仰卧位单腿屈膝伸髋抖腰法的具体操作方法为:患者仰卧,患侧下肢摆出尽量屈膝伸髋姿势,健侧下肢伸直。医生从患者患侧单臀斜坐于患侧下肢的足背上,双手四指交叉扣锁住患侧大腿前下方,接近膝关节上部的位置。医生双手稍向自己怀中方向用力牵拉,即可使患者患侧腰臀部离开床面少许,此时,维持此体位,医生两上肢发出小幅度、快频率的前后运动,便可抖动患者患侧腰臀。此手法的精妙之处,在于它利用杠杆原理,以患侧下肢足部为支点,呈四两拨千斤之巧,用很小的力量带动患侧腰臀抖动。仰卧位单腿屈膝伸髋抖腰法操作时稳定、省力、容易掌握,患者感觉轻松舒适,且对医生身体素质要求不高,即便是柔弱的女生也可抖动体重较大的男性患者,顺利完成临床治疗,更不会发生医生自身职业性伤害或患者的医源性损伤。

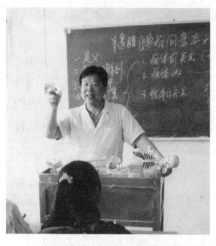
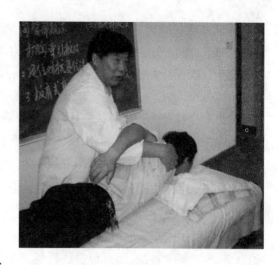

闻氏自创特色推拿手法

1. 虎口托枕压椎牵颈法(又称:坐位撑托推额颈椎拔伸法)

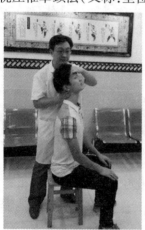
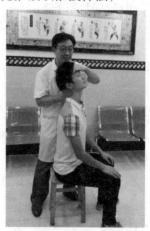

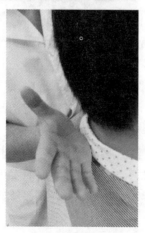
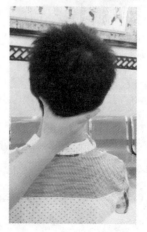

2. 微牵低头定位颈椎旋转扳法

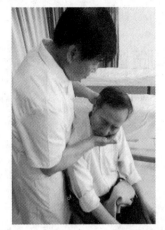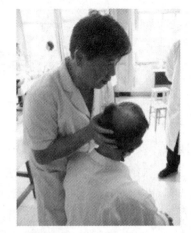

3. 背手拉肩胛扳肩法（又称：顶臂拉肩松背法）

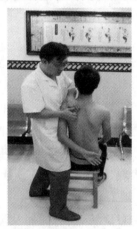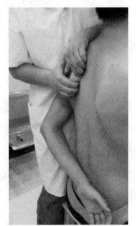

4. 屈膝屈髋牵拉下肢抖腰法（又称：仰卧位单腿屈膝伸髋抖腰法）

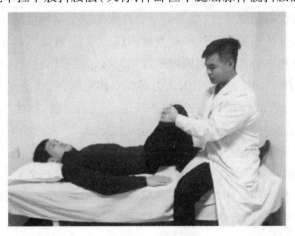

第三章　推拿临证治疗

闻庆汉教授近50年临床实践,经验丰富,常常教育学生们推拿临床要遵循以下总则:

(1)强调以中医基础为指导。

(2)以四诊、八纲手段、辨证施治,理法方推。

(3)强调治病首要任务是明确诊断,诊断不明,不可乱用推拿手法。

(4)以中医为主,中西结合,正确运用现代医学知识,一切从患者切身利益为出发点。

一、伤科病症

1. 落枕

落枕是指由于睡姿不良或枕头高低不当,致使颈部肌肉长时间处于牵拉状态,导致颈项部肌肉痉挛,在睡眠后出现以急性颈项部肌肉痉挛、强直、酸胀、疼痛、运动受限为主要症状的病症,又称"失枕"等。本病较为常见,各年龄段均可发生。成年人若经常出现落枕,系颈椎不稳定的表现,乃颈椎病的前期症状。本病属于中医学"项筋急""项痹"范畴。

【解剖生理】　颈部可做前屈、后伸、左右旋转、左右侧屈及环旋七个动作,这些动作依赖于颈部肌肉完成。颈部的肌肉有颈阔肌、胸锁乳突肌、斜方肌、头夹肌、半棘肌、肩胛提肌、斜角肌等,这些肌肉以脊柱为中轴呈对称性分布,主司头和颈肩部各种运动。颈部的筋膜位于浅筋膜及颈阔肌的深面,各处厚薄不一,围绕颈项部的肌肉、器官,并在血管和神经周围形成纤维鞘,以维护其完整性而起保护作用。

【病因病理】　本病的发生中医认为多由素体亏虚,气血不足,经络运行不畅,筋肉舒缩运动不调,或夜寐肩部外露,颈肩复受风寒侵袭,致使气血凝滞,肌筋不舒,经络痹阻,不通则痛,故而拘急疼痛,运动失灵。

现代医学认为落枕是指因睡眠时枕头过高或过低,或软硬不适,睡卧姿势不良等因素,致使颈部一侧肌群在较长时间内处于过度伸展牵拉姿势,在过度紧张状态下而发生的静力性损伤。伤处出现肌筋僵硬、牵掣不舒、运动受限。少数患者因肩扛重物或颈部突然扭转,致使颈部软组织损伤,小关节错缝而致病。

【临床表现】

(1)诱因:有明显的诱发因素,如睡姿不良或颈部感受风寒。

(2)疼痛:患者多在睡眠后出现颈项部疼痛,动则痛甚,可牵扯到肩背部。

(3)活动受限:颈项僵滞,常保持某一体位姿势,甚至用手扶持颈项部,以减少颈部运动。颈部某一方向运动明显受限,或两侧方向均受限,如左右旋转、左右侧屈、前屈与后伸等运动。

【检查】

(1)活动受限:颈部呈僵滞状态或歪斜,运动受限往往限于某个方位上,做被动运动时疼痛加剧等。

(2)肌痉挛:临床上以胸锁乳突肌、斜方肌及肩胛提肌痉挛居多,表现为结节状或条索状痉挛。

(3)压痛点:胸锁乳突肌压痛点常在胸锁乳突肌肌腹处;斜方肌压痛点常在锁骨外1/3处,或肩井穴处,或肩胛骨内侧缘;肩胛提肌压痛点常在上4个颈椎横突、关节突关节和肩胛骨内上角处。

(4)X线片:X线检查一般无异常。但少数患者可见颈椎生理弧度异常,椎体轻度增生。

【鉴别诊断】

(1)寰枢关节半脱位:上颈段疼痛、僵直,运动障碍,颈椎张口位片可见寰枢关节间隙改变或寰齿间隙不对称。

(2)颈项部肌筋膜炎:颈肩部广泛疼痛、酸胀,肌肉僵硬板滞,或有沉重感、麻木感,后伸活动明显受限。皮下可触及变性的肌筋膜及纤维小结,有筋膜摩擦音。X线检查可见颈椎侧弯、棘突偏离中线,椎间隙左右不等宽等。

(3)颈椎小关节紊乱症:颈椎小关节紊乱症表现为起病急,颈项强直,疼痛剧烈,活动受限。触诊可有颈椎棘突一侧隆起或偏歪。X线检查可有生理弧度变直,椎体侧方移位等。

【推拿治疗】

(1)治疗原则:舒筋活血,温经通络,解痉止痛。

(2)取穴及部位:落枕穴、风池、风府、夹脊穴、肩井、天宗、肩外俞、阿是穴等。

(3)主要手法:一指禅推法、㨰、按、揉、弹拨、拔伸、摇、扳、擦、拿等手法。

(4)操作方法

①按揉肩颈法:患者坐位,医生在患侧颈项及肩部用轻柔的按法、揉法施术,时间约5分钟。

②弹拨法:医生在患者紧张肌肉的压痛点或结节状物部位用拇指弹拨法操作,使之逐渐放松,时间约3分钟。

③提拿颈项法:医生在患者颈椎棘突旁的软组织用提拿法操作,以患侧为重点,时间约 3 分钟。

④点穴法:医生在患者风池、风府、肩井、天宗、肩外俞等穴用点按法操作,以酸胀为度,时间约 5 分钟。

⑤推桥弓法:医生在患者患侧桥弓穴(胸锁乳突肌)用鱼际推法操作,重复操作 5 遍,然后在患侧斜方肌用掌根推法操作,重复操作 5 遍。

⑥颈部拔伸法:患者颈部肌肉放松,医生一手托其下颌,另一手扶持后颈部,使颈略前屈,下颌内收,双手同时用力向上拔伸,维持牵引约 20 秒钟,做向患侧加大幅度的有控制的旋转,重复操作 3 次。

⑦擦法:医生在患者患侧沿胸锁乳突肌纤维方向用小鱼际擦法,以透热为度。

【注意事项】

(1)疼痛、运动功能障碍症状明显者,手法宜轻柔,忌用强刺激手法。

(2)做旋转颈椎时注意力度和幅度,不可强求关节弹响,防止发生意外。

(3)对反复落枕,或落枕一周症状无明显改善者,需做 X 线检查以明确诊断。

【预防调护】

(1)患者注意颈项部保暖,避免颈部受凉。

(2)选择适宜的枕头,纠正不良睡姿。

2. 颈椎病

颈椎病是指颈椎间盘退行性变、颈椎骨质增生以及颈部肌肉急、慢性损伤等原因引起颈椎脊柱内外力平衡失调,刺激或压迫颈神经根、椎动脉、脊髓或交感神经而导致的一组综合征,又称"颈椎综合征"等。本病是中老年人的常见病、多发病,近年来发病呈低龄化趋势。本病属于中医学"项痹病""眩晕病"等范畴。

【解剖生理】 颈椎共有 7 个椎体,6 个椎间盘,8 对颈神经。颈椎体借椎间盘连接,与关节突关节构成具有前曲弧度的骨性承重结构,具有支撑头颅、缓冲震荡、协调颈椎内外力平衡的作用。

(1)寰枕关节:由枕骨隆突与寰椎的上关节凹构成关节,依赖寰枕筋膜维持其稳定性。其关节面呈水平面,可侧向偏移。其外侧方为寰椎的横突孔。该关节有颈 1 神经根(枕下神经)穿出,因没有椎间孔而容易受到挤压、刺激。

(2)寰枢关节:由寰椎与枢椎的齿状突构成复合关节,寰枢关节的关节囊大而松弛,关节面接近水平面,有利于寰椎围绕齿状突做旋转运动。颈 2 神经根(枕小神经)从此穿过。

(3)椎管:椎管的周壁为椎体后缘、椎弓及后纵韧带、黄韧带,椎管内为脊髓通过。当椎间盘纤维环破裂突出或膨出,黄韧带肥厚则压迫脊髓,形成软性椎管狭窄,而当椎体后缘骨质增生则形成骨性椎管狭窄。

（4）关节突关节：由上位椎体的下关节突和下位椎体的上关节突及关节囊所组成。具有稳定脊柱、引导脊柱运动方向的功能。其关节面接近水平面，旋转、屈伸运动灵活，但易发生关节错位、滑膜嵌顿。当关节突关节囊松弛时，易发生椎体滑脱。

（5）横突孔：除第 7 颈椎外，其他颈椎均有横突孔，有保护椎动脉的作用。椎动脉自第 6 横突孔进入向上直行，穿出寰椎沿寰椎的椎动脉切迹平行，约在齿状突与乳突连线中点处经颅骨大孔进入颅内。

（6）钩椎关节：由第 3～7 颈椎的椎体钩突与上位椎体的唇缘所组成，后方为脊髓、脊膜支和椎体的血管，后外侧部构成椎间孔的前壁，邻接颈神经根，外侧有椎动脉、椎静脉和交感神经丛。当椎体钩突骨质增生时可压迫脊神经或椎血管。

【病因病理】

颈椎间盘及颈椎附件退变是本病的内因，各种急慢性颈部外伤劳损和受寒是导致本病的外因。中医学认为颈部筋肌劳损，气血运行不畅，筋肌失荣，瘀聚凝结，筋节拘僵而痛麻；或年老体衰，肝肾亏虚，筋肌骸节失荣；或为寒邪所侵，气血瘀滞，发为痹证。

本病与下列因素有关：

（1）退行性病变：在一般情况下椎间盘从 20 岁以后开始退变，髓核中的水分逐渐减少，导致椎间盘变薄，椎间隙变窄。由于椎间隙变窄，使前、后纵韧带松弛，椎体失稳，后关节囊松弛，关节腔变小，关节面易发生磨损而导致增生。上述因素的存在使颈段脊柱稳定性下降，故椎体缘形成代偿性增生。椎体、关节突关节、钩椎关节等部位的骨质增生以及椎间孔变窄或椎管前后径变窄是造成脊髓、颈神经根、椎动脉及交感神经受压的主要病理基础。

（2）急慢性损伤：颈部急性外伤或慢性劳损是引起颈椎病的外因。由于跌、扭、闪或长期低头伏案工作均可使颈椎间盘、后关节、钩椎关节、椎周韧带不同程度地损伤，破坏了颈椎内外平衡，促使颈椎椎体及附件发生代偿性骨质增生；椎周软组织平衡失调则出现颈部运动功能障碍。

（3）风寒湿邪侵袭：颈项部受风寒湿邪侵袭，致使颈项部肌肉僵硬、痉挛，活动受限，气血运行不畅，不通则痛，加之患者原有颈部肌肉慢性劳损，合而引发本病。

【临床表现】

（1）神经根型颈椎病

①颈部或肩背阵发性或持续性的隐痛或疼痛。

②颈部僵滞，活动有不同程度受限或痛性斜颈。

③一侧或两侧上肢有放射痛，伴有发沉、肢冷、无力、握力减弱等症状。

④患侧上肢沿受刺激或压迫的颈脊神经走行方向有烧灼样或刀割样疼痛，针

刺样或过电样麻感,当活动至某一姿势时,上述症状可加重。

（2）脊髓型颈椎病

①颈部疼痛或不明显,运动不同程度受限,可有头痛、头昏。

②可有四肢麻木、酸胀、烧灼感、僵硬无力。

③步态不稳,有足踩棉花絮样感觉;可出现大小便失禁,甚至瘫痪。

（3）椎动脉型颈椎病

①颈枕部疼痛酸胀,运动有不同程度受限。

②当头部过屈、过伸位或转向某一方位时,即出现位置性眩晕、恶心呕吐、视物模糊等,脱离该方位则症状消失。

③猝倒,但神志清醒。

（4）交感神经型颈椎病

①后枕部痛,头痛或偏头痛,头沉或头晕。

②心率加快或减慢,或有心前区隐痛。

③肢体发凉,局部皮温降低,肢体遇冷时有刺痒感,继而出现红肿、疼痛加重,也有指端发红、发热、疼痛或痛觉过敏等症状。

④可有耳鸣、堵塞感。

（5）混合型颈椎病:兼有上述两型或两型以上症状者。

【检查】

（1）神经根型颈椎病

①病变节段间隙、棘突旁压痛,相应神经分布区域有放射痛、麻症状。

②颈椎生理曲度变直或消失,脊椎侧凸,肌张力增高,棘突旁有条索状或结节状阳性物。

③椎间孔挤压试验、臂丛神经牵拉试验阳性。

④X线片于正侧位片可见椎间隙变窄,斜位片可见椎间孔变窄或有骨刺。

（2）脊髓型颈椎病

①四肢肌张力增高,肌力减弱。

②肱二、三头肌肌腱及膝、跟腱反射亢进,可出现髌阵挛和踝阵挛。

③腹壁反射和提睾反射减弱。

④霍夫曼征和巴宾斯基征阳性。

⑤X线片可见椎体后缘骨质增生,CT或MRI检查可见颈段脊髓受压。

（3）椎动脉型颈椎病

①寰枕、寰枢关节两侧压痛。

②旋颈试验阳性。

③X线片可见钩椎关节侧方或关节突关节骨质增生,椎动脉造影可见椎动脉

扭曲、狭窄、入横突孔异常或串珠样痉挛。

④经颅多普勒(TCD)检查可显示椎基底动脉血流速增快或减慢。

(4)交感神经型颈椎病

①颈5椎旁压痛。

②X线片可见椎体和钩椎关节骨质增生,颈椎弧度消失、反张或脊椎侧凸改变。

③根据临床体征可排除其他疾患。

【鉴别诊断】

(1)神经根型颈椎病

①落枕:以晨起疼痛多见,颈僵项强,运动障碍,无上肢痛、麻症状。

②前斜角肌综合征:前斜角肌痉挛压痛,以患肢痛、麻、胀、凉、肤色改变为特征。肩臂下垂时症状加重,上举时症状缓解,Adison征阳性。

(2)脊髓型颈椎病

①颈脊髓肿瘤:颈、肩、枕、臂、手指疼痛或麻木,同侧上肢下运动神经元损害,下肢上运动神经元损害。椎管造影可见梗阻部造影剂呈"倒杯状"。

②脊髓空洞症:好发于20~30岁人群,痛觉和深、浅感觉分离,尤以温度觉的减退或消失明显。

(3)椎动脉型颈椎病

①梅尼埃病:多见于年轻女性,呈发作性眩晕、头痛、恶心、呕吐、耳鸣、眼球震颤等症。

②位置性低血压:多见于蹲位起立时眩晕,即发即止,旋颈试验阴性。

(4)交感神经型颈椎病

心绞痛:有冠心病史,发作时心前区剧烈疼痛,伴胸闷憋气、出冷汗,心电图检查ST段病理性改变。含服硝酸甘油片有效。

【推拿治疗】

(1)治疗原则:舒筋活血,解痉止痛,益髓止眩,整复错缝。

(2)取穴及部位:风池、风府、缺盆、肩井、肩外俞、天宗、曲池、小海、合谷等穴,颈肩背区域及患侧上肢部等。

(3)主要手法:滚、拿、按揉、拔伸、屈伸旋转、搓、牵抖、拍等手法。

(4)操作方法

走经络法:患者取坐位,医生从患者风池穴起至颈根部,用拇指指腹与示指指腹对称用力拿捏颈项两旁的软组织由上而下。再用一指禅推法自风府穴沿督脉推至大椎穴,自风池穴沿脊椎两侧华佗夹脊穴推至颈根部。时间为3~5分钟。

推穴道法:医生根据症状累及部位选择在患者风府、风池、缺盆、肩井、肩外俞、天宗等穴位,用一指禅推法或按揉法操作。时间为 3 ~ 5 分钟。

部位操作法:医生根据症状累及部位选择在患者风府、风池、缺盆、肩井、肩外俞、天宗等穴位,配合按揉法。做冈上区㨰法时注意向脊柱方向操作。时间约 5 分钟。

颈项牵伸法:医生用两臂尺侧放于患者两侧肩部,双手拇指顶按在患者风池穴上方,其余四指及手掌托住下颌部,嘱患者放松,医生前臂与手同时向相反方向用力,牵伸颈项,持续 20 秒钟,重复牵伸 3 ~ 5 次。

屈伸旋转法:医生边牵引边将颈部做前后屈伸及左右旋转运动各 5 次。幅度由小逐渐加大。

错缝整复法:对患者颈椎关节突关节偏歪,医生一拇指按于偏歪压痛处,用颈椎旋转扳法予以整复;对有颈椎侧弯者,用颈椎侧扳法纠正;对年龄较大患者可采用仰卧位拔伸旋转整复法。

结束手法:医生摩、揉患者肩背部,配合拍法操作,使患者有轻快感为宜。

（2）随症加减

①伴有头痛:偏头痛者取风池穴,做直上方向的按揉操作;疼痛局限在耳后部者取风池穴,做外上方向的按揉操作;疼痛局限在后枕部者取风府穴,用一指禅推法做重点操作。时间约 2 分钟。

②伴有眩晕:取患者双侧风池穴做向内上方向的按揉,取颈臂穴(缺盆内 1 寸)向颈部方向的按揉,并在两侧华佗夹脊上下往返操作。时间约 3 分钟。

③伴有肩胛骨内上角牵掣痛:取患者同侧颈 2 ~ 3 关节突关节,医生用按揉法或一指禅推法操作,时间约 3 分钟;对有关节突关节偏歪、压痛的,医生用颈椎旋转扳法予以整复。

④伴有肩胛间区疼痛或肩及上臂疼痛:取患者颈 4 ~ 5 两侧关节突关节,医生用按揉法或一指禅推法重点操作,对有关节突关节偏歪、压痛的,医生用旋转扳法予以整复。

⑤伴有上肢放射痛、麻者:若痛、麻沿前臂放射到拇指者,取患者同侧颈 5 ~ 6 椎旁间隙;若痛、麻放射到拇、示、中及环指桡侧半指者,取患者同侧颈 6 ~ 7 椎旁间隙;若痛、麻放射到小指及环指尺侧半者,取患者同侧颈 7 ~ 胸 1 椎旁间隙,医生用一指禅推法或按揉法重点操作。医生沿患者患侧上肢放射性痛、麻区域点按曲池、小海、合谷等穴,搓揉患者患侧上肢,抖患者患侧上肢。时间为 3 ~ 5 分钟。

【注意事项】

（1）疼痛、运动功能障碍症状明显者,手法宜轻柔,忌用强刺激手法。

（2）做旋转颈椎时注意力度和幅度,不可强求关节弹响,防止发生意外。

（3）对霍夫曼征阳性者,禁用颈部扳法。

（4）当出现痉挛性瘫痪和大小便失禁时，应尽早手术治疗。

【预防调护】

（1）注意颈肩部保暖。

（2）睡眠时枕头高低和软硬要适宜，以项后部垫枕时头略后仰为宜，以保持颈椎正常生理曲度。

（3）避免持续长时间低头工作或保持某一姿势太久。科学使用电脑，鼠标宜近不宜远，宜低不宜高；键盘宜低不宜高；显示屏宜正不宜偏，宜仰不宜直。

3.寰枢椎半脱位

寰枢椎半脱位是指寰枢向前、向后脱位，或寰齿两侧间隙不对称，导致上颈段脊神经、脊髓受压的一种病症，又称"寰枢关节失稳症"等。本病好发于青少年，以男性多见。本病属于中医学"骨错缝""筋节伤"范畴。

【解剖生理】 寰枢关节是由寰椎和枢椎构成复合关节。寰椎有前弓、后弓和两个侧块，但无椎体、棘突；枢椎椎体小而棘突大，椎体有一突起称为齿状突。寰枢关节由4个小关节组成，其中部及外侧各有两个关节，中部的齿状突和寰椎前弓中部组成前关节，齿状突和横韧带组成后关节。在寰椎外侧块的下关节突与枢椎的上关节突组成关节突关节。寰枢关节的关节囊大而松弛，关节面接近水平面，有利于寰椎围绕齿状突做旋转运动。该关节的特点是无椎间盘和椎间孔，因此在受到外力作用或在炎症刺激条件下容易发生寰枢关节半脱位，且颈2神经根因无椎间孔而受挤压、刺激。

【病因病理】 中医学认为禀赋不足或发育不良致使筋肌失荣，经络损伤，张弛失衡，寰枢错移而嵌顿，气血瘀滞则肿痛，筋肌拘挛，枢纽不利而发病。现代医学认为本病的发生与咽部炎症、创伤和发育缺陷有关。

本病与下列因素有关：

（1）炎症：咽部炎症及上呼吸道感染、类风湿等因素，促使寰枢关节周围滑膜充血、水肿和渗出增加，引起齿状突与韧带之间的间隙增宽，容易造成齿状突滑脱或颈部旋转后的错位，形成旋转交锁，造成关节半脱位。

（2）创伤：外来暴力作用于上颈段可直接造成横韧带、翼状韧带的撕裂，或引起滑囊、韧带的充血、水肿，引起寰枢关节旋转不稳或半脱位。寰椎骨折、枢椎齿状突骨折则直接造成寰枢关节脱位。游泳跳水时头部触及池底，颈部过度屈曲易引起寰枢关节前脱位，而头颈部受到屈曲性外伤则引起齿状突向侧方或旋转移位。

（3）发育缺陷：寰枢关节的关节面不对称，倾斜度不等大，关节面不等长时，其受力则不均衡。倾斜度大的一侧剪力大，对侧剪力小，使关节处于不稳定状态，易发生半脱位。横韧带、翼状韧带发育的缺陷，同样可造成寰枢关节的不稳定。

【临床表现】

（1）颈项、肩背部疼痛明显，运动时疼痛加剧，可向肩臂部放射。

（2）颈项肌肉痉挛，颈僵强直，头部旋转受限或呈强迫性体位。

（3）当累及椎——基底动脉时，出现眩晕、恶心、呕吐、耳鸣、视物模糊等症状。

（4）当累及延髓时，则出现四肢麻痹、发音障碍及吞咽困难等。

【检查】

（1）枢椎棘突侧向偏歪，有明显压痛，被动运动则痛加剧。

（2）所累及神经支配区域有皮肤痛觉过敏或迟钝。

（3）累及脊髓时有上肢肌力减弱，握力减退，严重时出现腱反射亢进，霍夫曼征阳性；下肢肌张力增高，步态不稳，跟、膝腱反射亢进、巴宾斯基征阳性。

（4）位置觉及振动觉减退。

（5）X线片于张口位可见齿状突中线与寰椎中心线不重叠，齿状突与寰椎两侧块的间隙不对称或一侧间隙消失。

【鉴别诊断】

（1）齿状突骨折及寰椎弓骨折：有明显的颈部外伤史，颈部运动完全障碍，X线片或CT扫描可见骨折。

（2）落枕：无明显外伤史，常于晨起疼痛，颈部只限于某一方向的运动受限。

【推拿治疗】

（1）治疗原则：疏经通络，解痉止痛，整复错位。

（2）取穴及部位：风府、风池、颈华佗夹脊、阿是穴及颈项部、后枕部等。

（3）主要手法：一指禅推法、㨰法、按揉、推、拿、拔伸和整复等手法。

（4）操作方法：本病必须在排除骨折及其他骨性病变，明确诊断的情况下才能推拿治疗。轻者可门诊治疗，重者应住院治疗，以便观察病情变化。

①解痉松肌法：患者坐位，医生用㨰法、按揉法在患者颈、肩、背部操作。手法宜轻柔，以缓解肌痉挛。时间约5分钟。

②推上颈段法：医生用一指禅推法、按揉法在患者上颈段操作，重点在寰枕和寰枢关节部位。手法宜轻柔缓和，以患者能忍受为限。时间约5分钟。

③推按穴位法：继上势，医生取患者风府、风池、颈夹脊及阿是穴，用一指禅推法或按揉法操作。手法由轻渐重，以患者能忍受为限。时间约5分钟。

④整复错位法：轻者可用坐位颈椎旋转复位法，重者宜仰卧位整复法。患者仰卧位，头置于治疗床外，便于操作。医生一助手两手按住患者两肩，医生本人一手托住患者下颌部，使头处于伸直位牵引，助手配合做对抗性拔伸。在牵引拔伸状态下，医生使患者头部缓慢轻柔的前后运动和试探性旋转运动，当阻力减小时则进行整复。如出现弹响，患者颈部运动改善，疼痛减轻，表示手法整复成功。

⑤理筋顺络法:医生在患者颈项部用推法、揉法、摩法操作,以理顺筋络。时间约2分钟。

【注意事项】

(1)寰枢关节半脱位属脊椎高位损伤,手法治疗危险性较大,必须引起高度重视。必须在排除骨折的情况下才能使用手法整复。

(2)手法整复时应因势利导,遵循稳、准、巧、快的原则,不可硬扳蛮转,以免加重损伤。

【预防调护】

(1)急性期减少颈部运动,注意颈部保暖。

(2)预防感冒,防止咽喉部的感染。

4.项背肌筋膜炎

项背肌筋膜炎是指项背部筋膜、肌肉等软组织出现无菌性炎症而引起的一种慢性病症,又称"项背肌纤维炎""项背部软组织劳损"等。本病多与职业、气候和工作环境有关。本病属于中医学"痹病"范畴。

【解剖生理】 斜方肌位于项部和上背部,起自上项线、枕外隆凸、项韧带和全部胸椎的棘突,纤维向外止于锁骨的肩峰端、肩峰及肩胛冈。斜方肌上部纤维收缩,可使肩胛骨下角外旋;下部纤维收缩,使肩胛骨下降;两侧同时收缩可使肩胛骨向中线靠拢;如肩胛骨固定,两侧共同收缩,可使头颈后仰;中部纤维收缩,可内收肩胛骨;上下部纤维同时收缩,并可使肩胛骨外旋。

大、小菱形肌位于肩胛提肌下方,大菱形肌起自上位四个胸椎的棘突,向外下附着于肩胛骨脊柱缘;小菱形肌起自下位两个颈椎的棘突,附着于肩胛骨内上部。大、小菱形肌能内收、内旋并上提肩胛骨。

肩胛提肌肌束起自第3、4颈椎横突,附着于肩胛骨内侧角及脊柱缘的最上部。其功能是收缩时上提肩胛骨,如止点固定,一侧收缩可使颈屈曲,头向同侧旋转。

【病因病理】 中医学认为本病与劳损、风寒湿邪侵袭及肝肾亏虚有关。项背肌劳损则气滞血瘀,经络痹阻,不通则痛;风寒湿邪侵袭则寒凝血滞,筋肌气血运行不畅而生痛;肝肾亏虚气血不足,筋失濡养,日久生痛而发病。

现代医学认为,项背部在日常生活和工作中经常固定于某种不良姿势,尤其是长期低头工作,可引起项背部软组织的紧张,肌筋膜反复牵拉出现损伤,产生无菌性炎症渗出。日久滑膜皱襞增厚,纤维变性和肉芽组织形成,以致局部血供减少,软组织粘连,末梢感觉神经受压,导致项背持续疼痛。

【临床表现】 项背部广泛性酸胀痛,并有沉重感,晨起和天气变化时症状加重,喜按、喜暖,恶寒。劳累后症状加重,休息或项背部适当运动可使症状减轻。

【检查】

（1）项背部运动受限，尤以屈伸时明显。

（2）项背肌紧张，压痛多在肩胛内缘、颈及胸椎棘突及其两侧，可触及条索状结节或筋膜摩擦感。

（3）臂丛神经牵拉试验、椎间孔挤压试验阴性。

（4）X线片可见颈椎生理曲度消失或反弓、项韧带钙化等。

【鉴别诊断】

神经根型颈椎病：有上肢放射性疼痛、麻木，臂丛神经牵拉试验和椎间孔挤压试验阳性，X线片可见椎体后缘骨质增生，关节间隙、椎间孔变窄等改变。

【推拿治疗】

（1）治疗原则：疏经通络，解痉止痛，行气活血。

（2）取穴及部位：项背部，风池、风府、肩井、肩外俞、风门、肺俞、心俞、膈俞、天宗、项背部华佗夹脊、阿是穴等。

（3）主要手法：一指禅推法、㨰、拿、揉、点压、弹拨、扳、擦、叩击等手法。

（4）操作方法

①舒筋活血法：患者取坐位或俯卧位，医生用一指禅推法、㨰法在患者颈项部督脉及膀胱经上下往返操作，㨰法操作时可配合患者颈椎被动运动。医生拿揉患者颈项及肩部肌肉，起到放松软组织，舒筋活络之功效。时间约5分钟。

②按揉穴位法：医生用拇指按揉患者风池、风府、肩井、肩外俞、风门、肺俞、心俞、膈俞、天宗、项背部华佗夹脊、阿是穴等，以疏经气，通经络。时间约5分钟。

③解痉止痛法：医生用拇指或肘尖弹拨患者肌肉痉挛处或痛点，以松解粘连、解痉止痛。时间约3分钟。

④整复错位法：对颈椎、胸椎小关节紊乱者，患者取坐位，医生用颈椎定位扳法、胸椎扩胸牵引扳或对抗复位法调整，理筋整复。

⑤温经通络法：医生在患者斜方肌、肩胛提肌、菱形肌止点施㨰法、按揉法操作，然后直擦项背部督脉和膀胱经，以透热为度。

【注意事项】

（1）推拿治疗本病特别是发病早期有明显疗效。推拿治疗重点应以脊柱两侧华佗夹脊为主，采用分筋、理筋、弹拨等手法操作。

（2）对有颈椎和胸椎小关节紊乱者，应予整复手法纠正，以求脊柱的力学平衡。

（3）患者加强功能锻炼能有效缓解症状和减少复发机会。

【预防调护】

（1）注意局部保暖，避免长时间伏案工作或某一固定姿势时间过长。

（2）加强颈肩背部功能锻炼。

5.前斜角肌综合征

前斜角肌综合征是指经过锁骨上窝的臂丛神经和血管神经束在第1肋骨上缘或颈椎横突前缘时,受前斜角肌压迫或刺激所产生的一系列神经血管压迫症状的病症。本病好发于20~30岁的女性,右侧较左侧多发。本病属于中医学"筋肌伤"范畴。

【解剖生理】 前斜角肌起自第3~6椎体横突的前结节,斜向前下方止于第1肋骨的内上缘和斜角肌结节上,有抬高第1肋骨的作用,受颈丛颈4前支支配。前斜角肌的附着部附近比较坚韧而缺少弹性,附着部的后侧与第1肋骨形成锐角,锁骨下动脉从该处通过,而锁骨下静脉则从前斜角肌附着部的前侧经过,臂丛神经则从前、中斜角肌间隙中穿出,紧贴于锁骨下动脉的后侧,呈水平位或稍向上方绕出第1肋骨。故该肌异常时,易压迫此处的周围组织。

【病因病理】 中医学认为先天不足或跌扑损伤,致使筋肌拘急,气机受阻,血行不畅发为本病。现代医学认为本病主要与损伤、骨性畸形和肌性畸形有关。

本病与下列因素有关:

(1)损伤:当颈部处于后伸侧屈位时,头部突然向对侧和侧屈方向旋转,使一侧斜角肌受扭转力牵拉而产生损伤,或保护性痉挛,或斜角肌发生肥厚和纤维化时,可牵扯第1肋骨抬高而间接压迫臂丛和锁骨下动脉,引起神经血管压迫症状。

(2)骨性畸形:肩下垂、高位胸骨、高位第1肋骨等先天畸形,可长期慢性刺激臂丛神经而引起前斜角肌痉挛、肌肉肥大。此肌痉挛又进一步抬高第1肋骨而加重对臂丛神经的刺激,形成神经血管束压迫症状的恶性循环。

(3)肌性畸形:前、中斜角肌肌腹的解剖变异而相互融合,神经血管束在经过肌腹,或穿过前、中斜角肌某一肌腹时,因受到斜角肌融合或痉挛的束缚,引起神经血管的压迫症状。受上述原因的影响,当臂丛神经受压迫时出现上肢神经症状,锁骨下动脉受压迫时出现血供减少症状,而锁骨下静脉受压迫则出现静脉回流障碍。

【临床表现】

(1)患侧锁骨上窝前斜角肌部位疼痛,胀满,运动时有牵掣感。患者常以健手托住患肢,以减轻疼痛。

(2)患侧上肢有放射性疼痛和触电样感,或有麻木、蚁行样、刺痒等感觉,以肩、上臂内侧、前臂和手部的尺侧及小指、无名指为明显。

(3)早期会出现患肢发凉,肤色发白,静脉回流障碍则出现手指发胀,肤色由白转紫;晚期则有可能出现手指溃烂难愈。

(4)少数患者偶有交感神经刺激症状,如瞳孔扩大,面部出汗,患肢皮温降低等,甚至出现霍纳综合征。

(5)神经长期受压,出现患肢小鱼际肌肉萎缩,握力减弱,持物困难,手部感觉减退及有笨拙感。

【检查】

(1)患侧锁骨上窝可触及紧张、肥大而坚硬的前斜角肌肌腹,局部有明显压痛,并向上肢放射。

(2)抬举患肢时症状可明显减轻,下垂患肢或向下牵拉时则症状明显加重。

(3)臂丛神经牵拉试验、艾迪森征阳性。

(4)X线片可见颈肋或颈7横突过长。

【鉴别诊断】

(1)肋锁综合征:锁骨上窝无胀满,在锁骨上窝摸不到痉挛的斜角肌。

(2)神经根型颈椎病:有上肢神经放射性痛、麻症状,但无手指发胀、发凉、肤色发白或发紫等改变,艾迪森征阴性。

【推拿治疗】

(1)治疗原则:疏经活络,解痉止痛。

(2)取穴及部位:风池、肩井、缺盆、大椎、曲池、小海、手三里、合谷等穴,颈肩及上肢部等。

(3)主要手法:㨰、按、揉、提拿、点、揉、牵引、抖、擦等手法。

(4)操作方法

①按揉颈项:患者取坐位,医生用一指禅推法或按揉法沿患者督脉及患侧颈3~颈6横突上下往返操作,配合提拿患者颈旁肌肉。时间为3~5分钟。

②㨰揉局部:医生先用㨰法在患者锁骨上窝沿斜角肌操作,然后用拇指按揉法在患侧斜角肌自上而下施术,力量逐渐加重,以患者能忍受为度。时间为3~5分钟。

③按揉穴位:医生用拇指按揉患者风池、肩井、大椎、曲池、小海、手三里、合谷等穴,以酸胀为度。时间为3~5分钟。

④拨揉斜角肌:医生用拇指拨揉患者患侧斜角肌下部及锁骨上窝,以硬结处为重点,自内向外沿锁骨下反复揉拨。时间为3~5分钟。

⑤颈部拔伸:嘱患者颈项部肌肉放松,医生一手持续托起患者下颌,另一手扶持后枕部,使颈略前屈,下颌内收。医生双手同时用力向上提拉,维持牵引力量约20秒钟,并左右旋转患者头部8~10次,以运动颈椎小关节。

⑥拿揉上肢:医生用拇指与余四指对称用力自上而下拿揉患者受累上肢,其后揉搓患臂,抖患侧上肢。时间约3分钟。

【注意事项】

(1)推拿治疗以患侧锁骨上窝斜角肌部位为主。

(2)急性期患肢应制动休息,手法要轻柔,以缓解斜角肌痉挛,促进局部炎症水肿吸收,减轻对臂丛神经及血管的影响。

（3）因颈肋、高位肋骨所致的血管神经束受压,应考虑手术切除。

【预防调护】

（1）注意颈部保暖,睡觉枕头不宜过高,以垫在颈项部为宜。

（2）急性发作时用三角巾悬吊患肢于胸前,以缓解斜角肌痉挛。

（3）避免患肩负重或患侧手提重物。

6.胸胁迸伤

胸胁迸伤是指因外伤引起胸胁部气机壅滞,出现以胸背部板紧牵掣、闷痛憋气为主要症状的一种病症,又称"岔气"。本病多见于青壮年,体力劳动者多发。本病属于中医学"筋伤"范畴。

【解剖生理】 胸廓由胸段脊柱、肋骨、肋软骨与胸骨及其连接组织构成。胸廓诸骨的连接比较复杂,胸廓大部分由 12 对肋骨构成。还有一部分骨骼与软骨和结缔组织直接连接,包括肋椎关节、胸肋关节、肋软骨间关节、肋骨与肋软骨的连接和胸骨间的连接。此外,还有胸壁固有肌和肋间肌,具有保护胸腔内的脏器、协助胸廓运动和支持身体等功能。

【病因病理】 中医学认为牵拉扭挫导致胸胁脉络受损,气机阻滞,不通则痛。迸伤多以伤气为主,严重者气血两伤。"气伤痛,形伤肿",故气伤则痛无定处,形伤则肿痛固定,牵掣作痛。胸胁部急性牵拉、扭挫损伤,或屏气用力提拉托举、搬运重物、扛抬负重姿势不良、用力不当、旋转扭挫是引起本病的主要原因。

当胸胁受到过猛的扭挫性外力时,可引起胸肋椎关节损伤,轻者关节错缝,重者韧带撕裂,肋椎关节半脱位,进而刺激肋间神经引起胸胁窜痛。但扭转时因一侧后关节间隙张开,使松弛的关节囊滑膜嵌入间隙而不解脱,关节滑膜中有丰富的感觉神经末梢,故嵌入后即引起剧痛,并发生急性损伤性病理反应。当屏气用力提拉托举、搬运重物、扛抬负重姿势不良时,用力不当可使胸壁固有肌肉（肋间内肌、肋间外肌、肌内筋膜、胸横肌）受到牵拉、挤压,或痉挛、撕裂损伤,反射性刺激肋间神经,产生呼吸性疼痛。

【临床表现】

（1）轻者当时可无症状,待休息后出现胸胁板紧不舒,牵掣隐痛,痛无定处,继而胸闷、深吸气痛;重者当即出现疼痛,出现一侧胸胁部疼痛或肩背部疼痛、闷胀,咳嗽或呼吸时疼痛加重。

（2）气伤者,疼痛走窜不定,局部无明显压痛,呼吸、说话时有牵掣性疼痛,甚者不能平卧,不敢俯仰转侧;形伤者,痛有定处,局部瘀肿,甚者痛彻脊背,持续不能缓解,翻身转侧困难。

【检查】

(1)气伤患者常不能明确指出疼痛部位,或在局部伤处可有小范围的压痛。

(2)形伤患者可见损伤部位有青紫瘀斑和肿胀,压痛明显,拒按。

(3)肋椎关节半脱位者,其受累关节处可有小范围的压痛。胸壁固有肌群撕裂或痉挛者,在相应的肋间隙可见肿胀、压痛、肋间隙稍窄等现象。若胸壁附着肌拉伤、劳损,亦可出现损伤部位的明显肿胀,局部明显压痛。

(4)胸廓挤压试验可因保护性痉挛而呈阳性。

(5)X 线可排除肋骨骨折。

【鉴别诊断】

(1)肋间神经炎:胸痛的性质为刺痛或灼痛,并沿肋间神经分布。疼痛部位以脊椎旁、腋中线及胸骨旁较明显。无明显受伤史。

(2)肋骨骨折:肋骨骨折患者可见局部瘀肿痛显著,胸廓挤压试验阳性,或有肋骨移位畸形。X 线片可见肋骨骨折。

【推拿治疗】

(1)治疗原则:行气止痛,活血散瘀,理筋整复。

(2)取穴及部位:以患侧胸肋部为主。重点取膻中、中府、云门、章门、大包、日月及背部膀胱经腧穴等。

(3)主要手法:按、揉、点、擦、弹拨、背等手法。

(4)操作方法

①舒筋活血法:患者仰卧位,医生先用拇指指腹点按患者中府、云门、大包、膻中、日月等穴,以疏通经络、行气活血。时间约 3 分钟。

②解痉止痛法:医生以掌面按揉患者胸肋部或肩背患处,着重按揉患者紧张痉挛的肌肉,以解除肌肉痉挛,缓解疼痛。时间约 5 分钟。

③温经通络法:医生在患者胸廓疼痛相对应的脊椎旁用拇指按揉,使之有温热感,再按揉患者背部两侧膀胱经腧穴。时间约 5 分钟。

④整复错位法:医生用背法操作,适用于肋椎半脱位者。

⑤擦胁肋法:患者取坐位,医生先搓摩患者两胁,然后沿患者疼痛肋间隙用鱼际擦法,以透热为度。

【注意事项】

(1)推拿须在排除肋骨骨折的情况下进行。

(2)对气伤者以行气活血、疏经通络为治疗原则,手法宜轻柔缓和,以疏为主。

(3)对形伤者以活血散瘀、解痉止痛为治疗原则,手法宜轻重兼施,以散为主。

(4)对有肋椎关节半脱位、滑膜嵌顿者,以纠正错缝为治疗原则,理筋与整复并用,以整为主。

【预防调护】

（1）适当休息，避免过度弯腰、扭转身体等运动或重体力劳动。

（2）预防感冒，防止因感冒咳嗽引起胸廓震动。

7.肩关节周围炎

肩关节周围炎是指肩关节囊及其周围软组织因急慢性损伤、风寒湿邪侵袭或退行性变等一系列因素导致局部产生无菌性炎症，从而引起以肩部疼痛和功能障碍为主症的一种疾病，简称"肩周炎"，又名"漏肩风""肩凝症""冻结肩""五十肩"等。本病好发于50岁左右的中老年人，女性发病率高于男性，多与更年期有关。本病属于中医学"肩痹"范畴。

【解剖生理】 肩关节是人体运动范围最大的关节，它是由肩肱关节、肩锁关节、肩胛胸壁关节和胸锁关节四部分组成的复合关节。其运动可分为前屈、后伸、上举、外展、内收、外旋和内旋七个方向。

肩关节周围有斜方肌、三角肌、冈上肌、冈下肌、小圆肌、肩胛下肌、胸大肌、胸小肌、背阔肌、肱二头肌、肱三头肌和喙肩韧带、盂肱韧带、喙肱韧带等韧带附着，以维持肩关节的稳定及运动。同时肩部还有肩肱关节囊和众多的滑液囊，起润滑关节、减少摩擦的作用。

【病因病理】 中医学认为本病与风寒湿邪侵袭、肝肾亏虚、筋伤劳损等因素密切相关。

（1）若年老肝肾亏虚、气血不足，血脉运行迟涩，不能濡养筋骨，筋脉失其所养，血虚生痛。日久，则营卫失和，筋脉拘急而不用。

（2）或因久居湿地，风雨露宿，睡卧时露肩当风，以致风寒湿邪客于血脉筋肉，血行不畅而脉络拘急疼痛，寒湿之邪淫溢于筋肉则屈而不能伸，萎而不用。

（3）或因外伤筋骨，或劳损过度，筋脉受损，瘀血内阻，气滞血瘀，脉络不通，不通则痛。日久筋脉失养，拘急不用。

现代医学认为本病与下列因素有关：

（1）外伤及劳损：由于肩关节在日常生活和工作中，运动频繁，肩部软组织经常受到上肢重力和肩关节大范围运动的牵拉、扭转，容易引起损伤和劳损。损伤后软组织出现充血、水肿、渗出、增厚等炎症改变，若得不到有效的治疗，久之则肩关节软组织粘连形成，甚至肌腱等软组织钙化，导致肩关节运动功能严重障碍。

（2）肩关节本身病变：肩关节本身疾病，尤其是局部软组织退行性变，可由于疼痛限制肩关节运动造成肩周炎。常见的导致肩周炎的软组织退行性疾病有肌腱炎和腱鞘炎，其次是撞击综合征和肩峰下损害。这些疾病可因为进一步造成肌腱、肩袖、滑囊、关节囊的损害、粘连、挛缩等病理改变而导致肩周炎的发生。

（3）其他因素：肩关节脱位、上肢骨折固定时间过长、上肢偏瘫或神经麻痹、糖尿病、甲状腺功能亢进或减退等,均可导致肩周炎。

【临床表现】 肩周炎症状主要以疼痛和功能障碍为主要表现,根据其病情的发生发展而有所不同。

(1)急性期:即炎症期,疼痛初为阵发性,后发展成持续性疼痛,并逐渐加重,昼轻夜重,夜不能寐,肩部牵拉或碰撞后,可引起剧烈疼痛,疼痛有时可向颈部及肘部扩散。急性期关节运动范围减少,以外展、外旋功能受限明显,功能障碍多由疼痛所致。

(2)慢性期:即粘连期,可见疼痛逐渐减轻或消失,但肩关节各方向运动功能明显受限,因肩关节广泛粘连所致,特别是当肩关节外展时,出现典型的"扛肩"现象,梳头、穿衣等动作均难以完成。病程长者可发生上臂肌群不同程度的失用性萎缩,肩部一切活动均受限,严重时肘关节功能也受限,屈肘时手不能摸对侧肩部。

(3)恢复期:即肌肉萎缩期,恢复期(肌肉萎缩期)疼痛基本消失,功能障碍逐渐好转,功能得以缓慢恢复。

【检查】

(1)压痛点在肩髃、秉风、肩贞、天宗、曲池等穴处,常有不同程度的压痛。急性期局部压痛点多位于结节间沟、喙突,慢性期局部压痛点多位于肩峰下滑囊或三角肌附着处、冈上肌附着处、肩胛内上角等处,恢复期可无明显压痛。

(2)做肩关节各方向运动的主动运动和被动运动检查,与正常运动度比较。急性期可见肩关节运动范围减少,以外展、外旋时最为显著;慢性期各方向运动均比正常减少 1/4 ~ 1/2,严重者肩肱关节运动完全消失;恢复期可首先恢复外旋运动,继而为外展运动。

(3)在慢性期和恢复期可出现患侧肩部肌肉萎缩、僵硬和肩峰突起等表现,以冈上肌和三角肌萎缩最为明显。

(4)X 线片于病程久者可出现骨质疏松,冈上肌肌腱钙化,大结节处有密度增高的阴影,关节间隙变窄或增宽等现象。

【鉴别诊断】

(1)神经根型颈椎病:神经根型颈椎病与本病症状有相似之处,但神经根型颈椎病上肢放射痛,且有麻木感,肩关节运动无障碍,臂丛神经牵拉等试验阳性。

(2)冈上肌肌腱炎:压痛点局限在肩外侧冈上肌肌腱止点处,疼痛弧试验阳性。

【推拿治疗】

(1)治疗原则:急性期以疏通经络,活血止痛为主;慢性期以松解粘连、滑利关节为主;恢复期以促进功能恢复为主。

(2)取穴及部位:肩井、肩髃、秉风、天宗、肩贞、曲池、手三里、合谷及肩臂部等。

(3)主要手法:揉、拿捏、点、按、弹拨、擦、摇、扳、搓、抖等手法。

（4）操作方法

①患者坐位,医生站于患侧,用一手托住患者上臂使其微外展,另一手用滚法或拿揉法施术,重点在肩前部、三角肌部及肩后部等疼痛部位使肩部尽可能放松。同时配合患肢的被动外展、外旋、内旋运动,以缓解肌肉痉挛,促进粘连松解。时间约5分钟。

②医生用点按、弹拨手法依次刺激患者患侧肩井、肩髃、秉风、天宗、肩贞、曲池、手三里、合谷穴,以酸胀为度,对有粘连部位或痛点配合弹拨手法,以解痉止痛,剥离粘连,每个穴位操作时间约1分钟。

③医生一手扶住患肩,另一手握住其腕部或托住肘部,以肩关节为轴心做环转摇动,幅度由小到大。然后再做肩关节内收、外展、后伸及内旋的扳动,可配合做肩关节的拔伸法以松解粘连、滑利关节。

④患者坐位,医生先用抱揉、搓揉、拿捏等手法施于患者患侧肩部,然后握住患者腕部,将患肢慢慢提起,使其上举,并同时做牵拉提抖,最后用搓法从肩部到前臂反复上下搓动3~5次,以舒筋活血。

【注意事项】

（1）推拿治疗肩关节周围炎需在明确诊断,排除骨关节其他疾病的前提下进行。

（2）急性期以疼痛为主,手法宜轻柔,以疏通经络,活血止痛,改善局部血液循环,促进炎症的吸收。

（3）慢性期以肩关节功能障碍为主,手法宜深沉,应配合运动关节类手法和关节被动运动,以松解粘连,滑利关节。

（4）恢复期在粘连期的基础上肌肉萎缩明显,可采用牵拉、提抖、搓法等手法以舒筋活血,宜配合功能锻炼以防止肌肉萎缩和促进萎缩的肌肉恢复。

【预防调护】

（1）注意肩部保暖,防止风寒湿邪侵袭。

（2）纠正不良姿势,睡觉时宜采用健侧卧位或仰卧位。

（3）急性期应减少肩部活动,不宜做过多的运动。

（4）慢性期主动进行肩关节活动,如钟摆运动等,但需注意避免强力拉伸以免造成新的拉伤。

（5）恢复期积极进行功能锻炼,防止肌肉萎缩并促进萎缩的肌肉恢复。

8.冈上肌肌腱炎

冈上肌肌腱炎是指由于外伤、劳损或感受风寒湿邪,使冈上肌肌腱产生无菌性炎症,从而引起肩峰下疼痛及外展运动受限的一种病症,又称为"冈上肌腱综合征""外展综合征"等。本病好发于中年以上的体力劳动者、家庭妇女和运动员,本病是肩部的常见疾病,属中医学"肩痛病"范畴。

【解剖生理】 冈上肌被斜方肌和三角肌覆盖,其肌腱与冈下肌、小圆肌、肩胛下肌共同组成肩袖。冈上肌起于肩胛骨冈上窝,肌腱从喙肩韧带、肩峰下滑囊和肩关节囊之上的间隙通过,止于肱骨大结节。其形状如马蹄,作用为固定肱骨于肩胛盂中,并与三角肌协同动作使上肢外展,由于此处运动频繁又是肩部肌肉收缩力量的交汇点,故容易损伤。冈上肌由肩胛上神经支配,肩胛切迹处为易受损伤的嵌压点,同时冈上肌肌纤维纤细且跨度大,运动中易受损。

【病因病理】 中医学认为本病常由慢性劳损、急性损伤或感受风寒湿邪引起,以致气滞血瘀,经络痹阻,肌失濡养,不通则痛。

现代医学认为本病与下列因素有关:

(1)损伤与劳损:由于冈上肌腱从喙肩韧带及肩峰下滑囊下面、肩关节囊上面的狭小间隙通过,与肩关节囊紧密相连,虽然增加了关节囊的稳定性,但也影响了自身的运动。当上臂外展60°~120°时,肩峰与肱骨大结节之间的间隙最小,冈上肌腱在其间受肩峰与大结节的挤压磨损,因此,频繁的肩部运动势必造成该肌腱的损伤或劳损,从而继发创伤性炎症。

(2)退行性改变:随着年龄的增长,肌腱本身也可发生退行性改变,尤其是冈上肌肌腱损伤后,可进一步加重冈上肌的退行性改变。

【临床表现】

(1)肩部外侧疼痛,可扩散到三角肌附着点附近。有时疼痛可向上放射至颈部,向下放射至肘部、前臂、手指。

(2)在冈上肌肌腱的止点,即肱骨大结节顶部和肩峰下滑囊区、三角肌的止端有压痛。

(3)肩关节外展运动受限,尤以肩关节外展60°~120°时疼痛加重、受限明显,当在这一范围外时,肩关节其他运动可不受限制。

【检查】

(1)压痛:在冈上肌肌腱的止点,即肱骨大结节顶部和肩峰下滑囊区、三角肌的止端有压痛,并可触及该肌腱增粗、变硬等。

(2)肩外展试验阳性。

(3)肌肉萎缩:病程长者,患侧冈上肌、三角肌可萎缩。

(4)X线片:可见冈上肌肌腱钙化。

【鉴别诊断】

(1)冈上肌肌腱钙化:与冈上肌肌腱炎相似,主要区别是冈上肌腱钙化,X线片上可见到钙化阴影。

(2)肩关节周围炎:冈上肌肌腱炎压痛点局限在肩外侧冈上肌肌腱止点处,疼痛弧试验阳性。

【推拿治疗】

（1）治疗原则：疏经通络、活血止痛。

（2）取穴及部位：肩井、巨骨、肩髃、肩髎、肩贞、曲池及肩周等部位。

（3）主要手法：𬑽、拿、揉、摇、点、按、弹拨、擦、搓、抖等手法。

（4）操作方法

①𬑽揉肩臂法：患者取坐位，医生站于患侧，用𬑽法施术于患者患侧肩外侧部、肩前部及肩后部，同时配合患侧肩关节的外展、内收及内旋运动，然后用拿揉法施术于患肩及上臂，以达到疏经通络、活血散瘀的目的。时间 3～5 分钟。

②点按弹拨法：医生用拇指点按或按揉患者患侧肩井、巨骨、肩髃、肩髎、肩贞、曲池等穴，以酸胀为度，然后用拇指弹拨患者患侧肩部痛点及病变处，以达到解痉止痛、剥离粘连的目的。每穴操作约 1 分钟。

③搓揉牵抖法：医生用双手掌放置患肩前后做对掌抱揉，同时将患者患侧肱骨向外上方牵拉，然后摇患侧肩关节、搓臂、抖上肢，最后在患侧肩关节周围施擦法治疗，以达到行气活血、滑利关节的目的。时间为 3～5 分钟。

【注意事项】

（1）冈上肌肌腱止点位于肩峰外侧，当肩外展 60°～120°时该肌腱逐渐进入肩峰下，因此，推拿体位应保持外展 45°以内，使肌腱暴露在肩峰下才能有效。

（2）急性损伤手法宜轻柔，以免加重损伤；慢性损伤手法宜深沉，使手法作用力直接作用于病变部位。

（3）急性期适当限制肩部运动，缓解期主动配合肩部功能锻炼，有助于提高疗效。

【预防调护】

（1）避风寒，注意肩部保暖。

（2）疼痛缓解后加强肩部功能锻炼。

9. 肩峰下滑囊炎

肩峰下滑囊炎是由于各种急、慢性损伤，炎症刺激到肩峰下滑囊，从而引起以肩外侧部疼痛和运动受限为主症的一种病症，又称"三角肌下滑囊炎"等。本病属中医学"肩痛病"范畴。

【解剖生理】 肩峰下滑囊位于三角肌下面与冈上肌上面，此囊分为肩峰下滑囊和三角肌下滑囊两部分。前者位于肩峰下面，后者位于三角肌深面。两者的底部坚固地附着于大结节的前方及结节间沟表面，两者互相通连，被视为一个整体。当上臂外展至 90°时滑囊几乎完全隐藏于肩峰下面。滑囊将肱骨大结节与三角肌、肩峰突隔开，其主要功能是减少肱骨大结节与肩峰及三角肌之间的摩擦。因为滑囊内含有滑液,能起润滑作用。肩峰下滑囊的血供主要有旋肱前、后动脉和肩胛上动脉的分支供应。肩峰下滑囊的神经支配主要由腋神经、肩胛上神经和肩胛下神经等分支支配。

【病因病理】 中医学认为急性损伤、慢性劳损均可使肩部所行经脉受损,筋肌挛急,气滞血瘀,渗液积聚,肿胀疼痛,久滞不散,则筋肌失荣,牵掣作痛。

现代医学认为本病与下列因素有关:

(1)外伤:肩峰下滑囊炎可分为原发病变和继发病变两种。原发病变发生极少,主要由直接外伤所致,大多为继发病变。肩峰下滑囊炎临床常继发于肩峰下滑囊周围邻近组织的外伤、劳损或退变,尤以冈上肌肌腱炎与本病的关系密切。这是因为冈上肌肌腱在肩峰下滑囊的底部,当冈上肌肌腱发生急、慢性损伤时,肩峰下滑囊也同时受损,从而继发肩峰下滑囊的非特异性炎症。

(2)退行性改变:随着年龄的增长,肩峰下滑囊本身发生退行性改变,滑液减少,滑囊壁增厚而引起局部疼痛。

【临床表现】

(1)疼痛:肩外侧深部疼痛,并向三角肌止点放射。疼痛一般为昼轻夜重,可因疼痛而夜寐不安。

(2)压痛:肩关节外侧肩峰下和大结节处有明显局限性压痛。

(3)运动受限:肩关节运动明显受限,以外展、外旋更甚。

【检查】

(1)肩关节外侧肩峰下和大结节处有明显的局限性压痛。

(2)急性期由于滑囊的充血、水肿,在肩关节前方可触及肿胀的滑囊。

(3)急性期的功能障碍多因疼痛所致;慢性期的功能障碍则因滑囊壁逐渐炎变、增厚,且与肩袖粘连所致。尤以外展、外旋为甚。

(4)早期可出现轻度冈上肌、冈下肌萎缩,晚期则出现三角肌萎缩。

(5)X线片后期可见冈上肌腱内有钙盐沉积。

【鉴别诊断】

冈上肌肌腱炎:疼痛部位在肩外侧冈上肌止点处,肩关节外展的疼痛弧试验阳性是诊断的重要依据。

【推拿治疗】

(1)治疗原则:急性期活血化瘀、解痉止痛;慢性期疏经通络、滑利关节。

(2)取穴及部位:肩井、肩髃、肩髎、臂臑及阿是穴等。

(3)主要手法:㨰、揉、弹拨、拿捏、摇、搓、抖、擦等手法。

(4)操作方法

①急性期:患者取坐位,医生站于患侧。医生用揉法施术于患者患肩外侧,以

三角肌与肩峰下为主,操作 3~5 分钟;其次拿捏肩部肌肉以活血化瘀,操作 3~5 分钟;然后施以肩关节小范围摇法;最后在三角肌及其周围肌肉涂抹润滑剂,施以擦法,以透热为度。

②慢性期:患者取坐位,医生站于患侧。医生一手托住患者患肢于外展位,另一手在患者患侧肩关节周围施以㨰法,以肩外侧为主,操作 3~5 分钟;其次医生施以弹拨法、拿捏法,操作 6~8 分钟;配合适当的肩关节摇法;最后搓抖上肢。

【注意事项】

(1)从解剖上看,冈上肌肌腱在肩峰下滑囊的底部,当冈上肌肌腱发病时,势必累及肩峰下滑囊。当肩峰下滑囊炎发生时,冈上肌肌腱炎事实上已经存在。急性损伤所致的肩峰下滑囊炎,一般伤后数日才出现症状。

(2)急性期治疗时手法宜轻柔,不可用力过重,以免加重损伤。慢性期治疗时手法可深沉,弹拨时用力不可重滞。

【预防调护】

(1)注意肩部保暖,避风寒。

(2)急性期适当减少肩关节活动;慢性期配合肩关节功能锻炼。

10. 腕管综合征

腕管综合征是指由于腕管腔狭窄,或腕管内压增高,压迫行走于其间的正中神经,引起以手指麻木、疼痛和腕关节屈伸活动受限为主要症状的疾病,又称"腕管狭窄症""正中神经挤压征"等。本病较为常见,女性多于男性。本病属中医学"筋伤"范畴。

【解剖生理】 腕关节掌侧横行韧带,桡侧端附着于舟骨结节及大多角骨结节,尺侧端附着于豌豆骨及钩状骨,该韧带与腕骨连接构成"腕管",是一个骨性纤维管道,其背面由八块腕骨构成,掌面有坚韧的腕横韧带构成;腕管内部除一根正中神经通过外,还有 9 根指屈肌腱通过,正中神经至腕部以下分出肌支,支配大鱼际肌及第 1、2 蚓状肌。其感觉支,掌侧分布于桡侧三个半手指和鱼际皮肤,背侧分布于桡侧三个半手指的中、末节手指,"腕管"间隙狭窄,易产生腕管综合征。

【病因病理】 中医学认为本病由于急性损伤或慢性劳损,使血瘀经络;或寒湿淫筋,风邪袭肌,致气血流通受阻而引起。劳伤痹痛,气血瘀滞,则皮肉肿痛,筋骨挛折,肿硬麻木,属郁闭瘀结之象。

腕管内压力增高,正中神经受到直接或间接压迫,就会产生神经功能的障碍。现代医学认为本病与下列因素有关。

(1)腕部外伤:包括骨折、脱位、扭伤、挫伤,改变了腕管的形状,减少了腕管原有的容积;

(2)炎性改变:腕管内各条肌腱周围发生慢性炎性病变,造成腕管的相对狭窄,挤压正中神经而产生神经压迫症状。

(3)占位性病变:腱鞘囊肿、骨质增生、良恶性肿瘤等引起腕管内容物增多。

(4)内分泌紊乱:多见于妊娠、哺乳、绝经期妇女,也见于糖尿病、甲状腺功能低下的患者。

【临床表现】

(1)初期主要为正中神经受压症状,患手桡侧三个半手指有感觉异常、麻木、刺痛。一般夜间较重,当手部温度增高时更显著。劳累后症状加重。甩动手指,症状可缓解。偶可向上放射到臂、肩部。患肢可发冷、发绀、运动不利。

(2)后期患者出现鱼际肌萎缩、麻痹及肌力减弱,拇指外展、对掌无力,握力减弱。拇、示、中指及环指桡侧的一半感觉消失;拇指处于手掌的一侧,不能单侧外展。

【检查】

(1)感觉障碍,多数患者痛觉减退,少数患者感觉敏感,温度觉、轻触觉不受累,痛觉改变以拇、示、中三指末节掌面为多。

(2)大鱼际萎缩,拇指外展、对掌功能受限。

(3)手掌叩击试验阳性:叩击腕部屈面正中时,可引起手指正中神经分布区放射性触电样刺痛。

(4)屈腕试验阳性。

(5)以止血带阻断手臂血液循环,可使症状重新出现并加剧。

(6)辅助检查:①后期肌电图检查可见大鱼际肌出现神经变性。②X线片可见腕部骨质增生、腕骨陈旧性骨折、脱位等骨性改变的征象。

【鉴别诊断】

(1)神经根型颈椎病:神经根受刺激时,麻木不仅在手指,而在颈臂部均有疼痛麻木感,臂丛牵拉试验和叩顶试验阳性。尚有颈肩部的症状。

(2)多发性神经炎:症状常为双侧性,且不局限在正中神经,尺、桡神经均受累,有手套状感觉麻木区。

【推拿治疗】

(1)治疗原则:疏经通络,活血化瘀。

(2)取穴及部位:前臂掌面至手部,以腕部掌面为主。曲泽、内关、大陵、鱼际、列缺、劳宫等。

(3)主要手法:一指禅推、按、揉、捻、摇、擦等手法。

(4)操作方法

①患者正坐,将手伸出,掌心朝上置放桌上。医生用拇指按揉法在患者患侧前臂至手沿手厥阴心包经往返治疗,反复3~4次。重点治疗腕管及大鱼际处,手法

先轻后重。

②医生用拇指点揉患者患侧曲泽、内关、大陵、鱼际等穴,以局部酸胀为度。

③医生用摇法摇患者患侧腕关节及指关节,捻指关节 10 次。

④医生双手握患者掌部,一手在桡侧,另一手在尺侧,而拇指平放于腕关节的背侧,以拇指按入腕关节背侧间隙内,在拔伸情况下摇晃腕关节,后将手腕在拇指按压下背伸至最大限度,随即屈曲,并左右各旋转其手腕 2~3 次。医生擦患者患侧腕掌部,以透热为度。

【注意事项】 在操作治疗中,做腕关节的拔伸牵引和被动运动,切忌强力、暴力,以免发生新的损伤。尤其因类风湿关节炎所致本病者,更需注意。

【预防调护】

(1)治疗期间,患者患侧腕部避免用力和受寒。注意患腕休息,避免强力屈伸腕关节,戴护腕保护。

(2)嘱患者进行功能锻炼,拇指与各指轮流画圈及拇指压各指第二节,或者手握笔,在手中滚动,练习精细动作,促进功能恢复。

11. 急性腰扭伤

急性腰扭伤是指腰背、腰骶及骶髂两侧的肌肉、筋膜、韧带等软组织的急性损伤性病症,俗称"闪腰"。本病多发于青壮年和体力劳动者,男性多于女性。本病属中医学"腰痛病"范畴。

【解剖生理】 腰部由 5 个椎体、关节(腰椎后关节、腰椎横突关节、腰骶关节、骶髂关节)、肌肉(浅层:背阔肌;深层:骶棘肌、横突棘肌、深层短肌)、韧带(棘上韧带、棘间韧带、骶髂韧带、髂腰韧带),筋膜(浅深两层包绕在骶棘肌周围)构成。

腰骶关节是脊柱运动的枢纽,由于骶骨呈 45°左右前倾角,与第 5 腰椎形成不稳定结构;骶髂关节则是躯干和下肢的连接部位,依靠骶髂韧带和髂腰韧带维系,而腰部两侧的肌肉和韧带起到运动腰部和维持脊柱稳定的重要作用,因此腰部的扭伤多发生在腰骶关节、骶髂关节和腰背两侧的骶棘肌。

【病因病理】 中医学认为凡跌扑、闪扭伤及腰脊,必筋肌损伤,气血瘀滞而痛。

现代医学认为急性腰扭伤主要与腰部肌肉、韧带等软组织损伤有关:急性腰扭伤多伴有腰部软组织慢性损伤,加之急性因素而诱发。如突然遭受暴力,或腰部活动时姿势不当,或跌扑闪挫,致使腰部肌肉、韧带等软组织受到强烈的牵拉、扭转而受伤。其病理变化为肌肉痉挛,损伤组织出血、水肿和炎性吸收过程。腰扭伤轻者表现为骶棘肌和腰背筋膜不同程度的痉挛与出血;较重者可发生棘上、棘间韧带的撕裂损伤;严重者可发生后关节紊乱与滑膜嵌顿等。

【临床表现】

(1)腰部剧烈疼痛:可呈刺痛、胀痛或牵扯样痛,常牵涉臀部及下肢疼痛,部位较局限,肌痉挛明显。急性腰筋膜损伤常有撕裂感,以腰部脊柱一侧或两侧疼痛,近腰骶部多见;急性腰部韧带损伤有突然撕裂痛,以脊柱正中或骶髂关节部位疼痛明显;急性腰椎后关节滑膜嵌顿疼痛剧烈,以棘旁损伤的后关节处明显。

(2)腰部功能障碍:俯仰转侧均感困难,甚至不能翻身起床,站立或行走,咳嗽或深呼吸时疼痛加重。急性腰肌筋膜损伤,不能直腰、俯仰、转身,动则疼痛加重;急性腰部韧带损伤,弯腰时疼痛加重;急性腰椎后关节滑膜嵌顿,腰部不敢运动,动则剧痛,甚至不能直立或行走。

【检查】

(1)局部压痛:伤后多有局限性压痛,痛点固定,与受伤组织部位一致。急性腰肌筋膜损伤多见于脊柱一侧或两侧近腰骶部压痛;急性腰部韧带损伤,棘上韧带损伤压痛表浅,常跨越两个棘突及以上有压痛;棘间韧带损伤压痛较深,局限于两个棘突间深压痛;骶髂、髂腰韧带损伤压痛在损伤侧的骶髂、髂腰关节,骶髂韧带损伤压痛较浅,髂腰韧带损伤则压痛较深。

(2)肌肉痉挛:多数患者有单侧或双侧腰部肌肉痉挛,多发生在骶棘肌、腰背筋膜等处,这是疼痛刺激引起的一种保护性反应,站立弯腰时加重。

(3)脊柱可逆性侧弯:疼痛引起肌肉痉挛而致可逆性脊柱侧弯畸形,一般是脊柱向患侧侧弯。疼痛和肌肉痉挛解除后,侧弯可自行消失。

(4)功能障碍:全部患者均有腰部运动功能障碍。急性腰肌筋膜损伤者,腰部诸方向运动功能明显受限;急性腰部韧带损伤者,尤以腰部前屈、后伸功能受限最为明显;急性腰椎后关节滑膜嵌顿者,疼痛剧烈,诸方向运动可受限,尤以后伸运动功能受限明显。

(5)辅助检查:X线片可见腰椎生理曲线改变,脊柱侧弯或后凸,两侧后关节不对称,椎间隙左右不等宽等改变。

【鉴别诊断】

(1)棘上、棘间韧带断裂:有极度前屈位损伤,疼痛、压痛局限于棘上或棘突间,大拇指按压棘突有阶梯状,X线片可见棘突间隙增宽。

(2)腰椎压缩骨折:有沿脊柱纵向损伤史,如臀部着地摔倒史,胸腰段脊柱有明显压痛,X线片可明确椎体前缘呈楔形改变。

【推拿治疗】

(1)治疗原则:疏经通络、消肿止痛、活血散瘀。

(2)取穴及部位:肾俞、命门、腰阳关、大肠俞、环跳、委中及腰臀部等。

(3)主要手法:㨰、推、揉、点、压、弹拨、扳等手法。

(4)操作方法

①㨰揉舒筋法:患者取俯卧位,医生站于一侧,用㨰法、揉法、推法等在患者脊

柱两侧腰背肌及损伤局部施术,手法宜轻柔,时间约 5 分钟。

②点拨镇痛法:医生用拇指点压、弹拨等手法点按患者肾俞、阳关、志室、大肠俞、环跳及阿是穴,配合按揉或弹拨法,以患者有酸麻胀感觉为度,时间约 5 分钟。

③活血散瘀法:对急性腰肌筋膜损伤者,医生在患者腰椎两侧骶棘肌用滚法、按揉法重点操作,手法宜深沉;对急性腰部韧带损伤者,医生在患者棘上、棘间韧带损伤局部用轻柔的按揉法、摩法操作;对骶髂、髂腰韧带损伤者,医生在患者损伤侧用按揉法、掌指关节滚法操作,手法宜深沉,作用力斜向骶髂关节部,时间约 5 分钟。

④整复错位法:患者取俯卧位,医生站于一侧,先施患者腰椎后伸扳法扳动数次,然后患者取侧卧位医生用腰部斜扳法,常可听到腰部有"喀嗒"声响。此法可调整后关节紊乱,使错位的关节复位,嵌顿的滑膜解脱。

【注意事项】

(1)急性腰扭伤导致局部出血的患者,在 24 小时内避免局部推拿治疗,以免加重出血。

(2)急性腰肌筋膜损伤推拿的重点是以骶棘肌部位为主,能疏经通络,活血散瘀,改善血液循环,促进损伤组织修复。

(3)对小关节紊乱、滑膜嵌顿者,应纠正其紊乱,解除嵌顿的滑膜为先。

(4)对韧带损伤者,在损伤局部行轻柔手法推拿为主,促使损伤韧带的修复。

【预防调护】

(1)损伤早期要减少腰部运动,卧床休息。

(2)注意局部保暖,病情缓解后,局部加强腰背肌肉锻炼。

12. 慢性腰肌劳损

慢性腰肌劳损主要是由于长期职业劳损或感受寒湿,导致腰骶部肌肉、筋膜、韧带等软组织的慢性损伤,引起无菌性炎症,从而发生腰骶部一侧或两侧的弥漫性酸胀痛,是慢性腰腿痛中常见的疾病之一,又称"腰背肌筋膜炎""功能性腰痛"等。本病好发于体力劳动者和长期静坐缺乏运动锻炼的文职人员。本病属于医学"腰痛病"范畴。

【解剖生理】 腰部脊柱是由 5 个椎体组成的具有生理前屈弧度的骨性支柱,承受着人体二分之一的重力,可做前后屈伸、左右旋转、左右侧屈及环旋运动。腰骶关节是脊柱运动的枢纽,腰部两侧的肌肉和韧带有运动腰部和维持脊柱稳定的作用。腰部有一个以第三腰椎为中心的生理前屈弧度,该生理曲度的存在对缓冲脊柱应力、维持脊柱内力平衡起着重要作用。由于各种原因,导致腰椎生理曲度中心点的上移或下移,生理曲度的增大、消失或反弓、侧弯等,均可影响两侧腰骶肌群动力平衡,使肌群的协同与拮抗作用失衡,则脊柱骨性承重的内应力偏移,稳定性变差,导致腰肌劳损的发生。

【病因病理】

(1)慢性劳损:腰背肌慢性积累性损伤是引起腰肌劳损的主要原因。多因习惯性姿势不良,或长时间处于某一固定体位,致使一侧或两侧肌肉持续收缩而得不到舒张,筋膜及韧带处于持续牵拉状态,而产生过度疲劳,代谢产物的积聚则引起组织炎症、水肿,刺激脊神经后支产生持续性腰痛。日久导致肌纤维变性、粘连、增厚及挛缩,肌肉做功能力下降,形成慢性顽固性腰痛。

(2)迁延性因素:多因急性损伤之后未能得到及时有效的治疗,或治疗不彻底,或反复损伤,致使受伤的腰肌筋膜不能完全修复。局部微循环障碍得不到有效改善,慢性无菌性炎症长期刺激,乳酸等代谢产物得不到有效清除,刺激神经末梢引起持续性腰痛;加之受损的肌纤维变性或瘢痕化,也可刺激或压迫神经末梢而引起慢性腰痛。

(3)风寒湿邪侵袭:肌肉在风寒湿等外邪刺激下,其肌纤维黏滞性增加,而使肌肉的收缩能力明显下降,肌肉处于易疲劳状态,从而引起劳损性慢性腰痛。

(4)先天性畸形:常见的畸形有骶椎隐性裂、腰椎隐性裂、腰椎骶化、第5腰椎横突与髂骨形成假关节等。由于上述因素存在,削弱了腰椎的承重能力和腰骶关节的稳定性,降低脊柱的内外力平衡,造成部分腰背肌代偿性劳损。

【临床表现】

(1)腰部酸胀痛:症状时轻时重反复发作,呈钝性胀痛或酸痛,经休息或改变体位可减轻,劳累、阴雨天气、遭受风寒湿等刺激则症状加重。急性发作时,腰痛加重,局部痉挛,腰部运动受限,患侧臀部及大腿前外侧牵涉痛。

(2)腰部功能正常:患者腰部功能基本正常,但久坐、弯腰后有时直腰困难;常喜双手捶腰或双手撑腰,以减轻疼痛。

【检查】

(1)压痛点广泛:压痛点常在一侧或两侧骶棘肌、骶髂关节背面、骶骨背面和腰椎横突等处,压痛以酸胀痛为主,可有一侧或双侧骶棘肌紧张。

(2)直腿抬高试验正常:部分患者主动抬高异常,而被动抬高则接近正常。

(3)辅助检查:X线片可见脊柱生理曲度改变、腰椎滑移、椎体退行性改变,或第5腰椎骶化、第1骶椎腰化、隐性脊柱裂等。

【鉴别诊断】

(1)退行性脊柱炎:腰痛以夜间、清晨明显,稍做运动后症状减轻,X线片可见椎体边缘骨赘形成。

(2)腰椎间盘突出症:典型的腰痛伴下肢放射痛,腰部运动受限,脊柱侧弯,直腿抬高试验、挺腹试验阳性,腱反射改变,下肢皮肤感觉异常。腰椎 CT 或 MRI 检查有助于明确诊断。

【推拿治疗】

(1)治疗原则:温经通络,活血化瘀。

(2)取穴及部位:三焦俞、肾俞、气海俞、大肠俞、关元俞、膀胱俞、志室、秩边等穴位及腰臀部等。

(3)主要手法:按、揉、点、压、弹拨、擦、拍、击法及被动运动手法。

(4)操作方法

①温经通络法:患者取俯卧位,医生用掌推法沿患者脊柱两侧足太阳膀胱经自上而下直推,再沿腰椎两侧足太阳膀胱经用掌根揉法、擦法施术,手法宜深沉而缓和,时间为5~8分钟。

②活血祛瘀法:医生以双手拇指点揉患者两侧三焦俞、肾俞、气海俞、大肠俞、关元俞、膀胱俞、志室、秩边等穴位,配合弹拨紧张的肌肉。对有下肢牵掣痛者,在患侧臀部及下肢前外侧用擦法、按揉法施术,以缓解伴随症状,时间为5~8分钟。最后医生沿着患者腰部两侧膀胱经用掌擦法施术,擦腰骶部,以透热为度。

【注意事项】 慢性腰肌劳损推拿治疗手法宜轻缓柔和,以患者舒适为度,不可盲目使用暴力、蛮力手法。

【预防调护】

(1)注意腰部保暖,纠正不良姿势,进行腰背肌功能锻炼。

(2)日常生活和工作中,经常变换体位,勿使腰部肌肉过度疲劳。

13. 第三腰椎横突综合征

第三腰椎横突综合征是指第三腰椎横突及周围软组织的急慢性损伤,使第三腰椎横突处发生无菌性炎症、粘连、变性和增厚,刺激腰脊神经而引起腰臀部疼痛的综合征,又称为“第三腰椎横突周围炎”“第三腰椎横突滑囊炎”。本病好发于青壮年体力劳动者,男性多于女性,身体瘦弱者多见。本病属中医学“腰痛病”范畴。

【解剖生理】 第三腰椎横突位于腰椎生理曲度的顶点,为5个腰椎的运动中心,是腰椎前屈、后伸及左右旋转运动的枢纽。第三腰椎横突最长,所受杠杆作用最大,其上附着的肌肉、韧带及筋膜承受的拉力较大,故损伤的机会较多。第二腰椎脊神经后外侧支在第三腰椎横突尖部后方向外下穿过肌肉及深筋膜时,易被紧张的筋膜卡压。

【病因病理】 中医学认为本病的发生是由于先天禀赋不足,复因受寒、急性损伤或慢性劳损所致。第三腰椎横突部周围筋脉受损,局部气血瘀滞,不通则痛而发病。

现代医学认为本病发生与下列因素有关:

(1)外伤:在前屈或侧屈位时,因外力牵拉使附着在第三腰椎横突上的肌肉、筋膜超过其承受能力,而致损伤。或因不协调运动,一侧腰部肌肉、韧带和筋膜收缩或痉挛时,其同侧或对侧肌肉、筋膜均可在及其牵拉的作用与反作用下遭受损伤。

(2)劳损:由于第三腰椎横突过长,在长期弯腰劳动过程中,肌筋膜容易产生慢性牵拉性损伤。因急性损伤后未能及时治疗或治疗不当;或因反复多次损伤致横突周围发生水肿、渗出,产生纤维变性,形成粘连瘢痕、筋膜增厚、肌肉痉挛等病理性改变,致使穿过肌筋膜的血管、神经束受到刺激和压迫,使神经水肿变粗而出现第三腰椎横突周围乃至臀部、大腿后侧及臀上皮神经分布区域的疼痛。

【临床表现】

(1)腰痛或腰臀部疼痛,呈持续性,可牵涉股后、膝部及股内侧肌等处疼痛。弯腰及腰部旋转时疼痛加剧,劳累后明显加重。

(2)患侧第三腰椎横突处有局限性压痛,可引起同侧臀部及下肢后外侧放射痛。

(3)腰部活动受限。

【检查】

(1)运动障碍:腰部俯仰、转侧运动受限,以健侧侧屈或旋转时尤甚。

(2)局部压痛:患侧第三腰椎横突尖处有局限性压痛,可引起同侧臀部及下肢后外侧放射痛;可触及一纤维性硬结或假性滑囊。

(3)X线片:可见第三腰椎横突肥大、过长。

【鉴别诊断】 腰椎间盘突出症:腰痛伴下肢神经放射痛,直腿抬高试验及加强试验阳性,腱反射及足拇指背伸或跖屈肌力减弱或消失。

【推拿治疗】

(1)治疗原则:疏经通络,活血散瘀、消肿止痛。

(2)取穴及部位:肾俞、大肠俞、秩边、环跳、委中、承山及腰臀部等。

(3)主要手法:㨰、按、揉、弹拨、推、擦等手法。

(4)操作方法

①局部松解法:患者俯卧,医生站于患者身侧,先在患侧第三腰椎横突周围用㨰法、按揉法治疗,配合点按肾俞、大肠俞,时间约5分钟。

②弹拨推揉法:医生用双手拇指在患者第三腰椎横突尖端做与条索垂直方向的弹拨,配合横突尖端的推揉,时间约5分钟。

③循经操作法:医生沿患侧臀部、股后至膝部用㨰法、揉法操作,点按患侧环跳、秩边、委中等穴,时间约5分钟。

④透热直擦法:医生直擦患侧膀胱经,横擦腰骶部,以透热为度。

【注意事项】

（1）本病以第三腰椎横突部为治疗重点，用按揉、弹拨等理筋手法为主。

（2）治疗期间，应避免腰部过多的屈伸和旋转运动。

【预防调护】

（1）注意保暖，防止过度劳累。

（2）平时可进行适量的功能锻炼，加强腰背肌的力量。

14. 退行性脊柱炎

退行性脊柱炎是指因椎间盘退变、椎体边缘增生及小关节退变而形成的骨关节病变，又称"肥大性脊柱炎""增生性脊柱炎""老年性脊柱炎""脊柱骨关节炎"等。本病临床上以腰椎发病率高，好发于中年以后，男性多于女性，长期从事体力劳动者易发本病。本病属中医学"腰痛病"范畴。

【解剖生理】 脊柱承载着人体的重量，主司躯体运动，而腰椎的负荷最大，运动量也最大，因此其体积也最大。椎体的横径及矢径自第 1~4 腰椎逐渐增大，与椎体负重自上而下逐渐增加相一致，第 5 腰椎椎体下部负荷小于上部，所以下部横、矢径与第 4 腰椎椎体的相应部位相比要小。腰椎椎体前缘高度自第 1~5 腰逐渐递增，而后缘高度则逐渐递减，第 1 腰椎和第 2 腰椎椎体前低后高，第 3 腰椎前后高低大致相等，第 4、第 5 腰椎却变得前高后低。从解剖和生物力学角度看，第 4、第 5 腰椎椎体、后关节及周围的软组织所受的压力最大，极易出现损伤和退变。

腰椎椎体由纵向及横向略呈弧形的骨小梁构成，交织成网，具有抗应力作用。但随着年龄的增高，骨质逐渐疏松，横向骨小梁变细，甚至消失，而纵向骨小梁增粗，周围皮质变薄。椎体由于长期负荷，可逐渐压缩变扁，或呈楔形改变，髓核也可经软骨板突向椎体，形成施默尔结节等。椎间盘退变后，椎体边缘出现骨质增生。

【病因病理】 中医学认为肝主筋，肾主骨。随着年龄增高，肝肾亏虚，气血不足，筋骨失养，以致筋骨弛疏导致椎骨退变。此外，外伤闪挫、慢性劳损或长期风寒湿侵袭，也是引起椎骨退变的主要原因。

现代医学认为本病主要与下列因素相关：

（1）内因：腰椎是人体负重最大、活动最多的椎体，随着年龄的增长和骨量的减少，脊柱载荷和抗应能力下降，加速了椎间盘的退变，使椎间盘失去其固有的弹性，椎间隙变窄，从而减弱了椎体对压力的缓冲，椎体和小关节不断受到震荡、冲击和磨损，逐渐产生了代偿性的骨质增生。

（2）外因由于外伤和劳损，或长期风寒湿邪的侵袭，椎间盘退变加速，弹性减弱，脊柱和椎管总长度缩短，引起周围韧带松弛，关节失稳，导致椎体不断受到创伤性刺激，日久形成骨质增生。

可见骨刺的产生于年龄增长成正比，年龄越大，增生愈严重。压力和损伤与骨质增生关系密切。压力可能是引起增生的主要因素,而增生则是椎体对压力的反应,是骨组织对压力所产生的代偿性产物。由于生物力学的作用,增生好发于脊柱生理曲度的凹侧。

【临床表现】

(1)腰背酸痛、僵硬不适,晨起或久坐起立时症状较重,活动后减轻,过度运动或劳累后又加重。

(2)腰部屈伸运动受限,被动运动基本正常。

(3)急性发作时,腰痛症状明显,可牵涉到臀部及大腿,若骨刺压迫或刺激神经根时,可出现下肢疼痛、麻木、感觉障碍等症状。

【检查】

(1)腰椎生理曲度减小或消失,甚或出现反弓。

(2)腰部肌肉僵硬,脊柱轻度压痛或叩击痛,放射痛不明显。

(3)腰椎屈伸运动受限,下肢后伸试验阳性。

(4)X线片可见腰椎椎体边缘骨质增生,椎间隙变窄,后关节模糊,生理曲度改变,骨质疏松等。

(5)骨密度测定可显示腰椎骨密度降低。

【鉴别诊断】 强直性脊柱炎:好发于40岁以下,运动受限明显且出现较早,一般情况下骶髂关节首先受到累及。X线片可见椎体模糊,呈竹节样改变,小关节间隙模糊,椎体边缘无骨唇变化。在急性期实验室检查可见血沉、抗"O"增高,HLA－B27阳性。

【推拿治疗】

(1)治疗原则:疏经通络,行气活血。

(2)取穴及部位:肾俞、命门、腰阳关、腰夹脊、气海俞、关元俞、委中、阳陵泉、承山、昆仑穴等。

(3)主要手法:㨰、按、揉、点压、弹拨、扳、推、擦等手法及被动运动手法。

(4)操作方法

①㨰揉舒筋法:患者俯卧位,医生用㨰法和掌根揉法在患者腰背两侧骶棘肌处施术,时间约5分钟。

②弹拨松解法:医生在患者腰背疼痛部位做与肌纤维方向垂直的弹拨,以松解粘连。医生按揉患者压痛点、肾俞、命门、腰阳关、腰夹脊、气海俞、关元俞等穴,时间约5分钟。

③滑利关节法:医生对患者行腰椎后伸扳法3~5次,然后用腰椎斜扳法,左右各1次,以滑利关节。

④温热活血法:对有下肢牵涉痛者,医生在患者患侧大腿后外侧和小腿外侧用

推法、擦法操作,然后拿委中、承山,按揉阳陵泉、昆仑等穴。医生在患者腰部督脉及两侧膀胱经涂上介质施直擦法,然后再横擦腰骶部,以透热为度。时间为 3 ~ 5 分钟。

【注意事项】

(1)推拿的目的在于缓解临床症状,减轻疼痛,增加腰脊柱的活动度。

(2)对骨质疏松明显,有"骨桥"形成者慎用扳法,以免发生意外。

【预防调护】

(1)患者应积极控制体重,防止过度肥胖,注意腰部保暖。

(2)患者避免过劳,不宜剧烈运动,发作时用腰围固定。

(3)患者适当进行腰部功能锻炼,晨起时双手搓热,直擦腰骶部以发热为度,再缓慢运动腰部。

15.腰椎间盘突出症

腰椎间盘突出症是由于腰椎间盘逐渐退变,再加外力、劳损的因素,导致纤维环破裂,髓核从破裂处突出或脱出,压迫腰神经根或马尾神经等软组织,而出现腰骶部酸痛、下肢放射痛、麻木甚至肌肉瘫痪等一系列临床症状的病症。本病好发于 25 ~ 45 岁,男性多于女性。随着电脑的普及和工作、生活方式的改变,此病在青少年人群中开始激增,成为一种严重影响人们工作、生活的多发病。本病属中医学"腰痛病"范畴。

【解剖生理】 腰椎间盘由髓核和纤维环组成。椎间盘是一个富有弹性的水垫,与脊柱后关节共同构成脊柱运动的基础。各椎体与椎间盘前后面分别为前、后纵韧带。前纵韧带宽大坚强,后纵韧带薄而窄,椎弓间则有坚韧而富有弹性的弓间韧带,棘突间有棘间韧带,棘突顶端有棘上韧带,椎板之间有黄韧带。椎体和附件上附着的肌肉、韧带既是脊柱运动的动力,又能对椎间盘起到很好的保护和限制作用。

【病因病理】 中医学认为本病与腰部急、慢性损伤,风寒湿邪侵袭等,因素有关,而其根本原因在于肝肾亏虚。本病的病因病机在于肝肾不足,筋骨失养,复受劳损扭挫,或感风寒湿热之邪,经络闭阻,气滞血瘀,不通则痛。

现代医学认为本病发生与下列因素有关:

(1)内因

①解剖结构:腰椎间盘纤维环后外侧较为薄弱,纵贯脊柱全长的后纵韧带,加强了纤维环后面的稳定性,但自第 1 腰椎平面以下,后纵韧带逐渐变窄,至第 5 腰椎和第 1 骶椎间,其宽度只有原来的一半。腰骶部是人体受力最大的部分,故后纵韧带变窄造成了自然结构上的弱点,使髓核易向后方的两侧突出。

②椎间盘退变:随着年龄的增长,椎间盘可有不同程度的退变,至 30 岁以后退

变明显。由于负重和脊柱运动机会增多,椎间盘经常受到来自各个方向的挤压、牵拉和扭转应力,因而容易使椎间盘发生脱水、纤维化、萎缩,弹力下降,致脊柱内外力学平衡失调,稳定性下降,最后因外伤、劳损、受寒等外因导致纤维环由内向外破裂,此为发病的最主要的原因。

(2)外因

①外力损伤:外力性损伤是引起该病的重要因素。腰椎排列呈生理性前凸,椎间隙前宽后窄,椎间盘前厚后薄。在弯腰搬运重物时,受体重、肌肉和韧带张力的影响,髓核产生强大的反抗性张力,在此情况下,若腰部过度负重或扭伤,就可能使纤维环破裂而髓核向破裂处突出产生症状。

②积累性损伤:椎间盘在弯腰运动或震荡受压时会变形,同时椎间盘吸水能力降低,压力解除后变形和吸水能力方能恢复。若长期从事弯腰工作,或腰部积累性劳损,致髓核长期得不到正常充盈,纤维环的营养供应也会长期不足,加之腰背软组织张力增高,导致椎间盘内压力升高,故轻微的外力也可使纤维环破裂而致髓核突出。

③寒冷刺激:长期受寒冷的刺激,使腰背肌肉、血管、韧带等软组织痉挛、收缩,影响局部血液循环,进而影响椎间盘的营养供应。同时,由于肌肉的紧张痉挛,导致椎间盘内压力升高,特别是对于已变性的椎间盘,更易造成纤维环破裂,致使髓核突出。

(3)病理分型

①根据髓核突出的方向分型:

后突型:髓核向椎体后缘突出,可压迫神经根产生临床症状,临床最常见。

前突型:髓核向椎体前缘突出,一般不会引起临床症状。

内突型:是髓核向软骨板和椎体内突出,形成环状缺口,称为施莫尔结节。

②根据向后突出的部位分型:单侧型:髓核向单侧突出,一侧神经根受压,临床最为多见。

双侧型:髓核向后纵韧带两侧突出,两侧的神经根皆受压迫。

中央型:髓核自后中部突出,压迫下行的马尾神经,突出的髓核存在偏左或偏右,临床可见两神经根交替受压。

③根据髓核突出的程度分型:

隐藏型(幼弱型):纤维环不完全破裂中外层尚保持完整,髓核在受压情况下,从破裂处膨出,超出椎体后缘。此型当椎间盘压力增大时膨出程度增加,压力减小时则膨出可缩小。

突出型(移行型):纤维环破裂,其内中层破裂,外层尚未完全破裂,髓核自破裂的纤维环突出,硬脊膜囊受压。此型可转为破裂型。

破裂型(成熟型):纤维环内中外层完全破裂,髓核从破裂的纤维环向椎管内脱出,脊髓受压。此型为椎间盘突出程度最重的一种类型。

【临床表现】

(1)疼痛:表现为腰部疼痛,呈针刺样、触电样疼痛,向下肢沿坐骨神经等分布区域放射。咳嗽、喷嚏等腹压增高时疼痛加剧。

(2)运动障碍:腰部各方向运动均受限,以前屈和后伸为甚。

(3)主观麻木感:久病患者,或神经根受压严重者,可见感觉迟钝、麻木等。中央型突出可见鞍区麻痹。

(4)患肢温度下降:患者感觉患肢怕冷,肤温降低。

(5)下肢瘫痪:中央型突出严重压迫后方硬脊膜内的脊神经或马尾神经,此时症状突然加重,两下肢无力,出现瘫痪,会阴部感觉迟钝或感觉消失,大小便失控。

【检查】

(1)腰椎脊柱姿势改变:表现为脊柱侧弯,生理前凸减弱或消失,后凸畸形等改变,尤以脊柱侧弯最为多见,约占80%以上。

(2)腰部运动障碍:以前屈和后伸明显。

(3)压痛点:在椎间盘突出相应椎体的间隙、棘突旁深压痛,用力按压可引起下肢放射痛;环跳、委中、阳陵泉等处有不同程度的压痛。

(4)直腿抬高试验及加强试验阳性,屈颈试验、挺腹试验阳性。

(5)踇趾背伸或跖屈肌力改变:$L4 \sim L5$ 椎间盘突出,表现为踇趾背伸肌力减弱或消失;$L5 \sim S1$ 椎间盘突出,表现为踇指跖屈肌力减弱或消失。

(6)腱反射改变:$L3 \sim L4$ 椎间盘突出,膝腱反射或消失;$L5 \sim S1$ 椎间盘突出,跟腱反射减弱或消失。

(7)皮肤感觉改变:$L4 \sim L5$ 椎间盘突出,小腿前外侧、足内侧皮肤感觉减退或消失;$L5 \sim S1$ 椎间盘突出,外踝、足外侧皮肤感觉减退或消失;马尾神经受压,则鞍区感觉减退或消失。

(8)辅助检查:X线片可见椎间隙变窄、生理曲度消失、脊柱侧弯等异常改变。CT、MRI 检查可显示椎间盘突出的节段及脊髓受压情况。

【鉴别诊断】

(1)急性腰肌扭伤:腰痛剧烈,无坐骨神经放射痛;踇趾背伸或跖屈肌力、腱反射、皮肤感觉均无改变;直腿抬高试验及加强试验阴性。

(2)梨状肌综合征:无腰痛和脊柱侧弯,梨状肌体表投影区压痛明显,直腿抬高试验 >60°反而减轻,梨状肌紧张试验阳性。

【推拿治疗】

(1)治疗原则:疏经通络,活血止痛,理筋整复。

（2）取穴及部位：腰阳关、肾俞、居髎、大肠俞、环跳、承扶、委中、承山、阳陵泉、绝骨、昆仑、阿是穴及腰臀、下肢后外侧等。

（3）主要手法：一指禅推、㨰、按、揉、压、拔伸、牵抖、扳、踩跷等手法。

（4）操作方法

①松解法：患者俯卧位，医生用一指禅推、㨰、按、揉手法在患者脊柱两侧膀胱经及臀部和下肢后外侧施术，以腰部及患侧为重点，时间约 5 分钟。然后用双手掌重叠用力，沿患者脊柱自上而下按压至腰骶部，重复 2～3 遍。

②通络法：医生用拇指或肘尖点压患者腰阳关、居髎、大肠俞、环跳、承扶、委中、承山、阳陵泉、绝骨、昆仑及阿是穴等，重复 2～3 遍。

③拔伸法：在助手配合拔伸牵引的情况下，医生用拇指顶推或肘尖按压患者患处，与突出物方向相反用力，时间约 3 分钟。

④整复法：患者仰卧位，医生用腰部斜扳法，左右各操作一次，以调整患者腰椎后关节紊乱，松解粘连，改变突出物与神经根的位置；然后患者仰卧位，医生做屈髋屈膝抱臀卷腰法、强制直腿抬高扳法。

⑤理筋法：患者俯卧位，医生用㨰、拿、揉、弹拨手法沿患者腰臀部及患侧坐骨神经分布区操作，时间约 3 分钟。然后直擦患者膀胱经，横擦患者腰骶部，以透热为度。

【注意事项】

（1）急性期手法不宜过重，以消除炎症水肿，缓解疼痛为主。

（2）缓解期手法可适当加重，以解除神经根粘连，改变突出物与神经的空间位置关系，促进髓核回纳为主，治疗重点在椎间盘突出的相应节段，斜扳法操作时的作用力点也要作用于突出节段。

（3）对中央型突出下肢痛麻明显者，推拿应慎重。

（4）对脊髓受压明显，保守治疗疗效不明显者，建议手术治疗。

【预防调护】

（1）急性期卧床休息，不持重，减少腰部活动。

（2）缓解期适当进行功能锻炼，循序渐进，切勿急于求成。

16. 棘上、棘间韧带损伤

棘上和棘间韧带损伤是指在过度前屈体位时突然遭受外力或负重引起的棘上或棘间韧带的损伤，主要导致腰背疼痛和运动功能障碍。棘上和棘间韧带损伤好发于青壮年体力劳动者，男性多于女性。本病属于中医学的"腰痛""筋伤"的范畴。

【解剖生理】 棘上韧带与棘间韧带有脊神经后支的神经末梢分布，是极敏感的组织，一旦受到损伤，刺激可通过脊神经后支传入中枢，引起腰痛或牵涉性下肢痛。

棘上韧带位于脊柱棘突上,上端起于第七颈椎棘突,下端止于3~4腰椎棘突,为纵行索状的胶原纤维组成。棘上韧带可分为3层,深层与棘突骨质密切相连,中层连接2~3个棘突,浅层纤维越过了3~4个棘突,并与皮下相连。腰椎的棘上韧带较发达,于中线相接而附着于棘突末端的后方及两侧,防止脊柱过度前屈。因此,棘上韧带在急剧牵拉时,容易被撕裂,造成损伤。

棘间韧带连接于相邻椎骨两棘突之间,较薄弱而无力,不如棘上韧带坚强,主要是由致密排列的胶原纤维和少量弹性纤维构成。棘间韧带向下附着于椎弓板上缘及棘突根部,朝上后附着于上一椎骨的棘突,向前与黄韧带合并,后方移行与棘上韧带。其纤维排列为三层,两侧浅层纤维由后上斜向前下。三层纤维呈交叉状排列,虽可防止腰椎前屈或后伸时椎体的前后移位,但本身却要受到挤压、牵拉和磨损,容易产生损伤。

【病因病理】 中医学认为本病因遭受外力、用力不当或者慢性劳损,损伤腰背部,导致局部经络阻滞、气血运行不畅,复感寒湿之邪而致气血瘀滞,不通则痛。

现代医学认为本病与以下因素相关:

(1)急性损伤:棘上韧带和棘间韧带在正常情况下受骶棘肌等腰部肌肉保护,但在搬运重物时,腰部肌群处于相对松弛状态,臀部及大腿后部肌肉收缩,以腰椎为杠杆将重物提起,其支点在腰骶部,所以力量全落在韧带上,极易引起棘上韧带裂伤。或由于弯腰活动时突然受外力打击,迫使腰前屈,从而引起棘上韧带的撕裂。由于棘上韧带大多终止于腰3~4棘突,在弯腰时,其应力落在棘间韧带上,棘间韧带受到强力牵拉或外力作用,则容易发生损伤或断裂。

(2)慢性劳损:因长期从事弯腰活动而劳损。维持弯腰姿势的应力,主要由棘上韧带和棘间韧带所承担,由于韧带经常受到牵拉而超出其弹性限度被拉松,逐渐发生炎症、水肿、粘连,刺激腰脊神经后支而引起慢性腰痛,或因韧带纤维发生退变时,弹力减弱,这时如弯腰负重,易发生部分纤维的损伤和劳损。

【临床表现】

(1)棘上韧带损伤

①脊柱中线部位疼痛,轻者酸痛,重者可呈撕裂样、针刺样、刀割样疼痛。痛点常跨越2个棘突以上,弯腰时疼痛加重。

②骶棘肌张力增高,不能弯腰,腰部不能挺直。

(2)棘间韧带损伤

①常与棘上韧带合并损伤,疼痛位置主要在棘突间。单独损伤多在腰4~腰5及腰5~骶1间隙。

②腰痛无力,弯腰时病变部位有撕裂样感觉,劳累后疼痛加重,休息后疼痛

缓解。

③骶棘肌痉挛,腰部运动受限程度比棘上韧带损伤明显。

【检查】

(1)腰部运动以前屈受限明显。

(2)棘上韧带损伤压痛点在两个棘突上,且为浅压痛;棘间韧带损伤压痛点位于两个及棘突间,为深压痛。

(3)急性损伤者棘上韧带有条索状剥离或明显钝厚感,可触及条索在棘突上滑动。

(4)慢性损伤者棘上韧带松弛,有片状或条索状剥离,在棘突上或棘突间有轻重不等的压痛或酸胀感。

(5)X线片:未见异常。

【鉴别诊断】

(1)急性腰扭伤:有明显的腰部扭伤史,疼痛部位多在骶棘肌及腰骶关节,各椎体棘突压痛不明显。

(2)棘突骨膜炎:有棘突撞击或挤压史,压痛点局限于单个棘突。

【推拿治疗】

(1)治疗原则:疏经活血,消肿止痛,理筋整复。

(2)取穴及部位:阿是穴、腰部华佗夹脊、八髎穴及患者棘突和间隙等。

(3)主要手法:按、揉、推、抹、弹拨、点、按、擦等手法。

(4)操作方法

①患者俯卧位,医生先以按揉法在患处及周围施术,然后重点按揉结节状或条索状物,使其消散。如有棘上韧带剥离移位时,可用拇指弹拨已剥离的韧带使其复位。时间约5分钟。

②在损伤节段两侧医生用按揉法治疗,再沿棘上韧带方向自上向下推抹,使损伤的韧带得以理复。时间约5分钟。

③医生用拇指或掌根按揉患者阿是穴、华佗夹脊及八髎穴,以疏通经络。时间约5分钟。

④以损伤节段为中心,医生直擦患者督脉及两侧华佗夹脊,透热为度,以温经通络、活血止痛。

【注意事项】

(1)急性损伤手法易轻柔,避免被动运动加重损伤。

(2)腰部后伸扳法可使棘突间距缩小,可引起棘上、棘间韧带挤压而使疼痛加重,应慎用。

【预防调护】 急性期减少低头弯腰活动,注意局部保暖;缓解期可适当加强腰背肌的功能锻炼,如八段锦。

17. 梨状肌综合征

梨状肌综合征是指急性或慢性损伤使梨状肌受到牵拉,引起局部充血、水肿、肌痉挛,进而刺激或压迫坐骨神经,产生局部疼痛、活动受限以及下肢放射痛、麻木的一组综合症状,又称"梨状肌损伤综合征""梨状肌孔狭窄综合征"等。本病是引起干性坐骨神经痛的常见原因,多见于青壮年。本病属于中医伤科足少阳经筋病。

【解剖生理】 梨状肌在臀部的体表投影为:自尾骨尖至髂后上棘连线中点到大转子尖画一线,此线的中内1/3即为梨状肌肌腹的下缘的体表投影。

梨状肌位于臀部中层,起自第2~4骶椎前面的骶前孔外侧,肌纤维向外下方穿过坐骨大孔出骨盆至臀部,形成狭窄的肌腱止于股骨大粗隆顶部。受第1、2对骶神经支配。梨状肌在伸髋时能使髋关节外旋,屈髋时可使髋外展外旋。

梨状肌把坐骨大孔分为两个部分,即梨状肌上、下孔,在梨状肌上方有臀上皮神经和臀上动静脉通过,在梨状肌下方有两组血管神经束通过,内侧为阴部神经血管束、股后皮神经、臀下神经血管束,外侧为坐骨神经及其两大分支,即腓总神经和胫神经。坐骨神经大多数是经梨状肌下孔穿过骨盆到臀部,但少数坐骨神经可发生变异,即从梨状肌肌腹中穿出,或坐骨神经高位分支,由于上述变异,梨状肌损伤常影响坐骨神经而产生症状。

【病因病理】 中医学认为骶尻部位为足少阳胆经经筋所络,凡因闪、扭、蹲起、跨越等损伤,或因受风寒湿邪侵袭,均可导致气血瘀滞,经络不通,循足少阳经筋出现筋络挛急疼痛;若累及足太阳经筋则出现循足太阳经筋病。

现代医学认为本病与下列因素有关:

(1)急、慢性损伤:梨状肌急慢性损伤多由间接外力所致,如闪、扭、跨越、下蹲等,尤其在下肢外展、外旋位突然用力;或外展、外旋蹲位突然起立;或在负重时,髋关节突然内收、内旋,使梨状肌受到过度牵拉而致撕裂损伤。其病理表现为梨状肌撕裂、局部出血、水肿,引起无菌性炎症,肌肉产生保护性痉挛,日久,还可出现局部粘连,从而刺激或压迫周围的神经、血管产生下肢反射痛等症状。

(2)解剖结构变异:梨状肌与坐骨神经关系密切,正常情况下,坐骨神经紧贴梨状肌下孔穿过骨盆到臀部,临床约占62%;而梨状肌变异或高位分支约占38%。这种变异是指坐骨神经和梨状肌的解剖位置发生改变,共有两种类型:一种是指坐骨神经高位分支,即坐骨神经在梨状肌处就分为腓总神经和胫神经,腓总神经从梨状肌肌腹中穿出,而胫神经在梨状肌下孔穿出,约占35%;另一种是坐骨神经从梨状肌肌腹中穿出,或从梨状肌上孔穿出,约占3%。在临床上梨状肌综合征好发于上述变异,显然和这一解剖结构的异常情况有密切关系。

一旦梨状肌因损伤或受风寒湿邪,即可使梨状肌肌腹痉挛收缩,导致梨状肌营养障碍,出现弥漫性水肿、炎症而使梨状肌肌腹敦厚、松软、弹性下降等,使梨状肌上、下孔变狭窄,从而刺激或压迫坐骨神经而出现一系列临床症状。

【临床表现】

(1)疼痛:轻者患侧臀部有深层疼痛、不适或酸胀感,重者疼痛可呈牵拉样、烧灼样、刀割样或呈跳痛,且有紧缩感,疼痛科沿坐骨神经分布区域出现下肢放射痛。卧床休息时疼痛减轻,坐位、行走或弯腰时加重。偶有小腿外侧麻木,会阴部下坠不适。

(2)运动受限:患侧下肢不能伸直,自觉下肢缩短,间歇性跛行或呈鸭步移行。髋关节外展、外旋运动受限。

(3)咳嗽、大便、喷嚏时疼痛加剧。

【检查】

(1)压痛:沿梨状肌体表投影区深层有明显压痛,有时沿坐骨神经分布区域出现放射性痛、麻木。

(2)肌肉痉挛:在梨状肌体表投影区可触及条索样改变或弥漫性肿胀的肌束隆起。

(3)患侧下肢直腿抬高试验,在 60°以前疼痛明显,超过 60°时疼痛反而减轻。

(4)梨状肌紧张试验阳性。

(5)X 线片刻排除髋部骨性病变。

【鉴别诊断】

(1)腰椎间盘突出症:腰部疼痛伴一侧下肢放射痛或麻胀,当腹压增高时会加重麻木。椎旁局部深压痛,叩击放射痛,直腿抬高试验及加强试验阳性,挺腹试验阳性。CT 扫描可见椎间盘膨出或突出变化,神经根或脊髓受压。

(2)臀上皮神经损伤:以一侧臀部及大腿后侧为主,痛不过膝,在髂嵴中点下方 2cm 处有一压痛明显的条索状物,梨状肌紧张试验阴性。

【推拿治疗】

(1)治疗原则:疏经通络,解痉止痛。

(2)取穴及部位:环跳、承扶、风市、阳陵泉、委中、承山、梨状肌体表投影区及下肢等。

(3)主要手法:㨰、拿、揉、按揉、点、按、弹拨、推、擦法及运动关节类手法等。

(4)操作方法

①急性期(发作期):患者俯卧位,患侧髋前垫枕,使髋、膝关节屈曲内收。医生站于患侧,先用柔和而深沉的㨰法、拿揉法、按揉法等施术于臀部及大腿后侧,往返操作 5~8 次,使臀部及大腿后侧肌肉充分放松。

医生用拇指弹拨患者痉挛的梨状肌肌腹,重复操作 3~5 次,以达到通络止痛目的。

医生用点按法点按患者患侧环跳、承扶、风市、阳陵泉、委中、承山等穴,每个穴位约 1 分钟,以酸胀为度。

医生用掌推法,顺着患者患侧梨状肌肌纤维方向反复推 3 ~ 5 次,力达深层,达到理筋整复的目的。

患者取仰卧位,医生一手位于患者患侧踝关节处,另一手握患者患侧膝关节,并使膝、髋关节屈曲的同时做内收外旋运动,范围由小逐渐加大,当达到最大限度时使髋关节向相反方向做外展内旋运动,重复 5 次。

②慢性期(缓解期):患者俯卧位,医生用擦法、拿揉法、掌按揉法等手法施术于患者患侧臀部及下肢后侧,往返操作 5 ~ 8 次,使臀部及大腿后侧肌肉充分放松。

医生用拇指或肘尖用力弹拨患者患侧条索样之梨状肌肌腹,以患者能忍受为度,重复 3 ~ 5 次,以通络止痛。

医生用点按法刺激患者患侧环跳、承扶、风市、阳陵泉、委中、承山等穴,每个穴位约 1 分钟,以酸胀为度。

医生一手扶按患者患侧臀部,另一手托扶患侧下肢,做髋关节的后伸、外展及外旋等被动活动,以松解粘连,解痉止痛。

医生沿患者患侧梨状肌肌纤维方向用擦法,至深部透热为度。

【注意事项】

(1)推拿治疗的关键是缓解梨状肌痉挛,解除对神经、血管的压迫;同时加速血液循环,促进新陈代谢,有利于损伤组织的修复。

(2)因梨状肌位置较深,临床常用按揉法和弹拨法操作。

(3)治疗时避免使用蛮力。

【预防调护】

(1)注意局部保暖,纠正不良生活习惯,避免用力过猛。

(2)急性期减少髋部运动以利于损伤组织的修复,后期进行腰臀部功能锻炼。

18. 髋关节扭伤

凡是由于外伤或劳损导致髋关节周围软组织损伤,出现无菌性炎症或关节粘连,引起髋关节疼痛和运动功能受限的病症,统称为髋关节扭伤。本病常见于运动员、从事重力劳动的成人和 4 ~ 10 岁儿童。本病属中医学胯部"筋伤"范畴。

【解剖生理】 髋关节是人体最大最深的关节,属于杵臼关节。髋臼较深呈倒杯状,股骨头呈圆球形。髋臼与股骨头顶部有较粗的圆韧带相连。从髋臼到股骨颈中上 2/3 处有坚实的关节囊包绕,关节囊内有宽阔的滑膜组织,关节前面有坚强的髂股韧带,后面有耻股韧带和坐股韧带,既可稳定关节又可以限制关节运动。关节周围有丰富的肌肉,既能控制髋关节的运动,又能保护和稳定髋关节。

髋关节的神经主要来自坐骨神经和闭孔神经前支,后者又有一感觉支分布于膝关节,故髋关节疾患往往反映为膝部疼痛,而被误认为是膝部疾患。

【病因病理】 中医学认为本病多由外感风寒湿邪,复又损伤而致。《医宗金鉴·正骨心法要旨》有"胯骨……若素受风寒湿气,再遇跌打损伤,瘀血凝结,肿硬筋翻,足不能伸直"的记载。现代医学认为本病与以下因素有关:

(1)急性损伤:由于遭受直接或间接暴力,导致髋关节囊和关节软骨的损伤,产生软骨破裂和囊内渗出、血肿,引起局部疼痛和功能受限。如跌扑、扭伤,或自高处落下,使髋关节负重过大导致损伤。下肢过度后伸则损伤前侧;用腿踢球踢空时,或弯腰搬重物容易伤及后侧;过度内收或局部撞击容易伤及外侧;下肢过度外展、外旋容易伤及内侧。急性损伤是造成髋关节扭伤的主要原因。

(2)慢性劳损:多由于长途行走、爬山等使髋关节长期过度运动,其关节马蹄形软骨受到过多的摩擦损伤,使髋关节产生无菌性炎症和粘连,从而影响关节的运动功能。

【临床表现】

(1)患侧髋关节和腹股沟处有疼痛和压痛,或有轻度肿胀。

(2)髋关节运动功能受限,行走困难。

(3)急性损伤或发作时,患足不能负重,髋关节向其他方向运动均可出现疼痛加剧。

【检查】

(1)患侧腹股沟和髂前上棘后缘有明显压痛。髋关节无纵轴叩击痛。

(2)腹股沟部可略有肿胀,患髋呈保护性体位,外展外旋屈曲,不能伸直。

(3)髋关节外展、内收、内外旋功能受限。

(4)X线片:可排除股骨颈骨折可能。

【鉴别诊断】

(1)髋关节结核:有结核病史,髋部疼痛、压痛和叩击痛,跛行。X线片刻显示髋臼或股骨头有骨质破坏,关节间隙狭窄等改变。

(2)类风湿关节炎:对称性关节肿胀,X线片检查显示关节周围骨质疏松,关节周围骨质中的骨小梁减少、萎缩及变细。

【推拿治疗】

(1)治疗原则:疏经通络,活血化瘀,消肿止痛。

(2)取穴及部位:环跳、居髎、殷门及髋关节周围等。

(3)主要手法:点、按、擦、揉、弹拨、摇、拔伸等手法。

(4)操作方法

①患者俯卧位,医生先用揉法、擦法作用于患者患侧臀部,以松解局部肌肉。

②医生在患者患侧居髎、环跳、殷门等穴施行点按法,以有明显酸胀感为度。时间约5分钟。

③医生以一手按患者患侧髋部,另一手托起患肢,施行髋关节被动后伸和外展运动,重复操作5次,以增加髋关节运动功能。

④患者仰卧位,医生以揉法、擦法操作于患者患侧腹股沟处,以疏经活络;其后在患部痛点施行弹拨法,以患者能忍受为度。时间约3分钟。

⑤医生以一手握住患肢踝关节,另一手扶患侧膝部,做髋关节被动外展、内旋、外旋摇法5次。

⑥医生一手握住患肢踝部,另一手扶膝,将患者尽量屈膝屈髋后突然将髋关节拔伸,反复2～3次。

【注意事项】 推拿治疗做髋关节被动运动类手法时,手法应柔和,避免造成新的损伤。

【预防调护】

(1)扭伤后及治疗期间应注意休息,避免髋部过度运动和负重。

(2)急性期应配合冰敷止痛,恢复期应加强功能锻炼以恢复关节运动功能。

19. 膝关节半月板损伤

膝关节半月板损伤是指因外伤或劳损导致半月板的损伤,引起膝关节肿胀、疼痛、活动受限等临床症状的一种病症。本病多发生于运动过程中,以青壮年多见。本病属于中医伤科膝盖"筋伤"范畴。

【解剖生理】 半月板是一种纤维软骨组织,分内、外侧半月板,衬垫于胫股关节。

内侧半月板呈"C"形,如镰刀样,前2/3窄,后1/3宽,外侧缘厚而内侧缘薄,其外侧与胫骨平台边缘的冠状韧带相连,中部与内侧副韧带紧密相连,以限制其过度移动。其前角附着于前交叉韧带的前方,胫骨髁间隆突的前面,并有横韧带与外侧半月板的前角相连;后角附着于后交叉韧带的前方,胫骨髁间隆突的后面。

外侧半月板近似"O"形,前后等宽,外缘不与外侧副韧带相连。其前角附着于胫骨髁间隆突之前,后角附着于髁间隆突之间。

半月板填充于膝关节的股骨髁与胫骨平台之间,有缓冲震荡、分泌滑液、增强膝关节稳定的作用,可避免周围软组织挤入关节内。半月板的下面紧贴于胫骨平台。当膝关节伸直时,半月板被股骨髁推挤向前;膝关节屈曲时,半月板则被推挤向后。膝关节半屈曲位时,膝内外翻与扭转活动较大,因此临床上以外侧半月板损伤最多见。

当正常运动时,膝关节是由股骨髁软骨面在半月板上面滑动或扭动来进行屈伸运动的。从解剖角度看,半月板可随膝关节的运动而向前、向后或向内、向外运动,在小腿外翻、外旋或内翻、内旋时,半月板随之运动。

【病因病理】

在下肢负重,足部固定,膝关节略屈时,突然过度内旋、伸膝或外旋伸膝,半月板卡于股骨髁与胫骨平台之间被挤压,导致内侧半月板或外侧半月板撕裂。严重者,可造成半月板、交叉韧带和侧副韧带同时损伤。

由于半月板缺乏血供,只在边缘有少量血供,因此除边缘撕裂外很难修复。破裂的半月板不但失去了稳定膝关节的作用,而且影响膝关节运动功能,甚至造成关节"交锁"。临床报道半月板损伤以外侧撕裂最为多见,撕裂类型有纵行撕裂、横行撕裂、水平撕裂、边缘撕裂。其中纵行撕裂、边缘撕裂是发生"交锁"的主要原因,而横行撕裂多位于半月板中央部,不易发生交锁。同时破裂的半月板与股骨髁、胫骨髁之间长期磨损,是导致创伤性关节炎的主要原因。

【临床表现】

(1)膝关节扭伤时自觉关节内有撕裂感及响声,随即出现剧痛,关节肿胀,屈伸功能受限等。

(2)患者在屈伸膝关节时,膝部有弹响声。

(3)患膝关节运动时疼痛,以行走和上下楼时明显。部分患者可出现膝部发软,常出现膝关节突然被卡住,即"交锁"现象,膝关节稍事活动,交锁又能自行解除。

【检查】

(1)压痛多局限于半月板损伤侧相应的膝关节间隙,尤以两侧膝眼及腘窝的内、外侧易被触及,膝关节屈伸时可闻及弹响声。

(2)关节内肿胀,急性期常为出血所致,后期常为关节内积液所致。

(3)膝关节活动受限,可出现跛行。

(4)麦氏征阳性,研磨试验阳性。

(5)如病程长者,可见股四头肌萎缩。

(6)X线片:不能显示半月板损伤,但可排除骨性病变。

(7)关节镜检查:关节镜检查能直接观察到半月板损伤的程度。

(8)CT或MRI检查:能明确半月板损伤。

【鉴别诊断】

(1)膝关节内游离体:关节交锁时有时无,当游离体受卡压时则交锁。X线片可见关节内游离体(又称关节鼠)。

(2)创伤性滑膜炎:膝关节肿胀明显,浮髌试验阳性,膝关节穿刺可抽出淡黄色或淡红色液体。

【推拿治疗】

(1)治疗原则:活血化瘀,消肿止痛,疏经通络。推拿治疗半月板损伤以前、后角撕裂伤效果较好。

(2)取穴与部位:环跳、风市、血海、委中、阴陵泉、阳陵泉、膝眼及膝周围等。

(3)主要手法:㨰、按、揉、摇、屈伸、擦等手法。

(4)操作方法

①解锁法:患者坐位,患侧下肢屈膝屈髋90°,医生的助手用双手固定患者患侧大腿下端,医生握患者患侧踝部,与助手相对牵引,医生轻轻向内、向外旋转患者患侧小腿数次,然后使小腿尽量屈曲,再伸直下肢,交锁即可解除。

②医生用㨰法、揉法于患者患侧膝关节及周围施术,重点在髌骨上、下缘及股四头肌部位,时间约5分钟。

③半月板前角损伤时患者仰卧位,患膝屈曲,腘窝部垫枕。医生在损伤侧膝眼处用一指禅或按揉法治疗。半月板后角损伤时患者俯卧位,患膝屈曲。医生在损伤侧腘窝部用一指禅或按揉法治疗,时间约5分钟。

④用拇指按揉风市、血海、委中、阴陵泉、阳陵泉、膝眼等穴,以酸胀为度,时间约5分钟。

⑤医生一手扶患者患膝,一手握其踝,做患侧膝关节摇法3~5次。

⑥医生在患者损伤侧膝关节沿关节间隙施擦法,以透热为度。

【注意事项】

(1)半月板损伤早期应以制动、止血为治疗原则。

(2)急性损伤时局部冰敷止血,但不宜超过8分钟。用弹性绷带或棉垫加压包扎,抬高患肢,防止肿胀。

(3)关节肿胀明显者,可行关节穿刺术,抽出液体,并加压包扎。

(4)患膝制动休息,后期避免在行走时或半蹲位时突然转膝,以防发生新伤。

(5)前、后角撕裂伤,因可以通过旋转小腿使前后角暴露,有利于手法作用于损伤部位,故临床疗效较好,但其他部位损伤则效果较差。

(6)保守疗法无效者,可考虑做半月板手术。

【预防调护】

(1)注意膝部保暖。

(2)患者应积极进行股四头肌收缩活动,以防肌肉收缩。

(3)关节积液吸收后,可进行膝关节屈伸运动,防止软组织粘连。

20.膝关节侧副韧带损伤

膝关节侧副韧带损伤是指膝关节遭受暴力打击,膝关节过度内翻或外翻,引起关节外侧或内侧副韧带损伤,临床以膝关节内侧或外侧疼痛、肿胀、关节运动受限为主要特征,可发生于任何年龄。本病属中医学膝部"筋伤"范畴。

【解剖生理】 膝关节韧带主要有内、外侧副韧带和前后交叉韧带。

内侧副韧带位于股骨髁与胫骨髁之间,由深浅两层组成。深层又称关节囊韧带,呈三角形,扁宽而坚韧,基底向前,尖端向后,分为前纵部、后上斜部和后下斜部。前纵部起于股骨内上髁向下移行,止于胫骨上端的内面,韧带的内面与内侧半月板前缘紧密相连。后上斜部自前纵部起点后缘开始斜向后下延伸,止于胫骨内侧关节边缘,并与内侧半月板的内缘连接。后下斜部起于前纵部起点的后缘斜向后下,止于胫骨内髁后缘和内侧半月板后缘。此韧带可随关节的屈伸而前后滑动。当膝关节完全伸直或屈曲时韧带紧张,关节固定,防止膝关节外翻;当膝关节处于半屈曲位时韧带松弛,关节不稳,易受损伤。

外侧副韧带为条束状坚韧的纤维束,起于股骨外上髁,止于腓骨小头,与关节囊之间有疏松结缔组织相隔。腘肌肌腱通过外侧副韧带与外侧半月板之间,浅面为股二头肌肌腱,两者之间有滑囊相隔。膝屈曲时该韧带弛缓,伸直时则紧张,和髂胫束一起限制膝关节的过度内翻。因此膝关节半屈位时,其稳定性相对较差,在外力作用下,容易发生损伤。

【病因病理】 中医学认为膝为诸筋之会,内侧为足三阴经筋所结聚之处,外侧为足少阳经筋、足阳明经筋所络之处。凡膝部急慢性损伤必伤筋脉,经筋受损,气滞血瘀,导致筋脉拘挛,牵掣筋络,屈伸不利,肿胀疼痛。现代医学认为:

(1)内侧副韧带损伤:膝关节生理上呈轻度外翻。当膝关节屈曲 130°~150° 时,膝关节的稳定性相对较差,此时,如果遇外力作用使小腿骤然外展、外旋,牵拉内侧副韧带造成损伤;或半屈曲位时大腿突然内收、内旋,或膝关节伸直位时,膝或腿部外侧受到暴力打击或重物挤压,促使膝关节过度外翻,即可造成内侧副韧带扭伤。若损伤作用机制进一步加大,则造成韧带部分撕裂或完全断裂,严重时可合并半月板或交叉韧带的损伤。

(2)外侧副韧带损伤:外侧副韧带坚韧,又有髂胫束支持,共同限制了膝关节内翻和胫骨旋转,再则膝关节外侧受暴力作用的机会比内侧多。凡暴力致膝关节内翻时即可引起膝外侧副韧带损伤。损伤多见于腓骨小头附着部撕裂,严重者可伴有外侧关节囊、腘肌肌腱撕裂,腓总神经损伤,甚至合并腓骨小头撕脱骨折。

临床上根据韧带损伤程度,可分为部分断裂、完全断裂、合并半月板软骨损伤三种类型。韧带损伤后引起局部出血、肿胀、疼痛,日久血肿机化,局部组织粘连,进一步可导致膝关节屈伸运动受限。

【临床表现】

(1)患侧膝关节内侧或外侧疼痛、肿胀,可见皮下瘀血。

(2)患侧膝关节屈伸运动受限,跛行或不能行走。

【检查】

（1）患处肿胀,皮下瘀血,初期青紫色,后逐渐转为紫黄相兼。

（2）压痛点在侧副韧带的起止点。韧带完全断裂时,则损伤处呈凹陷。

（3）内侧副韧带损伤,疼痛可放射到大腿和小腿内侧肌群;外侧副韧带损伤,疼痛则向髂胫束、股二头肌和小腿外侧放散,伴有肌肉紧张或痉挛。

（4）侧副韧带损伤试验阳性。

（5）合并半月板或交叉韧带损伤者,可出现关节内积血。麦氏征阳性、抽屉试验阳性等。

（6）可拍内、外翻位 X 线片检查。韧带完全断裂者则膝关节内、外侧间隙明显增宽,若有撕脱骨折者,损伤部位可见条状或小片状游离骨块。

【鉴别诊断】

（1）内侧半月板损伤:有典型的膝外翻损伤史,可见膝关节明显肿胀,运动障碍,后期膝关节有交锁现象、关节弹响,股四头肌萎缩,麦氏征阳性。

（2）交叉韧带损伤:有严重的膝关节前后错移损伤史,膝关节肿胀严重,疼痛剧烈,抽屉试验阳性,常合并有胫骨髁间棘的撕脱骨折。

【推拿治疗】

（1）治疗原则:活血化瘀,消肿止痛,理筋通络。

（2）取穴与部位:①内侧副韧带损伤:取血海、曲泉、内膝眼等穴及膝关节周围和下肢内侧。②外侧副韧带损伤:取梁丘、膝阳关、犊鼻、阳陵泉等穴及膝关节周围和下肢外侧。

（3）主要手法:㨰、按、揉、摇、屈伸、弹拨、搓、擦、摩等手法。

（4）操作方法

①内侧副韧带损伤:患者仰卧位,伤肢外旋伸直。医生首先在患者患侧膝内侧损伤部位周围用揉法、㨰法治疗,以缓解痉挛,然后在损伤处用轻柔的摩法治疗,时间约 5 分钟。

医生用拇指按揉患者患侧血海、曲泉、内膝眼、阴陵泉等穴,以酸胀为度;然后医生用拇指拨揉患者患侧膝关节内侧韧带和肌腱,以患者能忍受为度。时间约 5 分钟。

医生一手扶患者患侧膝关节外侧,一手握其踝关节,做膝关节的屈伸法、摇法操作 5 次,幅度要由小到大,以患者能忍受为度。

医生沿患者患侧膝关节内侧与韧带纤维平行方向施擦法,以透热为度。最后医生搓揉患者患侧膝部结束治疗。

②外侧副韧带损伤:患者健侧卧位,医生在患者患侧大腿外侧至小腿前用㨰法治疗,放松紧张的肌肉,重点在膝关节周围。然后医生用按揉法自患者患侧股骨外

侧髁至腓骨小头处往返治疗。时间约 5 分钟。

医生用拇指按揉患者患侧梁丘、膝阳关、犊鼻、阳陵泉等穴,以酸胀为度;然后医生用拇指拨揉患者患侧膝关节外侧韧带和肌腱,以患者能忍受为度。时间约 5 分钟。

医生一手扶患者患侧膝关节外侧,一手握其踝关节,做膝关节的屈伸法、摇法,各操作 5 次,幅度要由小到大,以患者能忍受为度。

医生沿患者患侧膝关节外侧与韧带纤维平行方向施擦法,以透热为度。最后医生搓揉患者患侧膝部结束治疗。

【注意事项】

(1)本病治疗的关键是祛瘀消肿

①损伤初期肿胀、疼痛明显,手法宜轻柔,以活血化瘀,促进瘀肿消散为主。

②后期以理筋为主,手法宜深沉,以促进损伤韧带由内至外修复。

(2)对韧带完全断裂或膝关节损伤三联征(半月板损伤合并交叉韧带损伤、侧副韧带损伤)者,应早期手术治疗。

【预防调护】

(1)急性损伤严格制动,卧床休息,避免患肢负重以促进炎症、水肿吸收。

(2)注意患膝保暖,佩戴护膝固定保护。

(3)损伤早期患者做股四头肌收缩练习,以防肌肉萎缩;后期主动做膝关节屈伸锻炼,增强股四头肌肌力。

21.膝关节交叉韧带损伤

膝关节交叉韧带包括前交叉韧带和后交叉韧带两条,因两者彼此互相交叉成"十"字,故又名"十字韧带",其完整性对保持关节的稳定性有重要意义。膝关节交叉韧带的损伤往往是复合损伤,少数情况下只涉及单一的韧带。根据损伤部位的不同,交叉韧带可分为带骨撕脱损伤、骨附着点撕裂损伤和中段断裂三类,并常合并膝关节其他结构的损伤。根据损伤程度的不同则可分为挫伤及超弹性限度拉长、部分断裂及完全断裂 4 类。此病可发生于任何年龄,以运动损伤最为常见。

【解剖生理】 交叉韧带位于膝关节之中,有前后两条。

(1)前交叉韧带:起于股骨外侧髁内面的后部,韧带的平均长度为 38mm,平均宽度为 11mm。以一种半环形片段的形式与髁间切迹相连。韧带附着点前边界平直,后边界为凸形。韧带向前、远侧及向内侧走形,止于胫骨。前交叉韧带可以限制胫骨向前滑动。伸膝时,它与关节囊、两侧副韧带及后交叉韧带一起限制侧方及旋转运动;屈膝时,则与胫侧副韧带、关节囊及后交叉韧带一同限制侧方运动及旋转运动。其与后交叉韧带一同限制过度屈曲,与后交叉韧带、两侧副韧带、关节囊及腘斜韧带共同限制过度伸直。当伸膝达到最后阶段时,可限制胫骨旋转。

（2）后交叉韧带：起于股骨内髁外面偏前无关节面处，平均长度为38mm，平均宽度为13mm。与前交叉韧带一样，其起点也呈半环状，水平走向，附着点的上边界平直，下边界呈凸形。其中部最窄，呈扇形向两边延伸，上部比下部稍宽。韧带纤维以内外方向止于胫骨，以前后方向附着于股骨。后交叉韧带能提供限制胫骨相对股骨向后滑移的大部分限制力。当膝关节屈曲时，其可被最大限度地拉紧，当膝关节内旋时则变得更紧张。后交叉韧带由前部纤维和后部纤维组成，前部纤维组成下韧带的主体，在膝关节屈曲时紧张，在膝关节伸直时松弛。后部纤维较薄弱，组成韧带较细部分。后交叉韧带与侧副韧带及腘肌腱共同起到稳定膝关节的作用。

后交叉韧带损伤比前交叉韧带损伤较少见，损伤多发生于膝关节屈曲位或过屈时前方受击打的情况下。这类损伤很少导致症状性的不稳定，但可能导致慢性疼痛。

【病因病理】　前交叉韧带由较小的前内侧束和较大的后外侧束两部分组成，起于股骨髁间窝的外后部，向前内止于胫骨髁间隆突的前部，有限制胫骨前移位的作用。当膝关节屈曲时，前内侧束变得紧张而后内侧束则变松弛，凡是超过前交叉韧带限制膝关节相关运动的外力，即过度屈曲、过度伸直或强力屈曲内旋以及强力外展等均可导致膝前交叉韧带的损伤。

后交叉韧带亦可分为前束与后束两部分，它起于股骨髁间窝内前部，向后外止于胫骨髁间隆突的后部，起限制胫骨后移的作用。当伸膝时，前束处于松弛状态，后束处于紧张状态，屈膝时则反之。后交叉韧带的强度为前交叉韧带的2倍，是膝关节伸屈和旋转运动的重要稳定结构。其最常见的损伤机理为小腿上端在屈膝时受到由前向后的应力作用，引起胫骨上端向后移位而致病，迫使膝关节过度过伸的应力以及当胫骨上端受到来自前方的应力并同时旋转时，均可导致后交叉韧带的损伤。此外，直接暴力与间接暴力均可引起膝关节稳定性的改变，但多因跌扑扭挫和旋转暴力致伤。按受伤的不同程度可以分为牵拉伤、撕裂伤和断裂伤3类，也有合并骨折脱位者。

【临床表现】

（1）膝关节交叉韧带损伤后以关节肿胀疼痛、功能障碍为主要临床症状。

（2）可伴有膝关节内撕裂声和较剧烈的撕裂性疼痛、膝关节软弱、伸屈乏力等。

（3）另外，韧带的断裂会导致关节内出血，并伴皮下瘀血，严重时可影响血管功能，出现小腿静脉回流障碍和小腿动脉血供不足。

（4）多数活动后疼痛加重，膝两侧关节缝压痛。

（5）陈旧性的交叉韧带损伤还表现为膝关节的乏力和不稳，有的伴有股四头肌萎缩。

【检查】

(1)关节肿胀、压痛。

(2)膝关节呈半屈曲状态,功能活动障碍。

(3)抽屉试验阳性。

(4)合并半月板损伤者,可出现关节内积血。

(5)可拍 X 线片、膝关节造影及关节镜检查。有时可见胫骨隆突撕脱骨片或膝关节脱位。

【鉴别诊断】

(1)半月板损伤:有典型的膝外翻损伤史,可见膝关节明显肿胀,运动障碍,后期膝关节有交锁现象、关节弹响,股四头肌萎缩,麦氏征阳性。

(2)侧副韧带损伤:有明显外伤史,膝关节肿胀严重,皮下瘀斑明显,压痛在侧副韧带起止点疼痛剧烈,侧副韧带损伤试验阳性。

【推拿治疗】

(1)治疗原则:舒筋活血,消肿止痛。

(2)取穴与部位:阴陵泉、阳陵泉、委中、犊鼻、阿是穴、血海、梁丘等穴及膝关节周围。

(3)主要手法:按、揉、擦、摩、拿、弹拨、拔伸等手法。

(4)操作方法

①患者仰卧位。医生首先在患者患侧膝损伤部位周围用揉法、擦法治疗,以缓解痉挛,然后在损伤处用轻柔的摩法治疗。时间约 5 分钟。

②医生用拇指点按患者患侧血海、梁丘、阴陵泉、阳陵泉、委中、犊鼻、阿是穴等穴,以酸胀为度;然后医生用擦法、揉法松解患侧膝关节局部,以患者能忍受为度。时间约 5 分钟。

③医生用拿法、拨法施术于患者患侧膝关节韧带及肌腱,消除局部粘连。

④医生以两股中下部夹持患者小腿下部,两手自两侧握持膝部,在向远端拔伸下徐徐屈曲及伸直膝关节,最后以拍打法结束治疗。

【注意事项】

(1)伤后膝关节不稳时,可佩戴护膝保护,以增加膝关节的稳定性。

(2)膝关节制动期间进行股四头肌舒缩锻炼,防止肌肉萎缩。解除固定后,可练习膝关节屈曲,并逐步练习拄拐行走。

(3)对于交叉韧带完全断裂或伴有半月板、侧副韧带损伤患者,可选择手术治疗,全面处理。

【预防调护】

(1)膝关节防寒保暖。

（2）多做膝关节伸屈锻炼运动。

（3）进行股四头肌功能锻炼,防止肌肉萎缩和组织粘连。

（4）在交叉韧带完全断裂或伴有半月板破裂的情况下,可考虑手术治疗的必要性。

22.膝关节创伤性滑膜炎

膝关节创伤性滑膜炎是指膝关节遭受撞击、扭挫等外伤,导致关节囊滑膜层损伤,发生充血、渗出,关节腔内大量积液积血等病理表现,临床以关节肿胀、疼痛、运动困难为主要特征的一种病症。本病可发生于任何年龄,属中医学伤科"节伤""节粘证"范畴。

【解剖生理】 膝关节滑膜是组成膝关节的重要结构。膝关节的关节腔除股骨下端、胫骨平台和髌骨的软骨面外,其余大部分为关节滑膜所遮盖。膝关节囊宽大而松弛,分为纤维层和滑膜层,其纤维层的内面由滑膜层覆盖,滑膜层包裹胫、股、髌关节,是人体关节中滑膜面积最大的关节。除关节软骨与半月板表面外,其纤维层、交叉韧带、髁间窝和髁间隆起处均覆盖一层滑膜。在膝关节的前方及两侧,滑膜膨出构成髌上囊,可达到髌骨上缘 7 ~ 8cm 处。滑膜富有血管,其血运丰富。滑膜层分泌少量滑液,可保持关节软骨面润滑,以增加关节的运动范围,并能营养无血管的关节软骨,散发关节运动时所产生的热量。

【病因病理】 中医学认为,膝为诸筋之会,气血之枢,机关之室。凡跌扑闪挫,伤及节窍;或过劳虚寒,窍隙受累,气血瘀滞,阻于窍则节肿,筋络受损则痛,拘挛则屈而不能伸,伸而不能屈,久之则关节粘连不能用。

现代医学认为,由于暴力打击、跌扑损伤、过度劳损、关节内游离体、关节附近骨折或外科手术等因素,使关节囊滑膜层受损,出现充血、渗出等改变,关节腔内逐渐积聚大量的液体,其中含有纤维素、血浆、白细胞等。关节内压力的增高,影响了淋巴系统的循环,进而引起疼痛、肿胀、功能受限,积液如不能及时吸收,或反复多次损伤,病程迁延,则转为慢性滑膜炎。当滑膜受到外伤后,其分泌失调则使滑膜腔积液,而滑膜在长期炎症的刺激下逐渐肥厚,纤维素沉着、机化,导致关节粘连、运动受限。久之可继发创伤性关节炎、股四头肌萎缩,严重影响膝关节的功能。

【临床表现】

（1）膝关节弥漫性肿胀、疼痛或胀痛,运动后症状加重。

（2）急性损伤者,一般伤后 5 ~ 6 小时出现髌上囊处饱满膨隆。

（3）慢性损伤者常见膝关节酸痛无力,屈伸受限,下蹲困难。

【检查】

（1）膝关节肿大,屈膝时两侧膝眼饱胀。

（2）局部皮温增高,关节间隙广泛压痛。

（3）膝关节屈伸受限，尤以膝关节过伸、过屈运动障碍明显，抗阻力伸膝时疼痛加重。

（4）浮髌试验阳性。

（5）膝关节穿刺可抽出淡黄色或淡红色液体。

【鉴别诊断】

（1）膝关节血肿：多见于骨折，韧带、半月板损伤等。疼痛剧烈、关节运动明显障碍，关节穿刺抽出血性液体。X 线片或 CT 检查可发现骨折、半月板损伤。交叉韧带断裂时抽屉试验阳性，半月板损伤时麦氏征、髌研磨试验阳性。

（2）慢性滑膜炎：多为急性创伤性滑膜炎失治转化而成，或由其他慢性劳损导致滑膜的炎症渗出，造成关节积液，表现为两膝沉重不适，膝部屈伸困难，但被动运动均无明显障碍，疼痛不剧烈，局部不红不肿，膝关节功能检查无明显阳性体征。关节积液如超过 30ml，则浮髌试验阳性。

【推拿治疗】

（1）治疗原则：活血化瘀，消肿止痛。

（2）取穴与部位：髀关、伏兔、梁丘、血海、膝眼、鹤顶、委中、阳陵泉、阴陵泉、足三里、三阴交等穴，膝关节周围。

（3）主要手法：揉、滚、拿、按、拔伸、搓、摇、摩、擦等手法。

（4）操作方法

①患者仰卧位伸膝。医生用滚法、揉法在患者患侧膝关节周围治疗，先治疗肿胀周围，再治疗肿胀部位，并配合拿揉股四头肌，手法由轻到重，以患者能忍受为度。时间约 5 分钟。

②医生用拇指点按患者患侧髀关、伏兔、梁丘、血海、膝眼、鹤顶、委中、阳陵泉、阴陵泉、足三里、三阴交等穴，以局部酸胀为度。时间约 5 分钟。

③医生将患肢髋、膝关节各屈曲 90°，一手扶患侧腘窝部，另一手握踝上，在牵引下，左右摇晃患侧膝关节各 6~7 次，然后将膝关节充分屈曲，再将其伸直，反复 5 次。动作要求轻柔缓和，以免再次损伤滑膜组织。

④医生以手掌按于患侧膝部施行掌摩法，其后在髌骨周围及膝关节两侧用擦法治疗，以透热为度。

⑤用双手掌搓揉膝关节两侧，结束治疗。

【注意事项】

（1）治疗的关键是减少渗出，促进吸收

①急性期手法宜轻柔，防止关节内积液增多，忌用暴力按压髌上囊。

②后期增加运动关节类手法操作，防止关节粘连和肌肉萎缩的发生。

（2）对严重积液、膝关节肿痛明显者采用关节穿刺法，将液体抽出以减压。

【预防调护】

（1）急性期卧床休息，避免患肢负重而引起渗出增多。

（2）注意保暖。

（3）急性期过后嘱患者做股四头肌自主收缩，以防肌肉萎缩。后期主动做膝关节屈伸锻炼，增强股四头肌肌力。

23. 踝关节扭挫伤

踝关节扭挫伤是指足过度内翻或外翻引起踝部韧带、肌腱、关节囊等软组织损伤。临床以踝部肿胀、疼痛、运动功能受限为主要表现。任何年龄均可发生本病，尤以青壮年更多见。本病属中医伤科学"踝缝筋伤"范畴。

【解剖生理】 踝关节是由胫腓骨下端和距骨滑车构成。胫骨下端内侧向下的骨突称为内踝，后缘稍向下突出称后踝，腓骨下端向下突出称外踝，三者构成踝穴。外踝细长，较内踝长约1cm，且位于内踝后约1cm，可容纳距骨。距骨分头、颈、体三部，共有六个关节面。距骨体前宽后窄，其上面的鞍状关节面与胫骨下端的凹形关节面相接，其两侧关节面与内、外踝关节面相嵌合。

胫腓骨下端被坚韧的骨间韧带，下胫腓前、后韧带及横韧带连接在一起，以保证踝关节的稳定。踝关节囊前后松弛而两侧较紧，其前、后韧带薄弱而内、外侧韧带较坚强。内侧副韧带又称三角韧带，起自内踝，向下呈扇形附着于舟状骨、距骨前内侧、跟骨载距突和距骨后内侧，不易损伤。外侧副韧带呈束带状，分前、中、后三束。前束为距腓前韧带，起自外踝前缘，向前下方止于距骨颈；中束为跟腓韧带，起自外踝尖端，向下止于跟骨外侧面的隆起处；后束则为距腓后韧带，起自外踝内后缘，水平向后止于距骨后突。外侧副韧带不如内踝韧带坚强，故易损伤。踝关节周围有许多肌腱包绕，却缺乏肌肉和其他软组织。前面有胫前肌腱和伸踇、伸趾长肌腱，后面主要为跟腱，内侧有胫后肌腱，屈踇和屈趾长肌腱，外侧有腓骨长、短肌腱。

踝关节的功能主要是载重和背伸、跖屈活动。当踝关节背伸时，腓骨外旋上升并向后移动，踝穴相应增宽1.5～2mm，以容纳较宽的距骨体前部，同时下胫腓韧带相应紧张，距骨关节面与内、外踝关节面紧密相贴，踝关节较稳定。当足跖屈时，距骨体较窄部分进入到踝穴，腓骨内旋下降并向前移动，踝穴变窄，距骨与两踝关节面虽然相接触，但此时下胫腓韧带松弛，踝关节相对不稳定，则易发生踝部韧带扭挫伤。

【病因病理】 中医学认为，踝为足之枢纽，足三阴、三阳经筋所络。足踝用力不当，经筋牵掣损伤，气血离经，血瘀经脉则肿，阳筋弛长、阴筋拘挛则牵掣，关节运动受限，伤处作痛。

现代医学认为，踝关节过度内翻或外翻造成踝关节的扭挫伤。根据踝部扭挫伤时足所处位置的不同,可分为内翻损伤和外翻损伤两种,尤以跖屈内翻位损伤最多见。跖屈内翻位时,由于距腓前韧带最短,最先造成损伤,约占外踝损伤的75%以上,其次是跟腓韧带损伤,而距腓后韧带损伤则少见。外翻位扭伤多作用于内侧的三角韧带,由于三角韧带较坚韧不易损伤,因此常发生内踝的撕脱骨折。当踝关节的内、外翻及旋转活动超过了踝关节的应变能力时,则首先造成韧带的撕裂伤或韧带附着部位的撕脱骨折,韧带完全断裂时可合并踝关节的脱位。

【临床表现】

(1)损伤后疼痛。外踝扭伤疼痛常在外踝前下方,内踝扭伤疼痛常在内踝下方。

(2)跛行或不能行走。

(3)扭挫伤部位瘀肿明显,轻者局部肿胀,重者当即出现皮下瘀肿。伤后2~3天皮下瘀血青紫更为明显,重者可波及整个踝关节。

【检查】

(1)外侧副韧带损伤轻者肿胀瘀血局限于外踝前下方,重者可扩散到足背或整个踝部;内侧副韧带损伤轻者则局限于内踝下方,重者可扩散到内踝后侧和足弓处。

(2)外侧副韧带损伤压痛位于距腓前韧带、跟腓韧带,内侧副韧带损伤则位于内踝下方,胫腓下联合韧带损伤时则在胫腓下关节处有明显压痛。

(3)功能受限,外侧韧带损伤内翻受限,内侧韧带损伤外翻受限。内外翻运动幅度超过健侧时,考虑韧带完全断裂。

(4)X线片可排除撕脱骨折、脱位等。强力足内翻或外翻位片,可见踝关节间隙明显不等宽或距骨脱位的征象。

【鉴别诊断】

(1)踝部骨折:踝部有扭伤史,局部肿胀严重,疼痛剧烈,压痛可能位于内踝、外踝、内踝尖、外踝尖等处,有时可触及异常活动或骨擦音。X线片检查可确诊。

(2)第5跖骨基底部撕脱骨折:踝关节有扭伤史,疼痛及压痛部位在第5跖骨基底部。X线片可确诊。

【推拿治疗】

(1)治疗原则:活血化瘀,消肿止痛,理筋通络。

(2)取穴与部位:外侧副韧带损伤取足三里、阳陵泉、解溪、丘墟、申脉、金门等穴及患部;内侧副韧带损伤取商丘、照海、太溪等穴及患部。

(3)主要手法:擦、按、揉、摇、拔伸、擦等手法。

(4)操作方法:急性损伤期需在伤后24~48小时才能推拿治疗,此期间可先做冰敷,每日2次,冰敷时间不宜超过8分钟。

①外侧副韧带扭伤：患者取仰卧位，医生沿患者患侧小腿前外侧至踝外侧用㨰法上下往返治疗，并配合按揉足三里、阳陵泉穴。时间约 5 分钟。

医生在患者患侧外踝部先按揉损伤周围，待疼痛稍缓解后再在损伤处按揉，手法宜轻柔缓和。时间约 5 分钟。

医生施拔伸摇法，医生以一手托住患肢足跟部，另一手握住其足趾部做牵引拔伸约 1 分钟，在拔伸基础上轻轻摇动踝关节，并配合足部逐渐向内翻牵拉，然后再外翻足部，重复操作 3 次。

医生用拇指按揉患者患侧解溪、丘墟、申脉、金门等穴。时间约 3 分钟。

医生在患者患侧外踝损伤局部施擦法，以透热为度，并自下向上施理筋手法。局部可加用湿热敷。

②内侧副韧带损伤：患者取患侧卧位，健肢屈曲。医生自患者患侧内踝后侧经内踝下至内足弓施按揉法，重点在内踝下，手法宜轻柔。时间约 5 分钟。

医生在患者患侧内踝下用掌根揉法，配合按揉商丘、照海、太溪等穴。时间约 5 分钟。

医生施拔伸摇法，医生以一手托住患肢足跟部，另一手握住其足趾部做牵引拔伸约 1 分钟，在拔伸基础上轻轻摇动踝关节，并配合足部逐渐外翻牵拉，然后再内翻足部，重复操作 3 次。

医生在患者患侧内踝下施擦法，以透热为度，并自下向上施理筋手法。局部可加用湿热敷。

【注意事项】

（1）急性损伤应先排除骨折、脱位及韧带断裂的可能。

（2）急性期应以制动为原则，推拿以促进瘀肿吸收为主，不宜用重手法操作，以免加重损伤。

（3）恢复期手法宜深沉，使之由内而外的修复。

【预防调护】

（1）急性损伤用冰敷时，注意掌握冰敷的时间。

（2）急性期以制动为原则，避免重复损伤，患肢抬高以利消肿。

（3）踝关节韧带损伤轻者可用绷带或胶布将踝关节固定于韧带松弛位。即外侧副韧带损伤将足外翻位固定，内侧副韧带损伤将足内翻位固定。

（4）韧带撕裂严重者，也可采用石膏托固定，3 周左右拆除外固定即可。外固定期间，应练习足趾的屈伸运动和小腿肌肉收缩。

（5）恢复期主动练习踝关节的内、外翻及跖屈、背伸运动，促进关节运动功能恢复。

24. 足跟痛

足跟痛即跟痛症,是指跟骨结节周围慢性劳损所引起的以疼痛、行走困难为主要表现的一种病症,包括跟腱止点滑囊炎、跟骨脂肪垫炎、跖筋膜炎及跟骨结节部骨刺,临床以跟骨结节骨刺所致的跟痛症最为常见,中老年及肥胖者为高发人群。本病属中医伤科学足跟"骨痹"范畴。本节主要讨论跟骨结节部骨刺症。

【解剖生理】 跟骨近似长方形,是人体负重的主要部分。跟骨与距骨组成纵弓的后臂,并与跖骨组成内、外2个纵弓和1个横弓,内纵弓较高,外纵弓较扁平,在足的前部,3个楔骨和5个跖骨基底部背宽跖窄呈拱桥式排列,组成所谓横弓。足弓具有缓冲行走、跳跃及跑步时所产生的震荡作用。

足部为三点负重,足跟部负重约50%,足踇趾和小趾球部联合负重约50%。由于第1跖骨比其他跖骨长,而且还有两个籽骨垫在它的头下,因而足踇趾球部的负重比小趾球部为多。

跟骨体的后面呈卵圆形隆起,分上、中、下三部分。上部光滑;中部为跟腱附着部,跟腱止点上方的前方与后方均有小的滑囊;下部移行于跟骨结节。跟骨结节的下方亦有滑囊存在。足跟部皮肤是人体中最厚的部位,其皮下组织由弹力纤维和致密而发达的脂肪构成,又称脂肪垫。

跖筋膜呈三角形,后端狭窄,厚2mm左右。起自跟骨结节内侧突的前方,其深面与趾短屈肌密切结合,向前逐渐增宽、变薄,于跖骨头处分成5束,分别伸向1~5趾,止于足底前端皮肤和移行于各趾腱鞘。跖腱膜有保护足底肌肉、肌腱,支持足弓等作用。

【病因病理】 中医学认为,足底为足太阳经筋所结,因足底着力不当,跟骨受损,牵掣经筋,气血瘀滞,筋挛黏结故痛甚,行走不便。或年老体衰,肝肾亏虚,肝主筋,肾主骨,久虚入骨,以致骨赘形成而为骨痹。

现代医学认为,跑跳过度,路面过硬,局部硌伤,引起脂肪垫、滑液囊损伤,表现为脂肪垫充血肿胀,滑液渗出增多,囊壁增厚,跟骨骨膜增厚等病理改变,导致跟底疼痛。腰椎生理曲度消失、扁平足弓,使人体重心移至足跟,或由于过度运动牵张足踇展肌、趾短屈肌及跖腱膜,使跟骨结节附着部反复受到牵拉,引起炎症,形成骨刺,产生跟痛。跟腱止点滑囊炎常与穿鞋摩擦有关,引起跟腱附着部慢性无菌性炎症而疼痛。

【临床表现】

(1)足跟部疼痛,开始运动、运动后、开始休息时疼痛加重。

(2)站立、行走、跑跳时,足跟不敢着地,甚者跛行。

【检查】

(1)足跟部肿胀,局部皮肤增厚,但部分患者肿胀不明显。

（2）压痛：跟骨骨刺症压痛点位于跖腱膜附着处并可触及骨性隆起，跖筋膜炎压痛点在跖腱膜附着处前方，脂肪垫炎压痛点在跟中部或偏内侧。

（3）X线片：可见跟骨骨刺。

【鉴别诊断】

（1）跟骨骨髓炎：局部有明显的红肿热痛等急性感染的征象，严重者伴有高热等全身症状。化验和X线片检查可明确诊断。

（2）跟骨骨骺炎：多见于少年儿童，常因骨骺损伤所致。

【推拿治疗】

（1）治疗原则：疏经通络，活血止痛。

（2）取穴与部位：太溪、照海、然谷、昆仑、仆参、涌泉等穴及患部周围。

（3）主要手法：㨰、点、按、揉、擦等手法。

（4）操作方法

①患者取俯卧位，医生自患侧足跟至跖腱膜用㨰法往返操作，并配合按揉法交替施用，手法宜深沉缓和。时间为5分钟。

②医生用拇指重点按揉患者患侧跟骨结节部，以深部有温热感，并按揉太溪、照海、然谷、昆仑、仆参，涌泉等穴，每穴约1分钟。

③患者屈膝90°，膝关节屈曲，足底朝上。医生施跟骨骨刺敲击法。以一手握患者患侧足部以固定踝关节，另一手持敲击槌，对准骨刺部位敲击数十次。要求用腕力，频率要快，要有节奏感，似蜻蜓点水状，不能用蛮力。敲击完毕，在足跟部施用揉法。

④医生自患者患侧足跟沿跖腱膜方向施擦法，以透热为度。跟骨脂肪垫炎、跖筋膜炎等病症可参照本法治疗，但不用敲击法。

【注意事项】

（1）引起跟痛症的原因较多，本节主要介绍跟骨骨刺症的治疗方法，其他原因引起的跟痛症可参照本症治疗。

（2）跟骨骨刺引起的跟痛症，采用敲击法可局部活血，缓解疼痛。

【预防调护】

（1）防寒保暖，避免足跟部受刺激，如穿软底鞋，或在鞋内足跟部垫一块海绵。

（2）急性期应注意适当的休息，减少负重，控制剧烈运动。

二、内妇科病症

1. 感冒

感冒，轻者俗称"伤风"，一般数天即愈；病情较重，引起广泛流行者称为时行感冒。感冒是四季常见的外感病,但以冬春季节较多见,临床表现主要以头痛、恶风、发热、鼻塞、清涕、喷嚏、咳嗽、颈项僵直、全身不适、脉浮等为特征。

现代医学中的普通感冒、上呼吸道感染、流行性感冒等疾病,临床上可参照本病进行辨证施治。

【病因病机】 感冒的发生,是因感受外邪而发病。外邪之中以风邪为主,在气候反常,冷热失调,人体卫气不固之时,风邪乘虚侵入。因风为六淫之首,常挟其他邪气侵入而致病。因此感冒在临床上,又有风寒、风热、兼湿、挟暑之不同。外邪侵袭人体,与人之正气强弱有关,若生活起居失常,冷暖不调,或过度疲劳之后,正虚失于防御,则易为外邪所害。禀赋偏弱,也易感受外邪而发病。此外,肺有痰热,则风邪易乘,也可引起感冒。

【临床表现】 感冒初起,多见鼻塞、流涕、喷嚏、声重,或头痛、畏寒,继则引起发热、咳嗽、喉痒或咽痛等。重则恶寒高热、头痛、周身酸痛、疲乏、纳差等。就临床所见,一般可分为以下四种证型。

(1)风寒束表:患者恶寒重,发热轻,无汗,头痛,肢节酸疼,鼻塞声重,时流清涕,喉痒,咳嗽,痰吐稀薄色白,口不渴或渴喜热饮,舌淡红,苔薄白而润,脉浮或浮紧。

(2)风热犯表:患者微恶风寒,汗泄不畅,头胀痛,面赤,咳嗽,痰黏或黄,咽燥,或咽喉乳蛾红肿疼痛,鼻塞,口渴欲饮,鼻流黄浊涕,舌苔薄白微黄,舌边尖红,脉浮数。

(3)暑湿袭表:患者发热,微恶风寒,汗少,肢体酸重疼痛,头昏重胀痛,咳嗽痰黏,鼻流浊涕,心烦口渴,或口中黏腻,渴不多饮,胸闷、泛恶、身热,小便短赤,舌红苔黄腻,脉濡数。

(4)阳气不足:患者阵阵恶寒,甚则蜷缩寒战,身有微热,无汗或有自汗,面白语低,神倦,四肢厥冷。舌质淡,脉沉细无力。

【诊断与鉴别诊断】

(1)诊断依据:以鼻塞、流涕、喷嚏、咳嗽、头痛、恶寒、发热、颈项僵直及全身不适为诊断要点。

(2)鉴别诊断:①时行感冒:多呈流行性,多人同时突然发病,症状相似,迅速蔓延,首发症状常见恶寒、发热,周身酸痛,疲乏无力。初起全身症状重而肺系症状并不突出,1~3日后出现明显的鼻塞、流涕、喷嚏、咳嗽、咽痛等,病情较一般感冒为重,体力恢复较慢。

②温病早期:病情较重,有高热、壮热等症状而且多有传变,由卫而气,入营入血,甚者神昏、谵妄、惊厥等。具有明显的季节性。

【推拿治疗】

（1）治疗原则：祛风解表，调和营卫为基本治则。偏于风寒应辛温解表，疏风散寒；偏于风热应辛凉解表，疏风泄热；暑湿袭表的应清暑祛湿解表；阳气不足应温阳解表。

（2）基本治法

①头面及项部操作：

取穴及部位：印堂、太阳、迎香、风池、攒竹、眼眶部、前额部。

主要手法：揉、按、推、抹、拿等手法。

操作方法：患者坐位，医生立于患者前侧，推印堂 8～10 遍。按揉双侧太阳、攒竹、迎香，每穴 1 分钟。在头颅两侧施以抹法，每侧 1 分钟。分推前额、目眶上下及两侧鼻翼，反复推 5～8 遍。患者取坐位，医生立其体后侧，拿风池 1 分钟，再缓慢向下移动拿颈项两侧直至颈项根部，如此，由上自下反复 8～10 遍；从前发际开始到后发际处用五指拿法，反复 5～8 遍。

②背部操作：

取穴及部位：大椎、肩井、风门、肺俞及背部膀胱经。

主要手法：按、擦、拿、揉等手法。

操作方法：患者俯卧，医生立于一侧，按揉双侧风门、肺俞，每穴 1 分钟。擦大椎 1 分钟，小鱼际擦背部督脉、膀胱经（重点擦大杼至膈俞间），透热为度。拿双侧肩井，稍用力，以酸胀为度，时间为 1 分钟，捏脊 2～3 遍。

③上肢部操作：

取穴及部位：合谷、外关、鱼际，上肢伸侧。

主要手法：一指禅推法、按、揉、推等手法。

操作方法：患者坐位，医生立于患者交替两侧，一指禅推合谷、外关，按揉鱼际、外关，每穴 1 分钟；推抹上肢伸侧手三阳经 2 分钟。

（3）辨证加减

①风寒：按揉风府、风门，以项背部有轻松感为度；患者取俯卧位，医生位于患者右侧，用推法、擦法沿足太阳膀胱经背部两条侧线，操作 3～5 分钟，以透热为度。

②风热：患者坐位，医生用一指禅推法沿督脉循行自印堂推至上星，反复操作 5 分钟；按揉百会、曲池，每穴 1 分钟。

③暑湿：按揉心俞、脾俞、胃俞、丰隆，每穴 2 分钟；摩揉腹部 5 分钟，拿三阴交 1 分钟。

④阳气不足：按揉肾俞、命门、足三里，每穴 2 分钟；重按合谷、太阳、肺俞，捶打足三里。

【预防调护】 加强锻炼身体，合理作息，可提高对气候变化的适应能力，减少疾病的发生。

【按语】 感冒本属轻浅之疾,只要能及时而恰当的处理,即可较快痊愈,但对老年、婴幼、体弱患者及时行感冒之重症,必须加以重视,注意有无特殊症情,防止发生传变。

2. 头痛

头痛是由于外感或内伤,致使脉络拘急失养,清窍不利所引起的以头部疼痛为主要临床表现的一类病症。

现代医学中的周期性偏头痛、紧张性头痛、丛集性头痛及慢性阵发性偏头痛等,凡符合头痛证候特征者均可参考本节辨证论治。

【病因病机】 头为诸阳之会,凡外感诸邪或内伤诸因皆能引起气血不利、经脉不调、清阳不疏而发生不同部位、不同性质的疼痛。太阳头痛,多为头后部痛,下连项背;阳明头痛,痛在前额及眉棱骨处;少阳头痛,多在头之两侧,并累及两耳;厥阴头痛,痛在巅顶部或连及目系。

【临床表现】

(1)外感头痛

①风寒头痛:患者起病较急,其痛如破,多发于前额、太阳穴区连及项背,恶风畏寒,遇风尤剧,口不渴,苔薄白,脉多浮紧。

②风热头痛:患者头痛而胀,甚则头痛如裂,发热或恶风,口渴欲饮,面红目赤,便秘溲黄,舌红苔黄,脉浮数。

③风湿头痛:患者头痛如裹,肢体困重,胸闷纳呆,小便不利,大便或溏,苔白腻,脉濡滑。

(2)内伤头痛

①肝阳头痛:患者头胀痛而眩,心烦易怒,胁痛,夜眠不宁,口苦,舌红苔薄黄,脉沉弦有力。

②肾虚头痛:患者头痛而空,每兼眩晕,腰痛酸软,神疲乏力,遗精,带下,耳鸣少寐,舌红少苔,脉沉细无力。

③气血虚头痛:患者头痛而晕,心悸不宁,遇劳则重,自汗,气短,畏风,神疲乏力,面色㿠白,舌淡苔薄白,脉沉细而弱。

④痰浊头痛:患者头痛昏蒙,胸脘满闷,呕恶痰涎,舌胖大有齿痕,苔白腻,脉沉弦或沉滑。

⑤血瘀头痛:患者头痛经久不愈,其痛如刺,固定不移,或头部有外伤史者,舌紫或有瘀斑、瘀点,苔薄白,脉沉细或细涩。

(3)颈源性头痛:患者起病或急或缓,有长时间低头伏案工作或失枕史,头痛连及颈项,伴颈椎活动不利,或头晕、恶心、畏光、目胀等,在患侧风池周围及上位颈椎关节突关节附近可触及明显的压痛和结节状物。

(4)偏头痛:反复发作的一侧或双侧头痛,女性多于男性,发作前多有先兆,常因紧张、忧郁等诱发。

【诊断及鉴别诊断】

(1)诊断依据:以头痛为主症,或前额、额颞、巅顶、顶枕部或全头部头痛,头痛性质多为跳痛、刺痛、胀痛、昏痛、隐痛等。有突然而作,其痛如破而无休止者;也有反复发作,久治不愈,时痛时止者;头痛每次发作可持续数分钟、数小时、数天或数周不等。

(2)鉴别诊断

①眩晕:头痛与眩晕可以单独或同时出现,头痛的病因有外感和内伤两方面,而眩晕以内伤为主。临床表现头痛以疼痛为主,实证较多;眩晕以昏眩为主,多见于虚证。

②真头痛:是头痛的特殊重症,其特点为起病急骤,头痛剧烈,持续不解,呈阵发性加重,手足逆冷至肘膝,甚至呈现喷射状呕吐,抽搐,肢厥。

【推拿治疗】

(1)治疗原则:疏经通络,行气活血,镇静止痛为基本治疗原则。风寒头痛治以祛风散寒,风热头痛治以疏风清热,风湿头痛治以祛风除湿,肝阳头痛治以平肝潜阳,血虚头痛治以养血调血,痰浊头痛治以化痰降逆,肾虚头痛治以养阴补肾,瘀血头痛治以活血化瘀。

(2)基本治法

头面部操作:

①取穴及部位:印堂、头维、太阳、鱼腰、攒竹、阳白、百会、四神聪等。

②主要手法:一指禅推法、分推、按揉、指尖击、拿、梳等手法。

③操作方法:患者坐位或俯卧位。一指禅推印堂沿发际至头维、太阳,往返5~6遍。再用拇指分推印堂经鱼腰、太阳至耳前,反复分推3~5遍。然后以指按揉印堂、攒竹、鱼腰、阳白、太阳、百会、四神聪,每穴1分钟。从前额部向后颈部以指尖反复叩击1~2分钟。从前额发际处拿至风池,反复操作3分钟左右。从前额发际至后颈发际施以梳法,反复操作1分钟。

颈肩部操作:

①取穴及部位:肩井、风池等。

②主要手法:拿、一指禅推法等。

③操作方法:从风池至大椎两侧施以拿法,反复操作3分钟左右。一指禅推颈部两侧膀胱经、督脉,往返治疗3分钟左右。拿风池、肩井各1分钟。

（3）辨证加减

①风寒头痛：用㨰法在项背部施术，约2分钟；以指按揉肺俞、风门，每穴1分钟；直擦背部两侧膀胱经，以透热为度。

②风热头痛：以指按揉大椎、肺俞、风门，每穴1分钟；拿曲池、合谷，每穴1分钟；拍击背部两侧膀胱经，以皮肤微红为度。

③风湿头痛：以指按揉大椎、合谷，每穴1分钟；提捏印堂及项部皮肤，以皮肤透红为度；拍击背部两侧膀胱经，以皮肤微红为度。

④肝阳头痛：以指按揉肝俞、阳陵泉、太冲、行间，每穴1分钟；从上而下推桥弓30次，两侧交替进行；扫散头两侧胆经循行部位20次，两侧交替进行。

⑤血虚头痛：以指按揉中脘、气海、关元、足三里、三阴交、膈俞，每穴1分钟；掌摩腹部3分钟左右；直擦背部督脉，以透热为度。

⑥痰浊头痛：一指禅推中脘、天枢，每穴1分钟；掌摩腹部3分钟左右；以指按揉脾俞、胃俞、大肠俞、足三里、丰隆，每穴1分钟。

⑦肾虚头痛：以指按揉肾俞、命门、腰阳关、气海、关元、太溪，每穴1分钟；直擦背部督脉，横擦腰骶部，均以透热为度。

⑧瘀血头痛：分抹前额，时间为1~2分钟；以指按揉攒竹、太阳、合谷、血海、太冲，每穴1分钟；擦前额部，以透热为度。

⑨颈源性头痛：在颈项、肩及上背部的阿是穴处施以指揉、指拨、指推法，用力由轻到重，以患侧为主，注意点线、点面结合，时间为3~5分钟。必要时采用整复颈椎手法。

⑩偏头痛：在太阳、头维穴区行一指禅推法，以较重力量按揉风池穴3~5分钟。

【预防调护】 头痛的急性发作期，应适当休息，不宜食用炸烤辛辣的厚味食物，以防生热助火，有碍治疗，同时限制烟酒。若患者精神紧张，情绪波动，可疏导劝慰以稳定情绪。在头痛缓解后应注意情志、饮食及寒温等的调护，以防复发。

【按语】 推拿治疗头痛，必须首先排除脑血管疾病急性期、颅内占位性病变、脑挫裂伤、外伤性颅内血肿等颅内器质性疾病，必须详细地询问病史和进行全面体检及影像学检查，了解头痛的类型、发作频率、疼痛程度及其伴随症状，结合辅助检查判断引起头痛的原因。明确诊断后，施以手法治疗，对于外感或内伤引起头痛者，均能缓解，尤以偏头痛、肌收缩性头痛、感冒头痛、高血压头痛等疗效显著。

3. 咳嗽

咳嗽是肺失宣肃，肺气上逆，冲击气道，以发出咳声或伴咯痰为临床特征的一种病症。"咳"指肺气上逆作声，"嗽"指咯吐痰液。临床上多痰声并见，难以截然分开，故以咳嗽并称。

现代医学的上呼吸道感染、急慢性支气管炎、支气管扩张、肺炎等疾病以咳嗽为主症者可参照本篇辨证治疗。

【病因病机】

(1)外感六淫:六淫之邪,从口鼻或皮毛而入,使肺气被束,肺失肃降。风为六淫之首,其他外邪多随风邪侵袭人体,所以外感咳嗽常以风为先导,或夹寒,或夹热,或夹燥,其中尤以风邪夹寒者居多。

(2)内邪伤肺:如饮食不当,嗜好烟酒,致内生火热,熏灼肺胃,灼津生痰;或生冷不节,肥甘厚味,损伤脾胃,致痰浊内生,上干于肺,阻塞气道,肺气上逆而作咳;或情志刺激,肝失调达,气郁化火,气火循经上逆犯肺,致肺失肃降而作咳;或肺系疾病日久,迁延不愈,耗气伤阴,肺不能主气,肃降无权而肺气上逆作咳;或肺气虚不能布津而成痰,肺阴虚而虚火灼津为痰,痰浊阻滞,肺气不降而上逆作咳。

总之,无论外感与内伤,均可累及肺脏受病,致肺气不清,失于宣肃,迫气上逆而作咳。故《景岳全书·杂证谟·咳嗽》说:"咳证虽多,无非肺病。"外感咳嗽与内伤咳嗽还可相互影响为病。

【临床表现】

(1)外感咳嗽

①风寒证:风寒袭肺,肺气失宣。症见咳声重浊,气急,喉痒,咯痰稀薄色白,咯吐不畅,伴有恶寒发热,无汗,肢体酸楚,头痛,鼻塞流涕,舌苔薄白,脉浮或浮紧。

②风热证:风热犯肺,肺失清肃。症见咳嗽频剧,气粗,喉燥、咽痛口干,咯痰不爽,痰黄质黏,头痛肢楚,鼻流黄涕,身热恶风,有汗不畅,口渴,舌苔薄黄,脉象浮数或浮滑。

(2)内伤咳嗽

①湿痰证:脾失健运,湿痰侵肺。症见咳嗽反复发作,尤以晨起咳甚,咳声重浊,痰多,痰黏腻或稠厚成块,痰色稀白或灰暗,初发时痰不易出,缓解时咯吐滑利,胸闷气憋,痰出则咳缓、憋闷减轻。伴有脘痞、腹胀、食少、疲倦、大便时溏,舌苔白腻,脉濡或滑。

②痰火证:肝失条达,气郁化火,上逆灼肺。常感痰滞咽喉,咯之难出,量少质黏,或痰如絮状,咳时胸胁引痛,面颊略红,症状可随情绪波动而增减,咽喉干痒,口苦,舌红或舌边尖红,舌苔薄黄少津,脉象弦数。

【诊断与鉴别诊断】

(1)诊断依据:以咳嗽、咯痰为主要临床表现。外感咳嗽,多起病急,可伴有寒热等表证;内伤咳嗽多起病慢,但病程较长,每因外感而反复发作,常咳而伴喘。

(2)鉴别诊断:①肺胀:常伴有咳嗽症状,但肺胀有久患咳、哮、喘等病症的病史,除咳嗽症状外,还有胸部胀满,喘逆上气,烦躁心慌,甚至颜面紫黯,肢体浮肿等症,病情缠绵,经久难愈。②肺痨:除咳嗽症状以外,还有咯血、潮热、盗汗、身体消瘦等主要症状,多具有传染性,胸部 X 线检查或痰培养有助于鉴别诊断。

【推拿治疗】

(1)治疗原则:外感咳嗽治以祛邪利肺为基本治则;内伤咳嗽治以祛邪止咳,扶正补虚,标本兼顾为基本治则。

(2)基本治法

①胸背部操作:

取穴及部位:天突、膻中、中府、身柱、大杼、风门、肺俞,胁肋部、胸骨部等。

主要手法:揉、推、一指禅推等手法。

操作方法:患者仰卧位,医生以中指揉天突、膻中、中府,每穴 1 分钟。再以两拇指由胸骨剑突沿肋弓分推两胁肋部 5～10 遍。患者俯卧位,用一指禅推法推身柱、大杼、风门、肺俞,每穴 1 分钟。

②四肢部操作:

取穴及部位:尺泽、外关、列缺、太渊、合谷等。

主要手法:一指禅推法、推、按、揉等手法。

操作方法:患者取坐位,医生先用一指禅推法推尺泽、太渊 2 分钟,然后按揉列缺、外关、合谷,每穴 1 分钟。

(3)辨证加减

①风寒:用拇指点按风池、风府,以局部酸胀并向周围扩散为宜。擦背部膀胱经,以透热为度。拿肩井,使头部、胸部有轻快感觉为宜。

②风热:用手掌小鱼际推、搓大椎、肺俞及背部压痛点各 2 分钟;按揉曲池、合谷,每穴 2 分钟,使感应扩散到整个上肢。拿肩井 2 分钟。

③湿痰:重点按揉足三里、丰隆,每穴 2 分钟;推、抹法前胸与胁肋部 2 分钟,然后按揉章门,以呼吸道通畅,咳出黏痰为度。

④痰火:一指禅推天柱、肩井,每穴 1 分钟;重按太冲、行间、三阴交,使酸胀感沿经脉向上扩散。

【预防调护】 加强锻炼,多进行户外活动,提高机体卫外功能,增强皮毛腠理适应气候变化的能力。

患病后忌食肥甘厚腻之品,以免碍脾助湿生痰。若属燥、热、阴虚咳嗽者,忌食辛辣动火食品。

【按语】 外感咳嗽起病急,病位浅,病情轻,推拿取穴以肺经为主,手法宜重,治疗得当较易治愈;内伤咳嗽病程较长,病情复杂,除选肺经穴位外,还应随证选取脾、肝、肾经之穴,非急性期手法宜轻,从缓图治。

胃脘痛是指以上腹部近歧骨处发生疼痛为主症的一种胃肠病症,又称"胃痛"。本病在脾胃肠病症中最为多见,中老年人群中发病率较高。古医籍文献中将胃脘痛亦称为"心痛""心下痛"等,但与心脏疾患引起的真心痛不同。《灵枢·厥论篇》说:"真心痛,手足青至节,心痛甚,旦发夕死,夕发旦死。"可见真心痛是一危急证候,与胃脘痛的"心痛"绝不相同。

现代医学中急、慢性胃炎、胃十二指肠溃疡、胃神经官能症、胃下垂、胃黏膜脱垂、胃痉挛等消化道疾患出现胃脘痛临床症状者,均可参照本篇辨证治疗。

【病因病机】 胃脘痛的病因主要为外感寒邪,饮食所伤,情志不遂,脾胃虚弱等。脾胃的升降、运化功能,有赖于肝之疏泄及肾阳温煦作用。如肝的疏泄功能失调,则会出现肝胃不和的病理变化;如果肾阳不足,则会出现脾胃虚寒的病理变化。因此脾胃与肝肾是有密切关系的。

(1)寒邪犯胃:寒性凝滞收引,若气候寒冷,寒邪由口吸入,则胃感寒而痛;或脘腹受凉,寒邪直中,内客于胃,发为胃痛;或服药苦寒太过,或过食生冷,寒积于中,导致寒凝气滞,胃气失和,胃气阻滞,不通则痛。

(2)饮食伤胃:胃主受纳腐熟,以通降为顺。若饮食不节,暴饮暴食,损伤脾胃,饮食停滞,致使胃气失和,胃中气机阻滞,不通则痛;或五味过极,辛辣无度,或恣食肥甘厚味,或饮酒如浆,则伤脾碍胃,蕴湿生热,阻滞气机,以致胃气阻滞,不通则痛。

(3)肝气郁结:忧郁、恼怒伤肝,肝气失于疏泄,横逆犯胃而致胃脘痛。肝气郁结,进而可以化火,火邪又可伤阴,均可使疼痛加重或使病程缠绵。

(4)脾胃虚寒:脾主升,胃主降,胃之受纳腐熟,全赖脾之运化升清,所以胃病常累及于脾,脾病常累及于胃。脾阳衰微,或劳倦过度,饥饱失常,损伤脾胃,使中气虚寒而发为胃痛。

胃脘痛的原因虽有不同,但其病机转归则有相同之处,即所谓"不通则痛"。病邪阻滞,肝气郁结,均使脾胃升降失调、气机不利,气滞而作痛;脾胃虚寒,脉络失于温养,或胃阴不足,脉络失于濡润,致使脉络拘急而作痛。气滞若日久不愈,而致血脉凝涩,瘀血内结,则疼痛更为顽固。此外,虫积也可导致胃脘疼痛。

【临床表现】 胃脘痛在临床上分病邪阻滞和脏腑失调两类。但不论是病邪阻滞或脏腑失调的胃脘痛,只要未经彻底治疗,日久不愈,均可形成瘀血内停。

(1)病邪阻滞

①寒邪:患者胃脘疼痛暴作,甚则拘急作痛,畏寒喜暖,局部热敷痛减,口淡不渴或喜热饮,苔薄白,脉紧或弦紧。

②食滞:患者暴饮暴食后,胃脘胀闷,甚则疼痛拒按,得食更甚,嗳腐吞酸,呕吐

不消化食物,其味腐臭,吐后痛减,不思饮食,大便不爽,得矢气及便后稍舒,舌苔厚腻,脉滑有力。

(2)脏腑失调

①肝气犯胃:患者胃脘胀满,攻撑作痛,连及两胁,胸闷嗳气,喜长叹息,遇烦恼郁怒则痛,大便不畅,苔多薄白,脉弦。

②脾胃虚寒:患者胃痛隐隐,绵绵不休,冷痛不适,泛吐清水,喜暖喜按,纳食减少,空腹痛甚,得食则缓,神疲乏力,手足不温,大便溏薄,舌淡,苔白,脉软弱或沉细。

以上胃脘痛诸证,病邪阻滞者多为急性疼痛,脏腑失调者多为慢性疼痛。病邪阻滞者治疗较易收效,但如未及时彻底治愈,也转为慢性。

【诊断与鉴别诊断】

(1)诊断依据:通过了解病史,结合检查,可初步确定疾病的范畴与所需鉴别诊断。

(2)鉴别诊断

①心肌梗死:老年人心梗时不一定都会有心前区绞痛,可仅诉"胃痛"或心窝部不适,并伴有恶心、呕吐。有些患者会强烈要求做胃镜检查,如果不加鉴别,盲目按胃病处理,很容易导致误诊,甚至发生意外。

②胆石症:多有心窝部(或右季肋下)的不规则隐痛及不适感,还可出现上腹部饱胀、嗳气等酷似胃病的症状。病情常因饮食不当或进食油腻等而加重,因此易被误诊为胃痛。

【推拿治疗】

(1)治疗原则:以理气止痛为基本治则。凡病邪阻滞者,辨其邪而去之:肝气郁滞者,则疏肝理气;脾胃虚寒者,则宜温中散寒;瘀血内停者,则治以活血化瘀。

(2)基本治法

①胃脘部操作:

取穴与部位:中脘、天枢、气海、足三里、上腹部、季肋部等。

主要手法:一指禅推、摩、揉、按等手法。

操作方法:患者仰卧位。医生坐于患者右侧,先用轻快的一指禅推法、摩法在胃脘部治疗,使热量渗透于胃腑,然后按揉中脘、气海、天枢等穴,同时配合按揉足三里。时间约10分钟。

②背部操作:

取穴与部位:膈俞、肝俞、脾俞、胃俞、三焦俞,背部等。

主要手法:一指禅推、按、揉、擦等手法。

操作方法:患者俯卧位。一指禅推背部脊柱两旁,沿膀胱经顺序而下至三焦俞,往返 4~5 次,然后按揉膈俞、肝俞、脾俞、胃俞、三焦俞,力度宜重,时间约 5 分钟。自上而下沿膀胱经擦背部,以透热为度。

③肩臂及胁部操作:

取穴与部位:肩井、手三里、内关、合谷,肩部、上肢部、胁肋部。

主要手法:拿、搓、抹、揉、按等手法。

操作方法:患者取坐位,拿肩井循臂肘而下,在手三里、内关、合谷等穴做较强的揉按刺激。然后搓肩臂,使经络通畅,再搓抹其两胁,由上而下往返数次,时间约 3 分钟。

(3)辨证加减

①寒邪犯胃:用较重的点、按法治疗脾俞、胃俞,时间约 2 分钟;擦左侧背部(胸 7-12),以透热为度。

②食滞:用顺时针方向摩腹,重点在中脘、天枢;按揉脾俞、胃俞、大肠俞、八髎、足三里。

③肝气犯胃:一指禅推或揉天突至中脘,重点在膻中,然后轻柔地按揉两侧章门、期门。时间约 3 分钟;按揉肝俞、胆俞、膈俞,刺激量宜重。

④脾胃虚寒:按揉气海、关元、足三里,刺激量宜轻,每穴 2 分钟,可适当延长气海操作时间;直擦背部督脉、横擦左侧背部(胸 7-12)及腰部肾俞、命门,以透热为度。

⑤疼痛剧烈:先点按脾俞、胃俞附近压痛点,刺激量宜重,连续刺激 2 分钟左右,待疼痛缓解后,再辨证治疗;按揉合谷、梁丘、足三里,刺激量宜重,每穴 2 分钟。

【预防调护】 饮食定时定量以减轻胃的负担,宜软、温、暖;烹调宜用蒸、煮、熬、烩,少吃坚硬、粗糙的食物;进食时不急不躁,使食物在口腔中充分咀嚼。患病后忌食生冷。

【按语】 一指禅推、摩胃脘部,为缓解胃脘痛之要法,且能宽胸利膈,理气止痛;摩腹可温中补虚,配合按揉足三里则其效更佳;按揉背部诸穴则有较好的止痛之功;拿肩井可通调周身气血,对缓解胃脘痛有较好的效果。胃脘痛多与情志不遂、饮食不节有关。因此,要重视精神与饮食的调摄。患者要保持心情舒畅,切忌暴饮暴食,或饥饱不匀,一般可少食多餐,以清淡易消化的食物为宜,忌食烈酒及辛辣刺激性食物。胃痛持续不已者,应在一定时间内进流质或半流质食物。

5. 泄泻

泄泻是指大便次数增多,粪质溏薄或完谷不化,甚至泻出如水样的病症。古有将大便溏薄者称为泄,大便如水样者称为泻,临床一般都统称为泄泻,一年四季均可发生,但以夏秋两季较为多见。本病在《内经》中有"濡泻""洞泻""飧泻""注泻"等名称,汉唐时代称为"下利",宋代以后统称"泄泻"。亦有根据病因或病机而称为"暑泻""大肠泻"等。

泄泻与西医学腹泻的含义接近,可见于多种疾病当中,如急慢性肠炎、肠结核、肠易激综合征、吸收不良综合征等,当这些疾病出现泄泻的症状时,均可参照本篇辨证治疗。

【病因病机】 泄泻的主要病变在于脾胃与大小肠。其致病原因可分为外因和内因两类。

(1)外因

①感受外邪:外邪引起的泄泻,以寒、湿、暑、热邪伤及脾胃为常见,其中尤以湿邪兼寒、暑、热邪为多见。由于脾喜燥恶湿,外来湿邪,最易困阻脾阳,致脾失健运,脾胃升降失司,清浊不分,水食相夹并走大肠而称泄泻。故有"无湿不成泻"之说。

②饮食所伤:饮食不节或过食肥甘,致使宿食内停,滞碍肠胃,影响脾胃之运化;多食生冷,误食不洁之物,则损伤脾胃,致使水谷精微不能输布。因此造成水湿内停,变生污浊而排泄。

(2)内因

①情志失调:素体脾胃虚弱,复因情志影响,忧思恼怒。忧思则伤脾,致使脾胃气机失调;恼怒伤肝,肝气郁结,横逆犯脾,脾伤则运化失常而呈泄泻。

②脾肾阳虚:脾主运化,全赖阳气之推动,若脾阳不振则运化功能减退,不能腐熟水谷运化精微,以至水谷停滞,并入大肠而泄泻;泄泻日久不愈,损伤肾阳,即所谓"由脾及肾"。肾阳受损又可影响脾阳之不足,致成脾肾阳虚,则泄泻缠绵不止。

【临床表现】 根据病因可知湿盛和脾虚为形成泄泻的主因,而两者又相互影响,互为因果,一般来说,湿盛多为急性泄泻,脾虚多为慢性泄泻。

(1)急性泄泻

①湿邪侵袭:患者发病急骤,大便稀薄或夹黏液,每日数次或者十余次,腹痛肠鸣,肢体酸痛,苔白腻或黄腻,脉濡或滑数。

②伤食泄泻:患者有暴饮暴食或不洁的饮食史。发病突然,不思饮食,脘腹胀痛,腹痛肠鸣,泻下粪便臭如败卵,伴有不消化食物,泻后痛减,嗳腐吞酸,舌苔垢腻,脉濡或滑数。

(2)慢性泄泻

①脾胃虚弱:患者大便时清时稀,迁延反复,完谷不化,反复发作,稍食油腻或饮食稍多,则大便次数增多,食欲不振,食后脘闷不舒,舌淡苔白,脉缓弱或细弱。

②脾肾阳虚:患者泄泻多发作于黎明之前,脐周作痛,肠鸣即泻,泻下完谷,泻后痛缓,并有腹部畏寒,腰酸肢冷。舌淡苔白,脉沉细或细弱。

③肝气乘脾:患者泄泻每以精神因素,情绪波动而诱发。平时可有腹痛肠鸣,胸胁痞满,嗳气食少,腹痛即泻,泻后痛减,矢气频作,舌淡,苔薄,脉弦细。

【诊断与鉴别诊断】

（1）诊断要点：以排便次数增多，每日三五次至十数次或更多，粪质稀溏，或如水注，或完谷不化，腹痛肠鸣为主症。多有暴饮暴食或误食不洁之物的病史。

（2）鉴别诊断

①痢疾：痢疾以腹痛，里急后重，便下赤白脓血为主症，而泄泻以大便次数增多，粪质稀薄，甚至泻出如水样为主症，其大便中无脓血，也无里急后重，腹痛也或有或无。

②霍乱：霍乱是一种上吐下泻同时并作的病症，来势急骤，变化迅速，病情凶险，起病时先突然腹痛，继则吐泻交作，所吐之物均为未消化食物，气味酸腐热臭，所泻之物多为黄色粪水如米泔，常伴恶寒、发热，部分患者在吐泻之后，津液耗伤，迅速消瘦，或发生转筋，腹中绞痛。若吐泻剧烈，可致面色苍白，目眶凹陷，汗出肢冷等津竭阳衰之危候。

【推拿治疗】

（1）治疗原则：收涩止泻，健脾和胃，温肾壮阳，疏肝理气为基本治则。急性泄泻治以止泻调理，综合治之；慢性泄泻治以温补扶正，健运肠腑。

（2）基本治法

①腹部操作

取穴及部位：中脘、天枢、气海、关元，中腹部等。

主要手法：一指禅推、摩等手法。

操作方法：患者仰卧位。一指禅推自中脘缓慢向下移至气海、关元，往返 5～6 遍；逆时针摩腹，时间约 8 分钟。

②背部操作：

取穴及部位：脾俞、胃俞、肾俞、大肠俞、长强，腰部、骶部等。

主要手法：𢣐、按揉、擦等手法。

操作方法：患者俯卧位。沿脊柱两旁从脾俞到大肠俞施以𢣐法，时间约 1 分钟；按揉脾俞、胃俞、大肠俞、长强，每穴 1 分钟；接上式，擦左侧背部，以透热为度。

（3）辨证加减

①脾胃虚弱：按揉气海、关元、足三里，每穴约 2 分钟，刺激量宜轻，可适当延长气海刺激时间；首先逆时针摩腹，重点在胃脘部。至下腹部时，则按顺时针方向进行。

②脾肾阳虚：按揉气海、关元，刺激量宜轻柔，每穴 2 分钟；直擦背部督脉，横擦腰部肾俞、命门及八髎，以透热为度。

③肝气乘脾：按揉章门、期门，刺激量宜轻柔，每穴 2 分钟；斜擦两胁，以两胁微热为度；按揉肝俞、胆俞、膈俞、太冲、行间，刺激量宜轻，每穴 1 分钟。

【预防调护】 要养成饭前便后洗手的良好习惯;适当运动,增强体质;加强食品安全意识,慎食生冷之品。患病后要流质或半流质饮食,忌食辛辣刺激及肥甘厚味之品。泻泄期间忌食含淀粉(山芋之类)和脂肪过多的食物,以及一切生冷刺激与不易消化的食品。注意保暖,避免过度疲劳,饮食生活要有规律。

【按语】 病程短、病情轻的患者3~5次即可显效,一个疗程可基本治愈;病程较长的见效稍慢,要取得明显效果则需2~3个疗程。病情严重者,应综合调治。

6. 便秘

便秘是指大便秘结不通,排便时间延长,或虽有便意,而排便困难,可见于多种病症,主要由于大肠传导功能失常,粪便在肠内停留时间过久,水分被吸收,而至粪质干燥,坚硬所致。历代医著对便秘有各种辨证分型,因此命名也各不相同。《伤寒论》中有"阳结""阴结"及"脾约"等名称。后世一些医家又提出:"风秘""热秘""气秘""湿秘""热燥""风燥"等说。近世根据本症的临床症候结合病因病机的不同,把本症分为实秘、虚秘两类。

现代医学中的功能性便秘,属本病范畴,肠易激综合征、直肠及肛门疾病所致之便秘、药物性便秘等,均可参照本篇辨证治疗。

【病因病机】 饮食入胃,经过脾胃运化,吸收其精微,所剩糟粕由大肠传送而出,成为大便。如果脾胃运化和大肠传导功能正常,则大便通畅,不致发生便秘;若肠胃受病,或其他原因影响肠胃功能时,则可发生便秘。

(1)胃肠燥热:素体阳盛,或饮酒过度,嗜食辛热厚味,以致胃肠积热;或热病之后,津液耗伤,导致肠道燥热,津液失于输布而不能下润,于是大便干结,难于排出。

(2)气机郁滞:忧愁思虑,情志不舒而致肝气郁结,脾气不舒,胃失通降;肺气不足或壅滞,则肃降无力,肺与大肠相表里,致使大肠传导失司。这些都是气机郁滞,使胃肠传导功能无力,糟粕内停,不得下行而成便秘。

(3)气血亏损:劳倦内伤,病后体虚或老年人气血不足,气虚则大肠传送无力,大便排出艰难;血虚则津枯,不能下润大便,而致大便干燥,排便不畅,甚至秘结不通。

(4)阴寒凝结:阳虚体质或年老体衰,阳气不足,温煦无权,寒自内生,凝滞肠胃而致大便艰难。

上述各种病因病机之间常常相兼为病,或互相转化,可由虚转实,可因实致虚,亦可虚实并见。归纳起来,形成便秘的基本病机是邪滞大肠,腑气闭塞不通或肠失温润,推动无力,从而导致大肠传导功能失常,粪便不能正常排出。

【临床表现】 便秘的一般表现,是大便干燥,排便困难,经常三五日或七八日才大便一次;有部分患者,大便次数正常,但粪质干燥,坚硬难排;或少数患者,时有便意,大便并不干燥,但排出艰难。便秘日久,常可引发其他症状,部分患者,由于腑气不通,浊气不降,可引起腹胀,甚至腹痛,头晕头胀,食欲减退,睡眠不安等症。长期便秘,会引起痔疮,肛裂。

(1)肠道实热:患者大便干结,腹部胀满,按之作痛,小便短赤,面红身热或兼微热,口干或口臭,心烦,舌红、苔黄或黄燥,脉滑数或脉滑实。

(2)肠道气滞:患者大便秘结,欲便不得,嗳气频作,胁腹痞满,甚则少腹作胀、腹中胀痛,纳食减少,舌苔薄腻,脉弦。

(3)脾虚气弱:患者大便干结,临厕无力努挣,挣则汗出气短,面色㿠白少华,神疲气怯,头晕,目眩,心悸。舌淡,苔薄白,脉细弱。

(4)脾肾阳虚:患者大便艰涩,难以排出,面色萎黄无华,时作眩晕,心悸,甚则少腹冷痛,小便清长,畏寒肢冷,喜热恶寒,腰脊酸冷,舌质淡,苔白润,脉沉迟。

(5)阴虚肠燥:患者大便干结,状如羊粪,口干少津,神疲纳差。舌红,苔少,脉细数。

【诊断与鉴别诊断】

(1)诊断依据:排便次数减少,排便周期延长;或粪质坚硬,便下困难;或排出无力,出而不畅。

(2)鉴别诊断

①结肠梗阻性便秘:与长期便秘相同,患者常有腹胀、腹痛、恶心、呕吐等症状。结肠肿瘤、肠粘连等慢性肠梗阻者,起病较缓慢,便秘呈逐渐加重。急性肠梗阻者,则起病多较急骤,病情较重,腹痛、恶心、呕吐等症状较便秘更为严重。急性肠系膜血管梗死或血栓形成等缺血性肠病患者,以剧烈腹痛为首发症状,可伴有恶心、呕吐及便秘等症状,但患者常有血便。腹部平片显示阶梯状液平,对肠梗阻的鉴别有重要意义。

②泻药性肠病:指患者由于直肠肛门病变造成排便困难而使用泻药,长期服用后造成对药物的依赖性,从而引发泻药性肠病,与便秘一样均可成排便困难。

【推拿治疗】

(1)治疗原则:实者以祛邪为主,辅以泻热、温散、通导之法;虚者以养正为先,辅以滋阴养血、益气温阳之法。

(2)基本治法

①腹部操作:

取穴及部位:中脘、天枢、大横、下腹部等。

主要手法:一指禅推法、摩法等。

操作方法:患者仰卧位。一指禅推中脘、天枢、大横,刺激量宜轻,每穴1分钟;顺时针摩腹,时间约8分钟。

②背部操作：

取穴及部位：肝俞、脾俞、胃俞、肾俞、大肠俞、八髎、长强等。

主要手法：一指禅推、滚、按、揉等手法。

操作方法：患者俯卧位。一指禅推或以滚法沿脊柱两侧从肝俞、脾俞到八髎往返施术，手法宜轻，时间约 5 分钟；按揉肾俞、大肠俞、八髎、长强，刺激量宜轻，每穴1 分钟。

（3）辨证加减

①肠道实热：按揉足三里、丰隆、大肠俞、支沟、曲池，以酸胀为度；推足阳明胃经，从足三里向下推至下巨虚，时间约 3 分钟。

②肠道气滞：按揉中府、云门、膻中、章门、期门、肺俞、肝俞、膈俞，均以酸胀为度；横擦胸上部，以透热为度；斜擦两胁，以微有热感为度。

③脾虚气弱：横擦胸上部、左侧背部及八髎，均以透热为度；按揉足三里、脾俞各 1 分钟，可配合捏脊 3 遍。

④脾肾阳虚：横擦肩背部及肾俞、命门、八髎，均以透热为度；直擦背部督脉，以透热为度。

⑤阴虚肠燥：按揉足三里、三阴交、太冲，均以酸胀为度；掌按腹部、掌揉关元，呼气时下按，吸气时轻轻上抬，掌按时应向下及耻骨联合方向按压，掌揉时应缓缓轻揉，以腹部透热为度；掌推任脉，自中脘沿任脉向下推至神阙穴，然后医生两手掌相对搓热，并以掌心熨热腹部。

【预防调护】 对于习惯性便秘，应保持心情舒畅，增加体力活动，注重饮食调节，并按时如厕。平时应多食蔬菜、水果，忌食辛辣刺激性食品。便秘患者平时应多做下蹲起立及仰卧屈髋压腹动作。早晚可则自行进行顺时针方向的摩腹数次，以促进胃肠蠕动。

【按语】 推拿治疗应详细询问患者的饮食、生活习惯及工作情况，除仔细询问病史外，还需结合查体，必要时进行相应的诊断性检查，以便明确诊断。

7. 失眠

失眠又称不寐，是指以经常不能获得正常睡眠为特征的一种病症。轻者难以入寐，或睡中易醒，醒后不能再寐，或时寐时醒；重者可彻夜不能入寐。失眠又称"不得眠""目不瞑"。本病可单独出现，也可以与头痛、健忘、眩晕、心悸等症同时出现。

现代医学中神经官能症、更年期综合征等以失眠为主要临床表现时可参考本节内容辨证论治。

【病因病机】 导致不寐的因素有很多，如饮食不节、久病及年迈体虚，禀赋不足，思虑劳倦、情志所伤均可内伤心脾、阳不交阴、心肾不交、阴虚火旺、肝阳扰动、心胆气虚、胃中不和而影响心神,导致不寐。其主要病机为脏腑阴阳失调,气血失和,以致心神失养或心神不安,阳不入阴,阴不含阳,神不守舍;或跷脉功能失调,阳跷脉亢盛,阴跷脉失于对其制约,阴不制阳,而致失眠。《灵枢·邪客》指出:"今厥气客于五脏六腑,则卫气独卫其外,行于阳,不得入于阴。行于阳则阳气盛,阳气盛则阳跷陷,不得入于阴,阴虚,故目不瞑。"可见,阴阳失和是失眠的关键所在。

【临床表现】 失眠是一种睡眠质量不满意状态,主要症状包括难以入睡、睡时多梦、睡后易醒、醒后入睡困难等。根据辨证分型,具体表现如下:

(1)心脾两虚:多梦易醒,面色不华,头晕目眩,心悸健忘,神疲肢倦,饮食无味,舌质淡,苔薄,脉细弱。

(2)阴虚火旺:心烦不寐,头晕耳鸣,心悸健忘,颧红潮热,口干少津,手足心热,腰膝酸软,舌质红,少苔,脉细数。

(3)痰热内扰:不寐多梦,头重心烦,头晕目眩,口苦痰多,胸闷脘痞,不思饮食,舌质红,苔黄腻,脉滑或滑数。

(4)肝郁化火:心烦不能入寐,急躁易怒,头痛面红,目赤苦,胸闷胁痛,不思饮食,口渴喜饮,便秘尿黄,舌质红,苔黄,脉弦数。

【诊断与鉴别诊断】

(1)诊断依据:轻者入睡困难或睡时易醒,醒后不寐连续 3 周以上;重者彻夜难眠。

(2)鉴别诊断

①环境性失眠:由于环境因素对睡眠过程的干扰而导致睡眠质量的下降。如睡眠环境中的温度、光线、噪声、气味等影响或身居高原产生高原反应;又或处于特定的环境,如看护患者、照料婴儿、身处危险场所等,患者需要保持警惕,往往精神不能放松而致失眠。

②更年期失眠:由于雌激素水平不断下降导致内分泌功能以及自主神经功能紊乱,且本病与心理因素及社会因素的影响息息相关。主要表现为入睡困难,早醒和睡眠浅等,并伴随月经失调、闭经、午后潮热、心烦意乱、脾气暴躁等。

此外,中医不寐临床上还应与脏躁、烦躁、停饮、胸痹、郁证等相鉴别。

【推拿治疗】

(1)治疗原则:催眠安神,调理脏腑,平衡阴阳。心脾两虚者治以补益心脾,阴虚火旺者治以滋阴降火,肝郁化火者治以疏肝泻热,痰热内扰者治以化痰清热。

(2)基本治法

①头面及颈肩部操作:

取穴及部位:印堂、神庭、太阳、睛明、攒竹、鱼腰、角孙、百会、风池、安眠穴等。

主要手法:一指禅推法、抹法、按揉法、扫散法、拿法等。

操作方法:患者坐位或仰卧位。医者行一指禅"小∞字"和"大∞字"推法,反复分推3~5遍。继之指按、指揉印堂、攒竹、睛明、鱼腰、太阳、神庭、角孙、百会,每穴1分钟;结合抹前额3~5遍;从前额发际处拿至风池穴处做五指拿法,反复3~5遍;行双手扫散法,约1分钟;指尖击前额部至头顶,反复3~6遍。

②腹部操作:

取穴及部位:中脘、气海、关元等。

主要手法:摩、按揉等手法。

操作方法:患者仰卧位。先顺时针摩腹,再逆时针摩腹,时间约3分钟。以指按揉中脘、气海、关元,每穴1分钟。

③腰背部操作:

取穴及部位:心俞、肝俞、脾俞、胃俞、肾俞、命门,背部督脉、华佗夹脊等部位。

主要手法:擦法、捏法、掌推法等。

操作方法:患者俯卧位。医生用擦法在患者背部、腰部施术,重点在心俞、肝俞、脾俞、胃俞、肾俞、命门等部位,时间约5分钟。用掌推法从背部沿脊柱自上而下推至腰骶部,反复操作3~4遍。

(3)辨证加减

①心脾两虚:以指按揉神门、天枢、足三里、三阴交,每穴1~2分钟;直擦背部督脉,以透热为度。

②阴虚火旺:交替推两侧桥弓各20次;擦两侧涌泉,以透热为度。

③肝郁化火:以指按揉肝俞、胆俞、期门、章门、太冲,每穴1分钟;搓两胁,时间为1分钟。

④痰热内扰:以指按揉神门、内关、丰隆、足三里,每穴1分钟;横擦脾俞、胃俞、八髎,以透热为度。

【预防调护】 规律的生活是预防本病最有效的方法。睡前避免饮用浓茶、咖啡及过度兴奋刺激,注意作息时间,适当参加体育锻炼,避免睡前情绪波动,保持情绪平和稳定。

【按语】 本病治疗以午后为宜,尤以睡觉前几小时疗效更优,手法宜轻柔。对重度的失眠患者应配合药物治疗,治疗前应仔细询问病史,并对失眠的状况进行评估,再进行必要的辅助检查后,最终确立诊断。

8.眩晕

眩晕是以头晕、眼花为主要临床表现的一类病症。眩即眼花,晕是头晕,如坐车船,旋转不定,两者常同时并见,故统称为"眩晕"。眩晕为临床常见病症,多见于中老年人,现在亦可发于青年人。轻者闭目即止,重者可伴有恶心、呕吐、汗出,甚则昏倒等症状。

现代医学中内耳性眩晕、体位性眩晕、良性眩晕症、脑动脉硬化、椎动脉型颈椎病、寰枢椎关节紊乱综合征、贫血、神经衰弱、脑震荡后遗症以及某些脑部疾患等，可参照本篇辨证治疗。

【病因病机】 眩晕发生的原因有肝阳上亢、痰浊中阻、肾精不足、气血亏虚、瘀血内阻。

（1）肝阳上亢：平素阳盛之体，恼怒过度，肝阳上亢，阳升风动，发为眩晕；或因情志不舒，长期忧郁恼怒，气郁化火，使肝阴暗耗，风阳升动，上扰清窍，发为眩晕；或肾阴不足，不能养肝，水不涵木，阴不维阳，肝阳上亢，发为眩晕。

（2）痰浊中阻：嗜食肥甘厚味，伤于脾胃，健运失司，以致水谷精微不化，聚湿生痰，痰湿交阻，致清阳不升，浊阴不降，发为眩晕。

（3）肾精不足：先天不足，或劳伤过度，致肾精亏耗，生髓不足，而脑为髓之海，髓海不足，不能上充于脑，而发为眩晕。

（4）气血亏虚：久病不愈，耗损气血，或失血之后，虚而不复；或脾胃虚弱，不能健运水谷而生化气血，以致气血两虚，气虚则清阳不展，血虚则脑失所养，皆能发生眩晕。

（5）瘀血内阻：跌扑坠损，头脑外伤，瘀血内留，阻于经脉，以致气血不能荣于头；或瘀停胸中，迷闭心窍，心神飘摇不定；或妇人产时感寒，恶露不下，血瘀气逆，并走于上，扰乱心神，干扰清窍，皆可发为眩晕。

本病病位在清窍，与肝、脾、肾三脏关系密切。发病过程中，各种病因病机，可以相互影响，相互转化，形成虚实夹杂；或阴损及阳，阴阳两虚。

另外，还有因颈椎疾病而引发的眩晕，称为颈椎源性眩晕。

【临床表现】

（1）肝阳上亢：患者眩晕耳鸣，头痛且胀，每因烦劳或恼怒而头晕、头痛增剧，肢麻震颤，面色潮红，急躁易怒，少寐多梦，口苦，舌红、苔薄黄，脉弦。

（2）痰浊中阻：患者眩晕，头重如蒙，视物旋转，胸脘痞闷，泛泛欲呕，少食多寐，呕吐痰涎，舌苔白腻，脉濡滑或弦滑。

（3）肾精不足：患者眩晕，神疲健忘，腰膝酸软，遗精耳鸣，失眠多梦；或四肢不温，舌质淡，脉沉细；或五心烦热，舌质红，脉弦细。

（4）气血亏虚：患者头晕眼花，动则加剧，遇劳则发，面色苍白，唇甲不华，心悸失眠，神疲懒言，饮食减少，便溏，舌质淡，苔薄白，脉细弱。

（5）瘀血内阻：患者眩晕，头痛，或兼见健忘，失眠，心悸，精神不振，耳鸣耳聋，面或唇色紫黯，舌有紫斑或瘀点，脉弦涩或细弦。

（6）颈椎源性眩晕：患者眩晕发作与颈椎位置改变密切相关，以目眩为主，可伴恶心、呕吐、汗出、目胀、畏光等。

【诊断与鉴别诊断】

（1）诊断依据

头晕目眩，视物旋转，轻者闭目即止，重者如坐车船，甚则仆倒。可伴有恶心呕吐，耳鸣耳聋，眼球震颤，汗出，面色苍白等。颈椎源性眩晕，影像学检查有颈椎退行性改变。

（2）鉴别诊断

①中风：眩晕重证的仆倒与中风昏仆相似，但眩晕无半身不遂、不省人事、口舌歪斜等症，也有部分中风患者，以眩晕、头痛为先兆表现。

②厥证：厥证以突然昏仆、不省人事、四肢厥冷为特征，但眩晕无昏迷、不省人事的表现。

【推拿治疗】

（1）治疗原则：总体原则为补虚泻实，调整阴阳。肝阳上亢治以平肝潜阳，清利头目；痰浊中阻治以化痰降逆；肾精不足治以滋阴潜阳，填精补髓；气血亏虚治以补气养血；瘀血内阻治以活血化瘀。

（2）基本治法

①头面及颈部操作：

取穴及部位：印堂、攒竹、鱼腰、睛明、四白、太阳、百会，前额、头顶、眼眶、颈项部等。

主要手法：一指禅推法、抹法、推法、按法、揉法、拿法、扫散法等。

操作方法：患者坐位或仰卧位。医者行一指禅"小∞字"和"大∞字"推法，反复分推3~5遍。继之指按、指揉印堂、攒竹、鱼腰、四白、太阳、百会、四神聪等穴，每穴约1分钟；结合抹前额3~5遍；从前额发际处拿至风池穴处做五指拿法，反复3~5遍；行双手扫散法，约1分钟；指尖击前额部至头顶，反复3~6遍。

②颈肩部操作：

取穴及部位：风府、风池、新设、肩井、大椎，项肩部太阳经、少阳经及督脉循行等部位。

主要手法：一指禅推法、揉法、拨法、平推法、拿法、擦法等。

操作方法：患者取坐位或俯卧位。用一指禅推法沿项部膀胱经、督脉上下往返操作，结合揉、拨、推上述穴位，3~5分钟；拿风池、风府，3~5分钟；继之拿风池穴、项部两侧肌群、肩井，各半分钟；在项、肩、上背部施以擦法，约2分钟。

③腰背部操作：

取穴及部位：肝俞、心俞、肾俞、脾俞、膈俞，背部、腰部等。

主要手法：擦、推等手法。

操作方法：横擦五脏俞及膈俞，以透热为度。直推背部膀胱经5~10遍。

④四肢部操作:

取穴及部位:曲池、神门、阳陵泉、涌泉,上肢内侧、下肢内侧阴经等。

主要手法:按、揉、擦、拿等手法。

操作方法:按揉曲池、神门、阳陵泉,擦涌泉,时间为8~10分钟。拿上肢,屈侧力量重,伸侧宜轻。按揉下肢内侧3~5分钟。

(3)辨证加减

①肝阳上亢:重推心俞、肝俞、肾俞、命门。拿曲池,按揉三阴交。推桥弓,左右各10~20遍。

②痰浊中阻:推摩膻中、中府、云门。推揉中脘,按揉足三里、丰隆,推脾俞、胃俞。

③肾精不足:推大椎,按揉翳风;重推肾俞、命门,按揉大肠俞,拿承山。

④气血亏虚:推中脘,摩腹,按揉血海、足三里;推心俞、脾俞、胃俞,时间为3~5分钟。

⑤瘀血内阻:揉中脘、章门、期门、云门。患者膝关节屈曲,拿承山。

⑥颈椎源性眩晕:参照椎动脉型颈椎病治疗。

【预防调护】 要注意劳逸结合,坚持适度的体育锻炼;防止七情内伤;饮食有节,忌暴饮暴食,注意饮食清淡,慎食肥甘醇酒及过咸伤肾之品;尽量戒除烟酒。发病后要及时治疗,注意休息;保持情绪稳定;避免突然、剧烈的体位改变和头颈部运动,以防眩晕症状的加重,或发生昏仆。有眩晕史者,应当避免剧烈体力活动,避免高空作业。

【按语】 头部推拿治疗时,应固定患者头部,不使晃动,防止头晕加重。临床上有应用颈部扳法治疗眩晕而引起昏厥的报道,因此治疗时要慎重使用颈部扳法。

9. 心悸

心悸是指患者自觉心中悸动,惊惕不安,甚则不能自主的一种病症。临床多呈反复发作性,每因情志刺激或劳累而发作,且常伴胸闷、气短、失眠、健忘、眩晕、耳鸣等症。病情较轻者为惊悸,病情较重者为怔忡,可呈持续性。

现代医学中各种原因所致之心律失常,如心动过速、心动过缓、心房纤颤、心室纤颤、心房扑动、心室扑动、房室传导阻滞、预激综合征、病态窦房结综合征以及心功能不全、心肌炎、心脏神经官能症等,凡以心悸为主要临床表现时,均可参照本篇辨证治疗。

【病因病机】

(1)体质虚弱:禀赋不足,素体虚弱,或久病失养,劳欲过度,气血阴阳亏虚,以致心失所养,发为心悸。

(2)饮食劳倦:嗜食膏粱厚味,煎炸炙烤之品,蕴热化火生痰,或伤脾滋生痰浊,痰火扰心而致心悸;或劳倦太过,气阴暗耗,心神失养而心悸。

(3)七情所伤:平素心虚胆怯,突遇惊恐,忤犯心神,心神动摇,不能自主而心悸;或长期忧思不解,肝气郁结,化火生痰,痰火扰心,心神不宁而心悸;此外,如大怒伤肝,大恐伤肾,怒则气逆,恐则精却,阴虚于下,火逆于上,动撼心神而发惊悸。

(4)感受外邪:风、寒、湿三气杂至,合而为痹,痹证日久,复感外邪,内舍于心,痹阻心脉,心之气血运行受阻,而发心悸;风、寒、湿、热之邪,由血脉内侵于心,耗伤心之气血阴阳,亦可引起心悸。如温病、疫毒均可灼伤营阴,心失所养而发心悸。或邪毒内扰心神,心神不安,也可发为心悸,如春温、风温、暑温、白喉、梅毒等病,往往伴见心悸。

【临床表现】 心悸的基本证候特点是自觉发作性心慌不安,心跳剧烈,不能自主,或一过性、阵发性,或持续时间较长,或一日数次发作,或数日一次发作。就临床表现不同,可分为以下几型。

(1)心虚胆怯:患者心悸,善惊易恐,坐卧不安,少寐多梦,舌苔薄白或如常,脉象动数或虚弦。

(2)心血不足:患者心悸头晕,面色不华,倦怠乏力,舌质淡红,脉象细弱。

(3)阴虚火旺:患者心悸不宁,心烦少寐,头晕目眩,手足心热,耳鸣腰酸,舌质红,少苔或无苔,脉象细数。

(4)心阳不振:患者心悸不安,胸闷气短,面色苍白,大汗淋漓,形寒肢冷,舌质淡白,脉象或沉细而数。

(5)水饮凌心:患者心悸眩晕,胸脘痞满,形寒肢冷,小便短少,或下肢浮肿,渴不欲饮,恶心吐涎,舌苔白滑,脉象弦滑。

(6)心血瘀阻:患者心悸不安,胸闷不舒,心痛时作,或见唇甲青紫,舌质紫黯或有瘀斑,脉涩或结代。

心悸多为本虚标实证,其本为气血不足、阴阳亏损,其标是气滞、血瘀、痰浊、水饮,临床表现多为虚实夹杂。

【诊断与鉴别诊断】

(1)诊断依据:常因情志刺激、惊恐、紧张、劳倦过度等发病。以自觉心慌不安,心跳剧烈,神情紧张,不能自主,心跳不规律,呈阵发性或持续性为主症。兼见胸闷不舒,易激动,心烦,少寐多汗,颤动,头晕乏力。脉象数、缓、促、结、代、沉、迟等。

(2)鉴别诊断

①真心痛:症见心痛剧烈不止,伴有面色苍白,唇甲青紫或手足青冷至节,呼吸急促,大汗淋漓直至晕厥,病情危笃。

②奔豚:发作之时,亦觉心胸躁动不安。鉴别要点为:心悸为心中剧烈跳动,发

自于心;奔豚乃上下冲逆,发自少腹。《难经·五十六难》:"发于小腹,上至心下,若豚状,或上或下无时。"《金匮要略·奔豚气病脉证治》:"奔豚病从少腹起,上冲咽喉发作欲死,复还止,皆从惊恐得之。"

【推拿治疗】

(1)治疗原则

总体治则为养心,安神,定悸。心虚胆怯治以安神定志,调理气机;心血不足治以补益心气,养血安神;阴虚火旺治以滋阴降火,调理心神;心阳不振治以振奋心阳,镇心安神;心血瘀阻治以活血通络,宁心安神。

(2)基本治法

①头面部操作

取穴及部位:印堂、风池、百会,眉弓、头面部等。

主要手法:推、揉、按等手法。

操作方法:推印堂、眉弓5~10遍。自上而下推桥弓,左右交替,每侧1分钟,然后按揉百会、风池,每穴2分钟。同时测脉搏,以脉搏90次/分钟以下为度。

②胸背部操作:

取穴及部位:心俞、肺俞、膈俞、膻中、中府、云门,背部等。

主要手法:揉、摩、一指禅推等手法。

操作方法:一指禅推心俞、肺俞、膈俞,揉膻中,摩中府、云门,共10分钟。

③上肢部操作:

取穴及部位:内关、神门,双上肢等。

主要手法:按、揉、拿等手法。

操作方法:按揉双内关、神门,拿双上肢。共6分钟。

(3)辨证加减

①心胆虚怯:延长按揉神门时间,加按巨阙,拿风池、玉枕。用小鱼际沿胸骨正中分别向左右腋中线推运至两肋部3~5分钟,以心悸减轻为度。

②心血不足:加揉中脘,拿血海、足三里,延长推脾俞、胃俞时间。双手掌重叠按揉或用一指禅推心俞、华佗夹脊穴,时间约5分钟。

③阴虚火旺:加推肾俞、太阳、听宫、听会、耳门,拿太冲、行间。按揉翳风,拿风池,按哑门。

④水饮凌心:加按揉章门、期门,搓两胁。梳中府、膻中各2分钟,运腹部约5分钟。

⑤阳气衰弱:摩小腹,按中极,推关元、气海、中极。揉八髎、肾俞、命门,拿三阴交。

⑥心血瘀阻:按揉大包、京门、膈俞、三阴交,以透热为度。右手掌或右手拇指、

示指按摩头项部及背部膀胱经第 1 侧线,时间为 3 分钟。

【预防调护】 应做到生活有规律,起居有时。要注意气候的变化,避免风、寒、湿、热等外邪侵袭。少进食含动物脂肪多的饮食,少进咸、辣和酒、烟、浓茶、咖啡等。

【按语】 心悸常见于多种心脏疾病中,首先分清疾病的性质,找出发病原因。若是功能性的疾病,呈阵发性,经推拿治疗很快缓解,预后良好;若是器质性病变所致的心悸,在推拿治疗的同时应积极配合药物等综合治疗,以免贻误病情。

10.胁痛

胁痛是以一侧或两侧胁肋疼痛为主要临床表现的病症,是临床多见的一种自觉症状。本病的发生主要和肝胆疾病有关,女性多于男性,四季均可发生。

胁痛多见于现代医学的急、慢性肝炎,肝硬化,急、慢性胆囊炎、胆石症、肝寄生虫病、肝癌、肋间神经痛、肋软骨炎、胸膜炎、胆道蛔虫症、肝脓肿等病。本节主要讨论功能性胁痛的治疗方法。

【病因病机】 胁痛主要责之于肝胆。因肝位于胁下,其经脉布于两胁,又胆附于肝,与肝成表里关系,其脉亦循于肝。所以肝之疏泄不利,致肝气郁滞,脾经壅滞,湿自内生;或气郁日久,气滞则血瘀;或肝肾亏虚,血不荣络等,皆可导致胁痛。

【临床表现】

(1)肝气郁结:患者胁肋胀痛,走窜不定,疼痛每因情志变化而增减,胸闷气短,饮食减少,嗳气频作,苔薄,脉弦。

(2)瘀血停着:患者胁肋刺痛,痛有定处,入夜更甚,胁肋下或见癥块,舌质紫黯,脉沉涩。

(3)肝胆湿热:患者胁痛口苦,目赤或目黄、身黄,胸闷纳呆,恶心呕吐,小便黄赤,或发热恶寒,舌质红,苔黄腻,脉弦数或浮数。

(4)肝阴不足:患者胁肋隐痛,绵绵不休,遇劳加重,头晕目眩,口干咽燥,心中烦热,舌质红,少苔,脉细弦而数。

【诊断与鉴别诊断】

(1)诊断依据:一侧或两侧胁肋部发生刺痛、胀痛、隐痛、闷痛或窜痛等为主要诊断要点。

(2)鉴别诊断

①胆胀:有胆瘅等病史,疼痛在胆囊区最为明显,拒按,可伴发热、腹胀,甚至黄疸等症。

②胸痛:胸痛与胁痛均可表现有胸部的疼痛。不过胁痛部位在胁肋部,常伴恶心、口苦等肝胆病症状,实验室检查多可查见肝胆疾病;而胸痛部位则在整个胸部,常伴有胸闷不舒,心悸短气,咳嗽喘息,痰多等心肺病症候,心电图、胸部 X 线透视

等检查多可查见心肺疾病的证据。

【推拿治疗】

（1）治疗原则：疏肝利胆，行气止痛为基本治则。肝气郁结治以疏肝理气，瘀血停着治以活血化瘀，肝胆湿热治以清利湿热，肝阴不足治以养阴柔肝。

（2）基本治法

①背部操作：

取穴及部位：膈俞、肝俞、胆俞、阿是穴，背部膀胱经等。

主要手法：点、按、一指禅推、擦等手法。

操作方法：患者坐位或俯卧位。点或按膈俞、肝俞、胆俞及压痛点，均以局部酸胀感为宜。一指禅推背部膀胱经，时间约 3 分钟。擦背部膀胱经，以透热为度。

②胁肋部操作：

取穴及部位：章门、期门、日月，胸胁部等。

主要手法：按揉、擦法等。

操作方法：患者坐位。以指按揉章门、期门，每穴 1 分钟。擦两侧胁肋部，以透热为度。

③四肢部操作：

取穴及部位：阳陵泉、胆囊、太冲、行间等。

主要手法：点法、按法等。

操作方法：患者坐位或仰卧位。点或按阴陵泉、胆囊、太冲、行间，每穴 1 分钟。

（3）辨证加减

①肝气郁结：按揉章门、期门，每穴 3 分钟。点按厥阴俞、脾俞，每穴 1 分钟。搓两胁，时间为 1 分钟。

②瘀血停着：掌摩胁肋部，时间为 2 分钟。指摩右上腹及剑突下，时间为 1 分钟。

③肝胆湿热：点或按脾俞、胃俞，每穴 1 分钟。一指禅推或以指按揉中脘、天枢、大横，每穴 1 分钟。

④肝阴不足：指摩气海俞、关元俞，每穴 1 分钟。指按揉三阴交、太溪，每穴 1 分钟。

【预防调护】　预防本病要保持心情舒畅，尽量避免抑郁、恼怒等不良的精神刺激。若已患病，则应注意休息，节制饮食，避免暴饮暴食，切忌肥甘辛辣滋腻之品。适当进行体育锻炼，增强体质；养成良好的排便习惯，保持胃肠道的正常生理功能；注意个人卫生，预防蛔虫病。

【按语】　本病虽预后较好，但也有部分患者迁延不愈。若治疗不得当，演变为癥瘕痞块等症，则预后欠佳。胁痛为肝胆、胁肋部病变的常见症状之一，肝癌、肝痛、肝热病、肝著、臌胀、胆瘅、胆胀、悬饮、干胁痛、胁肋痛等疾病均可导致胁痛,故治疗后虽可使疼痛缓解,但必须积极治疗原发病。

11. 呃逆

呃逆是指以气逆上冲,喉间呃呃连声,声短而频,令人不能自制为主要表现的病症,俗称"打嗝",古称"哕",又称"咳逆"。此症如偶然发作大都轻微,可不治而愈;如持续不断,则须治疗方能渐平。本节所讨论的是属于持续不已的呃逆。本症若在其他急慢性疾病中出现,则每为病势转向危重的预兆。

现代医学的胃肠神经官能症、胃炎、胃扩张、脑血管病或其他原因所导致以呃逆为主要临床表现者,均可参照本篇治疗。

【病因病机】

呃逆的产生,主要由于胃气上逆动膈所致。其病位在膈,关键脏腑在胃。

(1)饮食不节:如进食过快过饱、过食生冷或寒凉药物,胃腑受寒,则寒气蕴蓄于胃,并循手太阴之脉上膈、袭肺,则胃气失于和降,气逆而上;复因膈间气机不利,气逆而上冲于喉,故呃逆声短而频,不能自制。若过食辛热煎炒之品,醇酒厚味,或过用温补之剂,燥热内盛,阳明腑实,气不顺行,胃火实热上冲,亦可动膈而发生呃逆。

(2)情志不和:恼怒抑郁,气机不利,横逆犯胃,胃失和降,胃气上逆,冲喉动膈,则发生呃逆;或肝郁克脾,或忧思伤脾,脾失健运,津液失布,滋生痰浊,或素有痰饮内停,复因恼怒气逆,胃气上逆夹痰,上冲喉间,亦能动膈,皆可发为呃逆。

(3)正气亏虚:素体不足,年高体弱,重病、久病之后,正气未复或吐下太过或误用吐、下之剂,耗伤中气,脾气虚弱,或损及胃阴,均可使胃失和降,上逆动膈而发生呃逆。若病深及肾,失于摄纳,冲气上乘,夹胃气上逆动膈也可发为呃逆。

综上所述,呃逆是由于胃气上逆动膈而成。引起胃失和降的原因则有寒气蕴蓄,燥热内盛,气郁痰阻,及正气亏虚等方面。此外,肺气失于疏通,在发病过程中也起了一定作用。因手太阴肺经之脉,还循胃口,上膈,属肺;肺胃之气又均以降为顺,故两脏在功能上互相促进,在病变时亦互相影响,膈位于肺胃之间,当各种病因侵袭肺胃之时,亦每使膈间之气不畅,故胃气上逆而引起呃逆之症。

现代医学一般认为呃逆是由于膈肌痉挛引起气逆上冲,喉间声响"结嗝"不止。常见的病因有:

(1)饮食失调,太冷、太热或刺激性过强的饮食,急性、慢性酒精中毒等。

(2)纵隔膜炎症及肿瘤。

(3)胃肠道病变:胃炎、胃扩张、肠梗阻、肠绞痛、急性阑尾炎、急性胰腺炎及胃肠手术后等引起。

(4)其他:如颅内压过高、脑炎、尿毒症及精神病等。

【临床表现】

(1)寒气蓄胃:患者呃声沉缓有力,胸膈及胃脘不舒,得热则减,得寒则甚,饮食减少,口淡不渴,舌苔白润,脉迟缓。

(2)胃中燥热:患者呃声洪亮,连续有力,冲逆而出,口臭烦渴,多喜冷饮,脘腹满闷,大便秘结,小便短赤,面赤,舌苔黄燥,脉滑数。

(3)气郁痰阻:患者呃逆连声,胸胁胀闷,由情志不畅、抑郁恼怒而发作,情志转舒则稍缓,或时有嗳气,饮食不下,头目昏眩,肠鸣矢气,舌苔薄腻,脉弦而滑。

(4)正气虚亏:患者呃声低沉无力,气不得缓,面色苍白,手足不温,食少困怠,舌淡苔白,脉细弱无力。

【诊断与鉴别诊断】

(1)诊断依据:以气逆上冲,喉间呃呃连声,声短而频为主要临床表现。常伴有胸膈满闷,胃脘部嘈杂灼热、嗳气、情绪不安等。多有饮食不当、情志不遂、感寒着凉等诱发因素,起病较急。

(2)鉴别诊断

①干呕:也属胃气上逆的表现,但干呕属于有声无物的呕吐,乃胃气上逆,冲咽而出,发出呕吐之声。呃逆则气从膈间上逆,气冲喉间,呃呃连声,声短而频,不能自止。

②嗳气:嗳气乃胃气阻郁,气逆于上,冲咽而出,发出沉缓的嗳气声,多伴酸腐气味,食后多发,张景岳称之为"饱食之息"。

【推拿治疗】

(1)治疗原则:以和胃降逆为基本治则。胃寒者,治以温中祛寒;胃热者,治以泻热通腑;气郁痰阻者,治以降气化痰;正气亏虚者,治以温补脾胃。

(2)基本治法

①胸腹部操作:

取穴及部位:缺盆、膻中、中脘,腹部等。

主要手法:按、揉、摩等手法。

操作方法:患者仰卧位。医生坐于右侧,按揉缺盆,以酸胀为度。然后按揉膻中1分钟;顺时针摩腹部,以中脘为重点,时间为6~8分钟。

②背部操作:

取穴及部位:膈俞、胃俞,背部两侧,胁肋部等。

主要手法:按、揉、一指禅推、搓等手法。

操作方法:患者俯卧位。医生坐于右侧,自上而下以一指禅推背部膀胱经,往返3~4遍,重点在膈俞、胃俞,时间约6分钟;按揉膈俞、胃俞,以酸胀为度;搓背部及两胁,使之有温热感。

（3）辨证加减

①胃中寒冷：摩腹时加按揉气海，时间为 2 分钟。摩擦左侧背部，以透热为度。

②胃中燥热：横擦八髎，以透热为度。按揉足三里、大肠俞，以酸胀为度。

③气郁痰阻：按揉中府、云门、膻中、章门、期门、肺俞、膈俞、肝俞、胃俞，均以酸胀为度，不宜刺激太重。横擦胸上部，以透热为度；斜擦两胁，以微有热感为度。按揉内关、足三里、丰隆，以酸胀为度，每穴 1 分钟。

④正气亏虚：横擦左侧背部脾胃体表投影区，直擦督脉，均以透热为度。按揉足三里、内关，每穴 1 分钟。

【预防调护】 养成良好的饮食习惯，不过食生冷及辛燥之物；保持心情舒畅，避免强烈情志刺激。患病后，应进食易消化食物。

【按语】 呃逆一证，病因较为复杂，疗效差异很大。轻者不治自愈，若呃呃连声，不能自制者，可先简易止呃法试治。无效者，可用推拿疗法辨证施治。若见危重疾病出现频频呃逆，推拿效果不佳，预后亦较差，必须配合西医急救措施。

12. 呕吐

呕吐是指以胃内容物经食道、口腔冲逆吐出为主要临床表现的一种病症，其发病多与饮食失调有关。有声有物谓之呕，有物无声谓之吐，无物有声谓之干呕。呕与吐常同时发生，很难截然分开，统称呕吐。

现代医学中神经性呕吐、急性胃肠炎、幽门痉挛、幽门梗阻、胃黏膜脱垂症、十二指肠瘀积症、胃神经官能症、胆囊炎、胰腺炎等以呕吐为主要临床表现者，均可参照本篇辨证治疗。

【病因病机】 呕吐的病因是多方面的，且相互影响，兼杂致病。但无论邪气犯胃，或脾胃虚弱，发生呕吐的基本病机都在于胃失和降，胃气上逆。

（1）外邪侵袭：外感风、寒、暑、湿之邪及秽浊之气，内犯胃腑，以致气机不利，胃失和降，水谷随逆气上冲，发生呕吐，尤其以寒邪凝闭中阻，扰动胃肠而多见。

（2）饮食不节：暴饮暴食，或过食生冷、油腻、不洁食物，停积不化，伤及胃气，升降失常，致气逆于上而发为呕吐。

（3）肝胃不和：恼怒伤肝，肝失条达，肝气横逆犯胃；或忧思伤脾，情志不遂，脾失健运，食停难化，致胃腑失于和降，胃气上逆，发为呕吐。

（4）脾胃虚弱：脾胃素虚，禀赋不足；或劳倦内伤；或久病不愈，中阳不振；或饮食失调，损伤脾胃；或大汗、大病之后，津液耗损，均可使脾胃虚弱，胃腑失养，升降无序，发为呕吐。

现代医学认为呕吐受延髓呕吐中枢的控制。引起呕吐的原因很多，其中，反射性呕吐最常见，其病因有胃肠炎、幽门梗阻、肝胆疾病、阑尾炎、急性中毒、剧烈咳嗽之后及咽部异物刺激等。其次如脑血管疾病及内耳前庭障碍性疾病均伴呕吐。部分患者可因呕吐中枢兴奋阈值的降低而导致,称为神经性呕吐。

【临床表现】 本病以呕吐为主要临床表现。呕吐前可有胃脘嘈杂、嗳气吞酸、恶心频作等先兆症状。呕吐时的呕吐物自口中吐出,先为胃内容物、或挟痰液,或带少量出血,终至呕吐黄绿色胃液。呕吐患者多伴有胃脘疼痛、胀满,吐后始觉轻松。部分患者可伴有头晕、汗出、面色苍白、脉缓等症状。严重呕吐者,可出现血压下降、脱水、营养障碍、甚至食管贲门黏膜撕裂等表现。中医学常将呕吐分为以下四型:

(1)外邪犯胃:患者突然呕吐,呕吐量多,急骤剧烈,有六淫之邪感受史,伴发热、恶寒、身痛,呕吐前胸脘满闷,嘈杂泛酸,恶心,吐后诸症减轻,舌苔白腻,脉滑。

(2)饮食内伤:患者暴饮暴食,或酗酒,饮食后呕吐宿食痰涎,吐后舒适,呕吐物酸臭,嗳腐吞酸,胃脘胀满疼痛,吐后反快,大便干结臭秽,舌苔白腻,脉滑实。

(3)肝胃不和:患者呕吐清水痰涎或食物,每因情志刺激而呕吐或吐甚,胸胁胀满,攻撑作痛,嗳气吞酸,烦闷易怒,舌红苔薄,脉滑或弦。

(4)脾胃虚弱:患者素来脾虚胃弱,呕吐反复发作,饮食稍有不慎即恶心欲吐,时作时止,呕而无力,脘痞纳呆,少气懒言,消瘦乏力,面色苍白,四肢不温,口干,饥而不欲饮食,大便溏薄,舌淡苔薄白,脉濡弱无力。

【诊断与鉴别诊断】

(1)诊断依据:以呕吐食物、痰涎、水液诸物,或干呕无物为主症,一日次数不等,持续或反复发作。常伴有脘腹不适、恶心纳呆、泛酸嘈杂等症。起病或急或缓,多由气味、饮食、情志、冷热等因素而诱发,或因服用化学药物,或误食毒物而致。

(2)鉴别诊断

①幽门梗阻:多发生于急性幽门管或十二指肠壶腹溃疡、慢性十二指肠溃疡、胃窦幽门区晚期肿瘤等疾病,均有恶心、呕吐、腹痛等临床表现。但对症治疗及控制饮食后,恶心、呕吐症状可消失。纤维胃镜检查有助于鉴别诊断。

②颅内压增高:常继发于脑血管破裂或阻塞、中枢神经系统感染和颅内肿瘤等疾病,主要表现为颅内压急剧增高,呕吐前常无恶心或轻微恶心,呕吐呈喷射状。常伴有剧烈头痛、意识障碍、偏瘫、畏寒、发热等症状,严重者可出现休克或脑神经损害的症状。

【推拿治疗】

(1)治疗原则

降逆止呕为基本治则。外邪犯胃,治以疏散外邪;饮食内伤,治以健脾和胃;肝胃不和,治以疏肝和胃;脾胃虚弱,治以健运脾胃。

(2)基本治法

①腹部操作:

取穴及部位:中脘、天枢、神阙、脘腹部等。

主要手法:一指禅推法、点按、摩法等。

操作方法:患者屈膝仰卧位。用轻快的一指禅推法沿腹部任脉自上而下往返治疗,重点在中脘,时间约 5 分钟;顺时针掌摩上腹部,时间约 3 分钟;点按中脘、天枢、神阙,每穴 2 分钟。

②背部操作:

取穴及部位:膈俞、脾俞、胃俞,背部两侧。

主要手法:一指禅推法、指揉法。

操作方法:患者俯卧位。一指禅推背部两侧膀胱经,往返操作 5~8 遍。指揉膈俞、脾俞、胃俞,以有酸胀感为度。

③四肢操作:

取穴及部位:内关、足三里。

主要手法:指揉法。

操作方法:指揉内关、足三里,每穴 1 分钟。

(3)辨证加减

①外邪犯胃:掌揉上腹部 2 分钟。运脘腹部,以胃腑有热感为度。

②饮食停滞:掌揉上腹部 2 分钟。按揉足三里、丰隆、解溪,每穴 2 分钟。

③肝胃不和:用手掌沿胸骨正中自上而下,向左右顺序推梳至胁肋部,往返操作 3~5 分钟,并按压章门 1 分钟。按压肝俞 2 分钟。

④脾胃虚弱:指揉关元、气海,每穴 1 分钟。指揉脾俞、胃俞、三焦俞,每穴 1 分钟。

【预防调护】 清淡饮食,忌食生冷、辛辣、香燥之品;避免精神刺激,保持心情舒畅。呕吐剧烈者,应卧床休息。

【按语】 推拿治疗呕吐具有很好的治疗效果,运用得当,掌握病情,每获良效。呕吐为消化系统的常见症状,轻者仅是胃肠黏膜自我保护的一种生理功能,如咽喉部异物刺激等,重者可提示为某些凶险急症的预兆,如脑血管疾病、恶性肿瘤等。其预后须视引起呕吐的疾病的轻重程度而定。推拿治疗呕吐,轻者可单纯取效,也可通过配合针灸及药物综合治疗。一般在呕吐缓解后为确保疗效稳定,尚需坚持治疗 3~5 天,以巩固疗效,防止复发。

13. 痹证

痹证是由于风寒湿热等外邪侵袭人体,闭阻经络,气血运行不畅所导致的以肌肉、筋骨、关节发生酸痛、麻木、重着、屈伸不利,甚或关节肿大灼热等为主要临床症状的病症。临床上具有渐进性或反复发作的特点。

现代医学中类风湿性关节炎、风湿性关节炎、骨性关节炎等可参照本篇辨证治疗。

【病因病机】 痹证的发生主要是由于素体虚弱,正气不足,感受风、寒、湿、热之邪,经络痹阻,气血运行不畅所致,其病因为风寒湿邪,侵袭人体;感受热邪,或郁久化热。痹证日久可出现皮肤瘀斑、关节周围结节、关节肿大、屈伸不利等症。

【临床表现】 主要表现有关节疼痛、关节活动障碍及晨僵,患者晨起或休息较长时间后,关节呈胶黏样僵硬感,活动后方能缓解或消失。

(1)风寒湿痹

①病变在关节:肢体关节酸痛,关节屈伸不利,遇寒痛增,得热痛减,苔薄白或白腻,脉浮或弦紧或濡缓。

②病变在肌肉:肢体疼痛,肌肤麻木不仁,遇寒凉则痛增,得热痛减,苔白腻,脉紧或濡缓。其中,风邪重者,疼痛游走不定;寒邪重者,疼痛剧烈,甚则痛如锥刺;湿邪重者,四肢麻木不仁、重着不移。

(2)热痹:关节疼痛,局部灼热红肿,得寒凉稍舒,痛不可触,可涉及一个或多个关节,多兼有发热恶风、口渴、烦闷不安等全身症状,苔黄燥,脉滑数。

【诊断与鉴别诊断】

(1)诊断依据:痹证多为肢体关节、肌肉疼痛,屈伸不利或疼痛游走不定,甚者关节剧痛、肿大、强硬、变形。

(2)鉴别诊断

痿证:痹证以关节疼痛为主,而痿证则为肢体力弱,无疼痛症状;其次要观察肢体的活动障碍情况,痿证是无力运动,痹证是因痛而影响活动;再者,部分痿证病初即有肌肉萎缩,而痹证则是由于疼痛甚或关节僵直不能活动,日久废而不用导致肌肉萎缩。

【推拿治疗】

(1)治疗原则:祛风散寒、清热除湿、疏经通络为基本治则。风寒湿痹治以活血祛风、散寒除湿;热痹治以疏风活血、通络蠲痹。

(2)基本治法:

①关节痹证:

取穴及部位:病变部位及其周围腧穴等。

主要手法:撩、按、揉、拿、搓、捻、摇、擦、抖等手法。

操作方法:在病变关节周围施以撩法,时间约8分钟,同时配合该关节的被动活动。病变关节较小者则用一指禅推或以指按揉,时间约8分钟。以指按病变关节周围穴位,时间约5分钟。拿法病变关节,时间约5分钟。病变关节较大者,施以搓法;病变关节较小者,施以捻法,时间为2分钟。病变关节活动受限者,施以摇法。擦病变关节周围,以透热为度。最后用抖法结束治疗。

②肌肉痹证：

取穴及部位：病变部位及其周围的腧穴等。

主要手法：揉、按、揉、拿、擦、拍等手法。

操作方法：在病变部位及其周围施以揉法，时间约 8 分钟。以指按或按揉病变部位及其周围的穴位，用力以酸胀为度；重按阿是穴，以患者能够忍受为度，时间约 6 分钟。施拿法于局部，时间约 6 分钟。施拍法于局部，以微红为度。施擦法于局部，以透热为度。

③热痹：

取穴及部位：肩井、曲池、合谷、肺俞、膏肓俞、肾俞、气海俞、大肠俞、关元俞、小肠俞、环跳、风市、阴陵泉、阳陵泉、鹤顶、昆仑。

主要手法：揉、一指禅推、指按、拿、搓、摇等手法。

操作方法：在患部周围施以轻快柔和的一指禅推法或揉法，同时配合该关节小幅度的被动活动，时间约 8 分钟。以指按或指按揉患部周围的穴位，用力以微有酸胀感为度，时间约 6 分钟。轻拿患部周围，时间约 5 分钟。搓或揉患部，时间约 3 分钟。最后对病变关节做缓慢的小幅度的摇法。

【预防调护】 避免感受风寒湿邪、过度劳累及精神刺激等，适当进行体育锻炼以增强体质，提高抗病能力。

【按语】 痹证的预后良好，但病情缠绵，感受外邪后容易引起复发。若病久痰瘀痹阻，出现关节畸形，或内舍脏腑，引起心痹者，则难以恢复，预后较差。

14. 痿证

痿证是指以肢体筋脉弛缓、软弱无力、不能随意运动，或伴有肌肉萎缩为主要临床表现的一种病症。因其多发生于下肢，故又有"痿躄"之称。

现代医学中运动神经元病、脊髓病变、重症肌无力、肌营养不良、周期性瘫痪等疾病，出现与本病类似的临床表现时，可参考本篇辨证治疗。

【病因病机】 本病多因肺热伤津、湿热浸淫、脾胃虚弱、肝肾亏虚而致。此外，因五志失调，火起于内，肾水虚不能制，以致火铄肺金，肺失治节，不能通调津液以灌溉五脏，脏气伤则肢体失养，也导致痿证。另外，脾虚湿热不化，流注于下，久则亦能伤肝肾，筋骨失养，而成痿证。

【临床表现】 症见肢体筋脉弛缓不收，下肢或上肢，一侧或双侧，软弱无力，甚则瘫痪，部分患者伴有肌肉萎缩。另外，由于肌肉痿软无力，可有睑废，视歧，声嘶低喑，抬头无力等症状，甚则影响呼吸、吞咽困难。

(1)肺热伤津：患者两足痿软不用，渐至肌肉消瘦，皮肤枯燥，心烦口渴，呛咳无痰，咽喉不利，小便短赤热痛，舌红，苔黄，脉细数。

(2)湿热浸淫：患者肢体逐渐出现痿软无力，以下肢为常见，或兼见微肿，手足麻木、顽痒，扪及微热，喜凉恶热，身重面黄，胸脘痞闷，小便赤涩热痛，舌苔黄腻，脉濡数。

（3）脾胃虚弱：患者肢体痿软无力，逐渐加重，纳少便溏，腹胀气短，面浮而色不华，神疲乏力，苔薄白，脉细。

（4）肝肾亏虚：患者起病缓慢，下肢痿软无力，腰脊酸软，不能久立，甚至步履全废、腿胫大肉渐脱、头昏目眩，发落耳鸣，咽干，遗精，早泄，遗尿，妇女月经不调，舌红，脉细数。

【诊断与鉴别诊断】

（1）诊断依据：以下肢或上肢，一侧或双侧筋脉弛缓痿软无力，甚至瘫痪日久，肌肉萎缩为诊断要点。

（2）鉴别诊断

①偏枯：以一侧上下肢偏废不用，常伴有语言謇涩、口眼歪斜，久则患肢肌肉枯瘦，其瘫痪是由于中风而致，二者虽然也有相似之处，但中风是半身瘫痪，常有语言謇涩，口眼歪斜，痿证则无这些风证，二者临床不难鉴别。

②风痹：以四肢不收，废而不用为主症，常伴舌的病变，言语不利。而痿证则以力弱、肌肉萎缩为主症。两者均可隐袭起病，病久可痿痹并病，但从病史上早期应该区分。

【推拿治疗】

（1）治疗原则

益气生津，强筋壮骨为基本治则。肺热伤津治以清热润燥，湿热浸淫治以利湿清热，脾胃虚弱治以健脾益胃，肝肾亏虚治以补益肝肾。

（2）基本治法

①胸腹部操作：

取穴及部位：中府、云门、膻中、中脘、气海、关元等。

主要手法：一指禅推、按揉等手法。

操作方法：患者仰卧位。一指禅推或以指按揉中府、云门、膻中、中脘、气海、关元等，每穴1分钟。

②腰背部操作：

取穴及部位：肺俞、肝俞、胆俞、脾俞、胃俞、肾俞、命门等。

主要手法：按揉法、平推法、擦法等。

操作方法：患者俯卧位。以指按揉肺俞，肝俞、胆俞、脾俞、胃俞、肾俞、命门，每穴1分钟。拇指平推肺俞向下至肾俞为止，反复操作3分钟左右。擦背部督脉与膀胱经，以透热为度。

③上肢部操作：

取穴及部位：肩髃、臂臑、曲池、尺泽、手三里、外关、列缺、合谷等。

主要手法：㨰、按揉、拿、捻、擦等手法。

操作方法：患者仰卧位。在肩及上肢部施以㨰法，同时配合患肢的被动运动，时间约 3 分钟。以指按揉肩髃、臂臑、曲池、尺泽、手三里、外关、列缺等，每穴 1 分钟。拿腕关节，捻掌指关节、指关节等，时间约 2 分钟。最后擦上肢部，以透热为度。

④下肢部操作：

取穴及部位：阳陵泉、解溪、环跳、居髎、承扶、风市、委中、承山等。

主要手法：㨰、拿、按揉、平推等手法。

操作方法：患者仰卧位。在下肢前侧、内侧、外侧施以㨰法，同时配合下肢的被动运动，时间约 5 分钟。在上述部位施以拿法，时间约 3 分钟。以指按揉阳陵泉、解溪，每穴 1 分钟。患者俯卧位。在下肢后侧、外侧、内侧，施以㨰法，时间约 5 分钟，同时配合下肢的被动运动。以拇指按揉环跳、居髎、承扶、风市、委中、承山，每穴 1 分钟。以掌平推臀部向下至足跟部，时间约 2 分钟。

（3）辨证加减

①肺热伤津：以指按揉中府、云门、膻中、风门，每穴 1 分钟。拿风池、肩井，每穴 1 分钟。

②湿热浸淫：延长中脘、脾俞、胃俞、肝俞、胆俞治疗的时间。以指摩腹部 3 分钟左右。以指按揉足三里、阴陵泉、三阴交，每穴 1 分钟。

③脾胃虚弱：可延长在中脘、脾俞、胃俞的治疗时间。掌摩腹部 5 分钟左右。以指按揉足三里、三阴交、阳陵泉、悬钟，每穴 1 分钟。

④肝肾亏虚：可延长在肝俞、肾俞、命门的治疗时间。以指按揉阴陵泉、三阴交、太溪，每穴 1 分钟。横擦肾俞、命门、八髎，均以透热为度。

【预防调护】　注意精神调养，避免过劳，避居湿地，防御外邪侵袭，有助于痿证的预防。提倡患者进行适当肢体功能锻炼，以利于病情的恢复。

【按语】　痿证的预后与病因、病程有关。外邪致痿，务必及时救治，免成痼疾。多数早期急性病例，病情较轻浅，治疗效果较好，功能较易恢复；内伤致病或慢性病例，病势缠绵，渐至于百节缓纵不收，脏气损伤加重，沉痼难治。凡实证起病较急，证轻而病程短，疗效较好；虚证和慢性病例，病势缠绵，短期不易获效。

15. 颤证

颤证以头或肢体发生不能自主控制的震颤摇动为主要临床表现的一种病症。甚者不能持物，继则肢体强急，行动缓慢，表情淡漠，口角流涎，痴呆等。又称"震颤""振掉""颤振"等。

现代医学的震颤麻痹、肝豆状核变性、小脑病变所致的姿势性震颤等疾病,出现类似颤证的临床表现时,可参考本篇辨证治疗。

【病因病机】 本病多因年老体虚、情志过极、饮食不节、劳逸失当使筋脉失于调畅而不得任持自主,发为颤证。

(1)年老体虚:年老阳气虚衰或禀赋不足导致。肾阳亏虚,失其温煦功能,致筋脉拘挛,颤抖不止,发为颤证。

(2)肝风内动:肝阴亏虚,导致肝阳上亢,化风内动,而筋脉失濡,任持失常,随风而动;或者肝郁化火生风,导致风阳暴张,扰动筋脉,牵掣头部、肢体而颤抖动摇。

(3)痰热化风:忧思伤脾,脾失健运,致痰浊内蕴,或嗜食膏粱厚味之品,致脾胃受损,湿热内盛,日久成痰,流窜经络;或因痰瘀化火生风,扰动筋脉而发为颤证。

颤证病在筋脉,与肝、肾、脾等脏关系密切。上述各种原因,导致气血阴精亏虚,不能濡养筋脉;或痰浊、瘀血壅阻经脉,气血运行不畅,筋脉失养;或热甚动风,扰动筋脉,而致肢体拘急颤动。

【临床表现】

(1)阳气虚衰:患者头摇肢颤,肢体拘挛,畏寒肢冷,动则气短,自汗出,小便清长或遗尿,大便溏,舌淡,苔薄白,脉沉迟无力。

(2)肝风内动:患者肢体颤动较剧,眩晕耳鸣,面赤烦躁,易怒,伴见肢体麻木,语言謇涩,口角流涎,溲赤,大便干,舌红苔黄,脉弦。

(3)痰热化风:患者头摇肢抖,持物不能,头晕目眩,胸脘痞闷,口吐痰涎,舌胖大,边有齿痕,舌红,苔黄腻,脉弦滑数。

【诊断与鉴别诊断】

(1)诊断依据:以头或肢体颤振,少动,肢体拘疼,颈背僵直为诊断要点。伴有表情呆板、头胸前倾、言语謇涩、智力减退或精神障碍等临床表现。

(2)鉴别诊断

瘛疭:即抽搐,多见于急性热病或某些慢性疾病急性发作,抽搐多呈持续性,伴短暂性间歇,手足屈伸牵引,弛纵交替,部分患者可有发热,两目上视,神昏等症状;颤证是一种慢性疾病过程,以头颈、手足不自主颤动、振摇为主要症状,手足颤抖动作幅度小,频率较快,而无肢体抽搐牵引和发热、神昏等症状,再结合病史分析,二者不难鉴别。

【推拿治疗】

(1)治疗原则

本病的初期,治疗当以清热、化痰、息风为主;病程较长,年老体弱,治疗当滋补肝肾、益气养血、调和阴阳为主,兼以息风通络。由于本病多发于中老年人,多在本虚的基础上导致标实,因此治疗更应重视补益肝肾,治病求本。

（2）基本治法

①头面项部操作：

患者取坐位，自上至下推两侧桥弓各20次左右，交替进行，以"桥弓"肌组织松软为度。不可同时推两侧"桥弓"穴。以两手拇指螺纹面抹面部，时间约2分钟。扫散头两侧足少阳胆经的循行部位，自前上方向后下方推动，每侧10余次，两侧交替进行。从头顶到枕后部，自前向后施以五指拿法。到枕后风池改用三指拿法，沿颈椎两侧向下，至第7颈椎。重复操作3～5遍。

②躯干部操作：

患者取坐位，沿锁骨下横擦前胸部，并逐渐向下移至第12肋。横擦肩背部，并逐渐下移至腰部。再重复横擦前胸部，然后再横擦后背部。患者身体略向前倾，并用两肘支撑在大腿上。医生面对患者站立，直擦大椎到腰骶部。以上操作均以透热为度。

③上肢操作：

患者取坐位，直擦上肢：自腕部到肩、腋部，内外两侧直擦，以微热为度。拿上肢，重复2～3遍。捻、抹手指；搓上肢，然后做肩关节的大摇法。重复头面项部操作。最后用掌根震击百会、拳背震击大椎及腰阳关。

④辨证加减：上肢震颤较甚者，加点、拿两侧肩内俞及曲池；按、拿极泉。下肢震颤较重者，加点两侧血海及照海；横擦骶部，以热量透达下肢为度。全身肌肉强直较甚者，推桥弓后加揉拿桥弓；直擦背部督脉时，热量要求透达任脉，横擦肾俞、命门一线，以透热为度。

【预防调护】　重视高血压病、糖尿病等疾病的防治，增强体质，避免强烈情绪刺激。积极鼓励患者进行适当的体育锻炼。长期卧床的患者，应防止坠积性肺炎及褥疮感染等并发症，注意饮食营养，保持大小便通畅。

【按语】　推拿治疗颤证，主要可通过多部位的手法操作，健脾胃以养血，补肝肾以滋阴，通经络而行气血，使元神得养，血行风自灭。

16. 月经不调

月经不调是指月经的经期、经量、经色、经质等发生异常并（或）伴有其他症状的一种疾病，又称经血不调。临床上包括月经先期、月经后期、月经先后不定期、月经过多、月经过少等症。临床上有原发性月经不调和继发性月经不调之分，推拿对原发性月经不调疗效较好。

【病因病机】

（1）月经先期

①血热：素体内热或阴虚阳盛，或忧思郁结、久郁化火，或偏食辛辣食物，过服暖宫之药物，热蕴胞宫，血热妄行，先期而下。

②气虚:饮食失节,劳倦过度或思虑过极,损伤脾气,脾虚而中气不足,统摄无权,冲任不固,可导致经行先期。

（2）月经后期

①血寒:由于经行后,外感寒凉或过食生冷、冒雨涉水,寒邪乘虚搏于冲任,留滞胞宫,血海不能按时而满,导致经行后期。

②血虚:大病久病,长期失血,耗伤阴血,以致冲任血虚,血海不足而致经行后期。

③气滞:情志抑郁,气机不畅,气滞血瘀,血行受阻,血海不能满盈均可发生经行后期。

（3）月经先后不定期

①肝郁:多因情志抑郁或恼怒伤肝,气郁不舒,以致肝失疏泄,气机逆乱,导致血海蓄溢失常则经行先后无定期。

②肾虚:先天禀赋素弱,或房劳过度,肾气不足,冲任虚损,以致肾气不守,闭藏失职,血海蓄溢失常可出现经行先后无定期。

【临床表现】 主要表现在月经的经期、经量、经色、经质等异常;经期的异常表现为经期缩短、延长、先后不定期等;经量的异常表现为过多或过少;经色的异常可表现为颜色的深浅;经质的异常有黏稠、清稀、有瘀块、气味臭秽等;可伴随有少腹不适,胀满疼痛,乳房或胁肋胀满疼痛;头痛、恶心、呕吐、二便失常等症状。

（1）月经先期

①血热:经期提前 7 天以上,甚则一月经行两次。量多,色紫黏稠,心胸烦闷,舌苔薄黄,脉浮数;或量少,色红,颧赤,手心热,舌红苔黄,脉细数。

②气虚:经量少、色淡、质清稀,神疲气短、心悸、小腹空坠感,舌质淡,苔薄,脉虚。

（2）月经后期

①血寒:经期延后 7 天以上,甚至四五十日一至,经量少,色暗红,小腹绞痛,得热痛减,面青肢冷,舌苔薄白,脉沉紧;或经量少色淡,腹痛喜按喜暖,面色苍白,舌淡苔白,脉沉迟无力。

②血虚:小腹空痛,面色萎黄,皮肤不润,眼花,心悸,舌淡苔薄,脉虚细。

③气滞:经量少,小腹胀痛,精神郁闷,胸痞不舒、嗳气稍减,舌苔黄,脉弦涩。

（3）月经先后不定期

①肝郁:月经不按周期来潮,或提前或延后 7 天以上,经期或先或后,或行而不畅,胸胁、乳房、小腹胀痛,精神抑郁,胸闷不舒,常叹息,脉弦。

②肾虚:经量少,色淡,质清稀,面色晦暗,头晕耳鸣,腰膝酸软,夜尿多,舌淡苔薄,脉沉弱。

【诊断与鉴别诊断】

（1）诊断依据：原发性月经不调为排除性诊断，需要排除的病症包括：与妊娠相关的出血，生殖系统发育畸形、肿瘤及感染，血液病及肝肾疾病，甲状腺疾病，外源性激素及异物引起的异常子宫出血。依据患者经期、量、色、质的改变可做出排除性诊断。

（2）鉴别诊断

①月经先期与经间期出血：经间期出血即在两次月经中间发生阴道出血，有规律，量少，极少达到月经量。

②月经后期与早孕：早孕则由月经正常而突然停闭，并伴有早孕反应等。

③月经先后不定期与绝经前后诸证：鉴别要点主要在于患者年龄，绝经期前后诸证多发生于 45～55 岁之间，经期紊乱先后不定，同时件有头晕耳鸣，烦热易怒，烘热汗出，五心烦热，甚至情志失常等。

【推拿治疗】

（1）治疗原则：以调和气血为基本治则。血热则清热凉血，气虚则补气摄血调经，血寒宜温经散寒调经，血虚则养血调经，气滞则理气调经，肝郁宜疏肝解郁，肾虚宜补肾调经。

（2）基本治法

①腹部操作：

取穴及部位：关元、气海、中极等。

主要手法：一指禅推法、摩法、揉法等。

操作方法：患者仰卧位，医生坐于一侧。先用一指禅推法或揉法于气海、关元、中极等穴操作，每穴约 1 分钟；然后用掌摩法顺时针方向摩小腹治疗，时间为 6～8 分钟。

②腰背部操作：

取穴及部位：肝俞、脾俞、肾俞等。

主要手法：按揉法、一指禅推法等。

操作方法：患者俯卧位。医生用一指禅推法施术于背部两侧膀胱经，重点在肝俞、脾俞、肾俞等处，时间为 3～5 分钟；然后用按揉法在肝俞、脾俞、肾俞等穴操作，每穴约 1 分钟。

③下肢部操作：

取穴及部位：三阴交、太冲、太溪等。

主要手法：按揉法等。

操作方法：患者仰卧位。医生用手指按揉三阴交、太冲、太溪等穴，每穴约 1 分钟，以酸胀为度。

（3）辨证加减

①血热：用拇指按揉法施术于大敦、行间、解溪、血海等穴，每穴操作约 1 分钟。用拇指或示指、中指按揉肝俞、胃俞、大肠俞，操作 3~5 分钟。

②气虚：用按揉法施术于膻中、血海、足三里等穴，每穴操作约 1 分钟。用掌擦法施术于体表脾胃投影区，以透热为度。

③血寒：用掌按法施术于神阙穴，持续按压 3~5 分钟，使患者下腹部出现热感。用掌擦法，施术于背部督脉和肾俞、命门部位，以皮肤透热为度。

④血虚：在患者腹部用掌按法，施术于患者中脘、气海，每穴持续按压 3 分钟，使腹部出现热感。用拇指按揉足三里、三阴交，每穴约 1 分钟。用拇指按揉脾俞、胃俞，每穴约 1 分钟。

⑤气滞：搓患者胁肋部，以透热为度。用拇指按揉肺俞、脾俞，每穴约 1 分钟。

⑥肝郁：用拇指按揉章门、期门，每穴约 1 分钟。用拇指按揉膈俞、肝俞等，每穴约 1 分钟。

⑦肾虚：用掌按法施术于关元穴，操作约 2 分钟，以下腹部透热为度。用拇指按揉双侧涌泉穴，持续施术 1 分钟，然后沿足底纵轴用掌擦法，以透热为度。

用直擦法施术于背部督脉和足太阳膀胱经两侧，然后横擦双侧肾俞、命门、白环俞，各部位均以透热为度。

【预防调护】　患者注意调节饮食，避免暴饮暴食，或过食肥甘厚味、生冷寒凉、辛辣之品。患者保持心情舒畅，避免情志过极、扰及冲任而发本病。注意休息，不宜过度疲劳或剧烈运动，尤其应该避免房劳过度。

【按语】　月经不调若治疗及时得当，多易痊愈。若治疗失宜，可发展至崩漏、闭经等病，使病情反复，治疗困难。推拿治疗原发性月经不调宜在经期前后进行，操作时动作宜从容和缓，循序渐进，切忌手法粗暴，急于求成。对继发性月经不调者，应当积极治疗原发病后，可以推拿进行辅助治疗。

17. 闭经

凡发育正常的女子，如超过 16 岁尚未来潮，或已行经而又中断达 3 个月以上者，称为闭经。前者为原发性闭经，后者为继发性闭经。妊娠期、哺乳期暂时的停经，绝经期的绝经或有些少女初潮后一段时间内有停经现象等，均属正常生理现象。也有妇女由于生活环境的突然改变、精神因素的影响，偶尔一两次月经不潮，又无其他不适者，亦可不作病论。先天性无子宫、无卵巢、无阴道或处女膜闭锁及部分由于器质性病变所致的闭经，均需采用其他方法治疗，不属本节讨论范围。

【病因病机】　中医学认为闭经不外虚、实两类。虚者，多因肝肾不足，精血两亏，或因气血虚弱，血海空虚，无血可下；实者，多因气滞血瘀，痰湿阻滞，冲任不通，经血不得下行，而致闭经。

（1）肝肾不足：先天禀赋不足，肾气未盛，精气不充，肝血虚少，冲任失于充养，无以化为经血，而致闭经。或因房劳过度、久病、多产，损及肝肾，精血匮乏，胞宫无血可下，而成闭经。

（2）气血虚弱：脾胃素弱，或饮食劳倦，或忧思过度，损及心脾；或大病久病，产后失血过多，或哺乳期过长，或患虫积耗血，均可致冲任血少，血海空虚，而成闭经。

（3）气滞血瘀：所欲不遂，情志内伤，肝失疏泄，导致气滞血瘀，或因经期、生产之时，风冷寒邪入侵胞宫，凝滞胞脉，或内伤生冷寒凉，血寒瘀滞，冲任受阻，而致闭经。

（4）痰湿阻滞：肥胖之人，多痰多湿，痰湿壅阻经道，或脾阳失运，聚湿成痰，脂膏痰湿阻滞冲任，壅滞胞脉，而致闭经不行。

【临床表现】

（1）肝肾不足：女子 18 岁，尚未行经，或初潮迟晚，或由月经后期，量少，色淡，逐渐至闭经，体质虚弱，腰酸腿软，头晕耳鸣，或口干咽燥，五心烦躁，潮热盗汗，两颧黯红，舌质红或舌淡苔少，脉象细弦或细涩。

（2）气血虚弱：月经逐渐后延，量少，而渐至停经，或头晕眼花，心悸气短，神倦肢疲，食欲不振，毛发不泽或易脱落，羸瘦萎黄，舌质淡，苔少或薄白，脉沉缓或细弱。

（3）气滞血瘀：月经数月不行，精神抑郁，烦躁易怒，胸胁胀满，少腹胀痛或拒按，舌边紫黯或有瘀点，脉沉弦或沉涩。

（4）痰湿阻滞：月经停闭，形体肥胖，胸胁胀满，呕恶痰多，神疲倦怠，带下量多色白，面浮足肿，苔白腻，脉滑。

【诊断与鉴别诊断】

（1）诊断依据：凡女子超过 18 岁未来过月经，或曾有正常月经而又中断 3 个月以上者，可诊断为闭经。与此同时，应详细询问病史，并做全身及妇科检查。特别注意排除生殖器官发育异常、服用不适当药物以及其他疾病造成闭经。

（2）鉴别诊断：早孕：月经多由正常而突然停经，常伴有厌食、恶心、呕吐、倦怠等早孕反应，脉多滑，妇科检查见宫颈着色，子宫体增大，质软，乳房增大，乳晕黯黑而宽，妊娠试验阳性。

【推拿治疗】

（1）治疗原则：理气活血为基本治则。对肝肾虚者，宜补肾养肝；气血虚弱者，则补气养血调经；气滞血瘀者，宜化瘀通经；痰湿阻滞者，当用除湿祛痰。

（2）基本治法

①小腹部操作：

取穴及部位：关元、气海等。

主要手法:摩法、按揉法等。

操作方法:患者仰卧,医生坐于右侧。用摩法施于小腹,摩法方向为逆时针,腹部移动方向为顺时针,手法要求深沉缓慢,同时配合按揉关元、气海,时间约 10 分钟。

②下肢部操作:

取穴及部位:血海、足三里、三阴交等。

主要手法:按揉法等。

操作方法:患者仰卧。按揉血海、足三里、三阴交,每穴约 2 分钟。

③腰背部操作:

取穴及部位:肝俞、脾俞、肾俞等。

主要手法:一指禅推法、按揉法、擦法等。

操作方法:用一指禅推法在患者腰部脊柱两旁操作,重点在肝俞、脾俞、肾俞,每穴 1~2 分钟,或用擦法在腰脊柱两旁操作,然后再按揉上述穴位 2~3 遍,以患者感觉酸胀为度。

(3)辨证加减

①肝肾不足,气血虚弱:横擦前胸中府、云门,左侧背部脾胃区,腰部肾俞、命门,以透热为度。直擦背部督脉,斜擦小腹两侧,均以透热为度。

②肝气郁结:按揉章门、期门,每穴 1 分钟,按太冲、行间,以酸胀为度。斜擦两胁,以微热为度。

③寒凝血瘀:直擦背部督脉,横擦骶部,均以小腹透热为度。按揉八髎,时间约 2 分钟。

④痰湿阻滞:按揉八髎穴,时间约 2 分钟。横擦左侧背部及腰骶部,均以透热为度。

【预防调护】 患者宜注意保暖,避免寒冷,注意经期卫生,忌食寒凉生冷食品。适当休息,不宜过度疲劳。情绪安定,避免暴怒、忧郁。经期禁止房事。

【按语】 推拿治疗本病,必须区分是原发性闭经还是继发性闭经。原发性闭经预后良好,经过 3 个月治疗常能见效,且远期疗效颇佳。继发性闭经,须首先治疗原发疾病,推拿可作为辅助治疗。

18. 产后身痛

妇女产褥期间,出现肢体酸痛、麻木、重着者,称为产后身痛,又称"产后关节痛"或"产后痛风"。本症是分娩后的常见症状之一,由于产后体质发生变化,使本症具有多虚夹瘀的特点。

【病因病机】

(1)血虚:产后伤血,四肢百骸空虚,筋脉关节失于濡养,以致肢体麻木,甚或疼痛,或因血少气弱,运行无力,以致血流不畅,迟滞而痛。

(2)血瘀:产时胞衣残留、恶露不净或情志不畅,肝气郁结,气机不宣,瘀血内停所致血络闭阻,筋脉不通,以致肢体、腰腹刺痛抽搐。

(3)风寒:产后百节开张,血脉流散,气血俱虚,营卫失调,若起居不慎,则风、寒、湿邪乘虚而入,留着经络、关节,使气血运行受阻,瘀滞而作痛。风邪偏胜则痛无定处,寒邪独盛则疼痛剧烈,宛如锥刺,湿邪偏盛则肢体肿胀,麻木重着。

(4)肾虚:素体肾虚,产后精血俱虚,胞脉失养。胞脉虚则肾气亦虚,故腰脊酸痛,腿脚乏力。

【临床表现】

(1)血虚:患者全身酸痛,关节屈伸不利,肢体酸楚、麻木,面色苍白,头晕眼花,心悸怔忡,体倦乏力,恶露量多,色淡质稀,舌淡红,少苔,脉细无力。

(2)血瘀:患者遍身疼痛,呈胀痛或掣痛或针刺样疼痛,面紫唇暗,恶露量少,色暗,质黏有块,或伴少腹痛,拒按。舌边略青,苔薄腻,脉弦涩。

(3)风寒:患者遍身疼痛,关节屈伸不利,项背不舒,恶寒拘急,或痛无定处,或疼痛剧烈,宛如锥刺,或肢体肿胀,麻木重着,步履艰难,得热则舒,纳少,时有咳嗽咯痰,恶露减少,少腹时痛。舌淡,苔薄白,脉细缓。

(4)肾虚:患者产后腰背酸痛,腿脚乏力,或足跟痛。舌淡红苔薄,脉沉细。

【诊断与鉴别诊断】

(1)诊断依据:以产后肢体酸痛、麻木、重着,局部无红、肿、灼热等临床表现为诊断要点。

(2)鉴别诊断

①风湿性关节炎:风湿性关节炎属变态反应性疾病,多以急性发热及关节疼痛起病,典型表现是轻度或中度发热,游走性多关节炎,受累关节多为膝、踝、肩、肘、腕等大关节,常见由一个关节转移至另一个关节,病变局部呈现红、肿、灼热、剧痛,部分患者也有几个关节同时发病,不典型的患者仅有关节疼痛而无其他炎症表现,急性炎症一般于2～4周消退,不留后遗症,但常反复发作。

②类风湿关节炎:晨僵至少持续1小时,有3个或3个以上的关节同时肿胀,肿胀呈对称性,类风湿因子阳性。

【推拿治疗】

(1)治疗原则

调理气血,舒筋止痛为基本治则。对血虚者宜养血益气、温经通络,血瘀者宜益气活血、散瘀通络,风寒者宜祛风散寒、活血温经,肾虚者宜补肾强腰、健筋壮骨。

(2)基本治法

①颈肩四肢部操作:

取穴及部位：风池、大椎、风门、肺俞、肩井、曲池、合谷、血海、足三里、三阴交等。

主要手法：按揉法、拿法、擦法、点按法等。

操作方法：患者坐位，医生按揉大椎、风门、肺俞、曲池、合谷，每穴约 1 分钟。拿风池、肩井，擦大椎。患者仰卧位，医生站于一侧，点按血海、足三里、三阴交，每穴约 1 分钟。然后屈伸活动四肢各关节。

②胸腹部操作：

取穴及部位：中脘、气海、关元、神阙等。

主要手法：一指禅推法、揉法、摩法、按揉法等。

操作方法：患者仰卧位，两下肢微屈，医生立于一侧，用一指禅推法或按揉法沿中脘、气海、关元操作，约 5 分钟，然后重点在小腹进行摩腹、揉脐 10 分钟。

③腰背部操作：

取穴及部位：膈俞、肝俞、脾俞、肾俞、胞肓、命门、八髎、督脉等。

主要手法：一指禅推法、按揉法、擦法等。

操作方法：患者仰卧位，医生立于一侧，用一指禅推法或按揉法施于膈俞、肝俞、脾俞、肾俞、胞肓，每穴约 1 分钟。由下至上捏脊 7~10 次，然后直擦督脉，横擦命门、八髎，均以透热为度。

（3）辨证加减

①血虚：点按百会、神庭、内关、劳宫、太冲，每穴约 1 分钟。轻叩脊柱两侧及腰骶部，来回 3~5 遍。

②血瘀：按揉百会、府舍、归来、气冲、阴陵泉、地机、丘墟，每穴约 1 分钟。掌振下腹部操作约 2 分钟。

③风寒：按揉百会、府舍、归来、气冲，每穴约 1 分钟。轻叩脊柱两侧及腰骶部，来回 3~5 遍。

④肾虚：按揉府舍、归来、气冲、太溪，每穴约 1 分钟，擦涌泉，以透热为度。掌振下腹部约 2 分钟。

【预防调护】 患者注意产后的恢复，加强产前、产后的营养，饮食宜清淡，注意保暖，适当进行功能锻炼。

【按语】 产后身痛推拿以对症治疗为主。目前，对于此病，药物疗效不确切，副作用比较大，而推拿治疗疗效肯定，治疗方便。

19. 更年期综合征

更年期综合征又称围绝经期综合征或绝经期综合征，是指妇女在绝经期或绝经前后因卵巢功能减退、雌激素水平下降引起的以自主神经功能紊乱和代谢障碍为主的一系列综合征。本病的发生与卵巢功能减退、雌激素水平降低有直接关系，同时还受神经类型、性格、环境、精神状态等因素的影响。本病症状一般持续1~2年,有时可长达5~20年,但大都能自行缓解,其中严重的占15%左右,会影响生活和工作,需要积极治疗。

【病因病机】　一般认为,卵巢功能衰退是引起更年期或围绝经期代谢变化而出现临床症状的主要因素。妇女进入更年期或围绝经期以后,卵巢功能开始衰退,卵泡分泌雌激素和孕激素的功能降低,以致下丘脑——垂体——卵巢轴活动改变,尿促卵泡激素(FSH)、黄体生成激素(LH)分泌量有代偿性增加。更年期或围绝经期妇女的内分泌平衡状态发生变化,导致自主神经系统功能失调,因而产生不同程度的自主神经系统功能紊乱的临床症状。症状的出现与雌激素分泌减少的速度和程度有关,即雌激素减少越迅速,更年期或围绝经期症状就越严重。当雌激素减少到不能刺激子宫内膜时,月经即停止来潮,第二性征逐渐退化,生殖器官慢慢萎缩,其他与雌激素代谢有关的组织也同样出现萎缩现象。

本病属中医学"脏躁"范畴,其病变脏腑主要在肾,并可累及心、肝、脾三脏。多因妇女年近绝经前后,肾气渐衰,天癸将竭,冲任亏虚,精血不足,脏腑失养,而出现肾之偏盛偏衰现象。肾阴不足,不能上济心火,导致心肾不交,则见失眠;不能涵养肝木,肝阳上亢,则烦躁头晕。肾阳虚惫,命门火衰,不能温煦脾土,脾失健运,痰湿阻滞,故浮肿乏力。此外,不少患者与情志抑郁、肝气不舒有关。

【临床表现】

(1)心脑血管系统症状:患者阵发性潮红及潮热,即突然感到胸部、颈部及面部发热,同时上述部位皮肤片状发红,出汗、畏寒,有时可扩散到脊背及全身,历时数秒到数分钟,发作次数不定,每天数次至数十次,影响情绪、工作及睡眠。也可出现短暂性高血压,以收缩压升高为主且波动较明显,有时伴心悸、胸闷、气短、眩晕、耳鸣、眼花等症状。

(2)神经精神系统症状:患者性格改变、情绪波动、烦躁不安、消沉抑郁、焦虑,恐惧、失眠、多疑、记忆力减退、注意力不集中、思维和语言不统一,甚至轻生。

(3)泌尿生殖系统症状:患者月经紊乱(血量增多或减少、周期缩短或延长)、阴道干涩、性交疼痛、性欲减退、外阴瘙痒、白斑、乳房萎缩、乳腺增生、尿失禁,性器官逐渐萎缩,第二性征逐渐衰退。

(4)骨骼肌肉系统症状:患者广泛性骨质疏松、肌肉酸胀疼痛、乏力,关节、足跟疼痛,抽筋、身材变矮,关节变形、易骨折,指甲变脆、脱发。

(5)皮肤黏膜系统症状:皮肤干燥瘙痒、弹性减退、光泽消失、水肿、皱纹,口干、口腔溃疡、眼睛干涩、皮肤感觉异常(麻木、针刺、蚁行感等)。

(6)消化功能系统症状:患者恶心、咽部异物感、嗳气、胃胀不适、腹胀、腹泻、便秘。

中医学根据更年期或围绝经期综合征的临床表现将其分为以下几型：

（1）肝肾阴虚：患者头晕耳鸣，烦躁易怒，烘热汗出，五心烦热，心悸不安，腰膝酸软，记忆减退，倦怠嗜卧，情志异常，恐惧不安，或皮肤瘙痒或感觉异常，口干咽燥，大便干结，月经紊乱，经量多少不定，或淋漓不绝，色紫红，质稠。舌红少苔，脉细数。

（2）心肾不交：患者月经紊乱，心悸怔忡，失眠多梦，烦躁健忘，头晕耳鸣，腰酸腿软，口干咽燥，或见口舌生疮，舌红而干，少苔或无苔，脉细数。

（3）脾肾阳虚：患者面色晦暗，精神萎靡，形寒肢冷，腰酸如折，纳少便溏，面浮肢肿，小便清长而频，白带清稀量多，月经量多，或淋漓不止，色淡质稀。舌淡胖大，苔白滑，舌边有齿痕，脉沉迟无力。

（4）心脾两虚：患者头晕目眩，心悸失眠，多梦易惊，神疲体倦，少气懒言，腹胀食少，健忘，经量多或淋漓不断，舌淡，脉细软无力。

（5）阴阳俱虚：患者时而烘热汗出，时而畏冷，眩晕耳鸣，失眠多梦，手足心热，心悸自汗，纳少便溏或便秘，神疲肢肿，腰膝酸软，尿余沥不尽，月经紊乱。舌淡苔白，脉沉细。

（6）阴血亏虚：患者神志错乱，性情异常，哈欠频作，坐立不安，神不自主，或沉默少言，多思善虑。舌淡白，苔薄，脉弦细。

（7）肝郁脾虚：患者情志抑郁不伸，心烦易怒，嗳气频作，胁腹胀痛，食欲不振，腹泻便溏，月经紊乱，经行小腹胀痛，或有血块。舌淡苔薄，脉弦。

（8）冲任不固：患者月经周期紊乱，出血量多，行经时间长，精神恍惚，肢体乏力，腰膝酸软，小腹不适。舌质淡而胖大，苔薄白，脉沉细弱。

（9）气郁痰结：患者精神忧郁，情绪不稳，善疑多虑，失眠，胸闷，咽中似异物哽塞不适，多咯痰，体胖乏力，嗳气频作，腹胀不适。舌淡，苔白腻，脉弦滑。

【诊断与鉴别诊断】

（1）诊断依据

①妇女在更年期或卵巢切除术后，伴随出现月经紊乱，或绝经，而出现潮红、潮热汗出、汗后有畏冷感、心悸胸闷、眩晕耳鸣、头痛失眠，或有腰背关节疼痛、皮肤干燥瘙痒以及精神情绪的改变，如抑郁忧愁、多思善虑，或易于激动、焦虑急躁，甚至喜怒无常等。

②血清促卵泡生成激素（FSH）明显升高，促黄体生成激素（LH）亦升高，雌二醇（E2）明显下降。

（2）鉴别诊断

①冠心病：更年期或围绝经期综合征由于自主神经功能紊乱而使血管舒缩功能失调，也会出现心前区疼痛、心悸等与冠心病心绞痛相似的症状。冠心病的心绞

痛特点是胸前下段或心前区突发的压榨性或窒息性疼痛,且向左臂放射,持续时间很少超过 10~15 分钟,口服硝酸甘油后 1~2 分钟内疼痛可缓解或消失。心绞痛与体力活动和情绪激动有关,一般有心电图的改变。

②高血压病:高血压病的血压升高呈持续性,常伴有头晕、头痛、心悸等心血管症状;或有胆固醇升高、眼底或心电图改变。

③甲状腺功能亢进:一般病程较长,有持续性潮热、汗出,以白天为甚,通过实验室检查可鉴别。

【推拿治疗】

(1)治疗原则

调和阴阳,补肾安神为基本治则。肝肾阴虚者宜滋肾柔肝、育阴潜阳;心肾不交者宜滋阴降火、交通心肾;脾肾阳虚者宜温肾健脾;心脾两虚者宜益气养心;阴阳俱虚者宜补肾扶阳、滋养冲任;阴血亏虚者宜养血安神;肝郁脾虚者宜疏肝健脾、调理冲任;冲任不固者宜健脾益肾、固摄冲任;气郁痰结者宜解郁化痰、行气散结。

(2)基本治法

①胸腹部操作:

取穴及部位:膻中、中脘、气海、关元、中极等。

主要手法:一指禅推法、揉摩法等。

操作方法:患者仰卧位,医生坐其右侧,用一指禅推法分别施治于膻中、中脘、气海、关元、中极穴,每穴约 1 分钟,接着用顺时针揉摩法施于胃脘部及下腹部,约 10 分钟。

②腰背部操作:

取穴及部位:厥阴俞、膈俞、肝俞、脾俞、肾俞、命门、背部督脉、背部膀胱经第 1 侧线等。

主要手法:一指禅推法、按揉法、擦法等。

操作方法:患者俯卧位,医生坐或立其体侧,用一指禅推法或拇指按揉法施于厥阴俞、膈俞、肝俞、脾俞、肾俞、命门穴,每穴约 1 分钟。然后用小鱼际擦法擦背部督脉经和背部膀胱经第 1 侧线及肾俞、命门穴,以透热为度。

③头面及颈肩部操作:

取穴及部位:太阳、攒竹、四白、迎香、百会、风池、肩井等。

主要手法:拿法、一指禅推法、揉法、抹法、按揉法等。

操作方法:患者坐位,医生用拇指与示指对称拿风池及项部 2 分钟,拿五经 5~10 次,用一指禅推法或鱼际揉法施于前额部 2 分钟,用分抹法施于前额、目眶及鼻翼两旁 5~10 次,两拇指同时按揉太阳、攒竹、四白、迎香,每穴约 1 分钟,拇指按揉百会约 1 分钟,拿肩井 5~10 次。

（3）辨证加减

①肝肾阴虚:按揉志室、血海、阴陵泉、三阴交、太溪、太冲,每穴约 1 分钟。推桥弓穴,左、右各 20 次。

②心肾不交:按揉通里、内关、合谷、肺俞、心俞、血海、三阴交、太溪,每穴约 1 分钟。擦涌泉,以透热为度。

③脾肾阳虚:按揉天枢、曲池、合谷、足三里、阳陵泉、丰隆、悬钟、委中、承山、昆仑,每穴约 1 分钟。掌振关元,横擦八髎,以透热为度。

④心脾两虚:按揉劳宫、通里、内关、合谷、心俞、血海、足三里、阴陵泉、悬钟、三阴交,每穴约 1 分钟。搓擦涌泉,以透热为度。

⑤阴阳俱虚:按揉合谷、足三里、阳陵泉、血海、阴陵泉、三阴交、太溪、太冲、悬钟,每穴约 1 分钟。横擦八髎,搓擦涌泉,均以透热为度。

⑥阴血亏虚:按揉劳宫、通里、内关、合谷、心俞、血海、足三里、悬钟、三阴交、太冲,每穴约 1 分钟。擦涌泉,以透热为度。

⑦肝郁脾虚:按揉内关、足三里、阳陵泉、丰隆、悬钟、三阴交、太冲,每穴约 1 分钟。擦涌泉,横擦八髎,均以透热为度。

⑧冲任不固:按揉合谷、足三里、阳陵泉、阴陵泉、三阴交、太溪、太冲,每穴约 1 分钟。掌振关元,横擦八髎,搓擦涌泉,均以透热为度。

⑨气郁痰结:按揉支沟、合谷、足三里、天突、丰隆、三阴交、太溪、太冲,每穴约 1 分钟。横擦八髎,搓擦涌泉,均以透热为度。

【预防调护】 患者注意生活规律,加强内在修养,平素多培养生活情趣。

【按语】 更年期或围绝经期是每个妇女都必须经过的时期,是正常的生理过程,应以客观、积极的态度对待这一时期所出现的自主神经功能紊乱症状,消除忧虑。更年期或围绝经期综合征一般以虚为主,涉及脏器较多,临证当仔细审证求因,分别施治。推拿治疗本病的疗效肯定,适合各种症状。

20. 产后缺乳

产后缺乳是指产后乳汁分泌不足,甚至全无,不能满足婴儿生长发育需要的一种病症。中医学又称为"产后乳少""乳汁不行"。产妇在产后 1 周内,由于分娩失血,气血耗损,出现暂时的乳汁缺少为正常生理现象,当机体气血恢复后,乳汁会很快充盈并泌出。

【病因病机】 中医学认为乳汁由气血所化生,其分泌依赖肝气的疏散与调节。故缺乳多因气血虚弱、肝郁气滞或痰气壅阻所致。

（1）气血亏虚:素体脾胃虚弱,孕期产后营养失调,或产后忧虑伤脾,气血生化之源不足,或因产妇年龄大,气血渐衰或因产时产后失血过多,产妇劳累过度都可导致气血亏损,造成泌乳无源,因而乳汁甚少或全无。

(2)肝郁气滞:情志忧郁或产后七情所伤,肝失条达,气机不畅,经络不通,使乳汁运行受阻。

(3)痰气壅阻:素体脾肾阳虚,水湿不化,积湿生痰或产后嗜食膏粱厚味,脾伤失运,湿浊成痰,痰气壅阻,乳络不通而致乳汁少。

此外,尚有精神紧张,睡眠不足,劳逸失常,哺乳方法不妥等,均可影响乳汁分泌。

【临床表现】

(1)气血亏虚:患者产后乳少,甚或全无,乳汁清稀,乳房柔软,无胀感,面色少华或苍黄,皮肤干燥,畏寒神疲,食少便溏,头晕耳鸣,心悸气短,腰酸腿软,或溲频便干,舌淡苔少,脉虚细。

(2)肝郁气滞:患者产后乳少,或突然不泌,乳汁浓稠,乳房胀硬,甚则胀痛引及胸胁,精神抑郁,胸胁不舒,胃脘胀满,纳少嗳气,舌苔薄黄,脉弦细或数。

(3)痰气壅阻:患者身体肥胖,乳少而稀薄或点滴全无,乳房柔软无胀感,胸闷,食多便溏,面色少华,舌质淡或胖,苔薄白稍腻,脉沉细而弱。

【诊断与鉴别诊断】

(1)诊断依据:以产后乳汁分泌不足,甚至全无为诊断要点。

(2)鉴别诊断:乳痈多因乳汁淤积,邪气入侵所致。虽可表现为乳汁量少或者缺乳,但可见初起恶寒发热,乳房红肿热痛,继则化脓溃破成痈。

【推拿治疗】

(1)治疗原则:健脾生血,通络下乳为基本治则。气血亏虚者宜益气养血,肝郁气滞者宜疏肝解郁,痰气壅阻者宜解郁化痰、行气散结。

(2)基本治法

①胸腹部操作:

取穴及部位:乳根、天溪、食窦、屋翳、膺窗、膻中、中脘、气海、关元等。

主要手法:揉法、摩法、振法、按揉法、摩法等。

操作方法:患者仰卧位,医生坐其一侧,用揉、摩法施于乳房及周围的乳根、天溪、食窦、屋翳、膻中,约6分钟,然后手掌轻按乳房上部或两侧施以振法1分钟,按揉中脘、气海、关元,每穴约1分钟,接着用摩法顺时针施于胃脘部及下腹部,约5分钟。

②腰背部操作:

取穴及部位:肝俞、脾俞、胃俞、背部督脉,背部膀胱经第1、2侧线等。

主要手法:一指禅推法、按揉法、擦法等。

操作方法:患者俯卧位,医生坐或立其体侧,用一指禅推法或拇指按揉法施于肝俞、脾俞、胃俞,每穴约1分钟,然后用小鱼际擦法擦背部督脉经和背部膀胱经第

1、2 侧线,均以透热为度。

（3）辨证加减

①气血亏虚:按揉内关、合谷、血海、足三里、悬钟、三阴交、太冲,每穴约 1 分钟。捏脊 7~10 遍。

②肝郁气滞:按揉肝俞、阳陵泉、悬钟、三阴交、行间、太冲,每穴约 1 分钟。擦涌泉,横擦八髎,均以透热为度。

③痰气壅阻:按揉支沟、丰隆、解溪、太白,每穴约 1 分钟。横擦八髎,擦涌泉,均以透热为度。

【预防调护】 患者注意均衡的营养,保持心情平静。

【按语】 推拿治疗本病疗效肯定,应用广泛。也可通过食疗和药膳的方法来增加乳汁分泌量。

三、五官科病症

1. 近视

近视,又称近视眼,是眼在调节松弛状态下,平行光线经眼的屈光系统折射后,焦点落在视网膜之前,以视近物较为清楚、视远物费力且模糊不清为特征的一种眼病。本病根据病理特征,可分为假性近视和真性近视;按照近视程度可分为轻度、中度和高度近视。中医学称本病为"能近怯远证"或"目不能远视"。推拿对用眼过度导致睫状肌痉挛的假性近视效果较好。

【病因病机】 中医学认为,眼乃脏腑先天之精所成,为肝血、肾精所滋养。本病内因可见先天禀赋不足;或心阳不足,推动气血运行不畅;或脾胃虚弱,化源不足,影响升清输布;或肝肾亏虚,髓海空虚等,使气血不能上荣于眼,目失所养而致。外因则为劳心费神、用眼不当,使目络瘀阻,目窍失去温养,致使能近怯远。故《诸病源候论》曰:"劳伤肝腑,肝气不足,兼受风邪,使精华之气衰弱,故不能远视。"

现代医学认为,近视与遗传、环境等因素密切相关。一般高度近视多数与遗传有关,一般性近视属于多因子遗传,遗传倾向不明显。在眼球未发育成熟或从事长久而紧张的近距离作业,环境因素就成为近视眼的主要原因。青少年在阅读时不注意用眼卫生,如照明不够亮,用眼姿势不正确,阅读写字距离过近及连续几个小时不休息等,使睫状肌和眼外肌经常处于高度紧张状态,睫状肌持续收缩,形成调节痉挛,视力疲劳,即形成假性近视。假性近视得不到及时治疗,眼外肌对眼球的压迫和眼内压力的改变进一步发展,使眼球前后径变长,形成真性近视。

【临床表现】

（1）视力减退:一般以能近怯远为特征,即视近物较为清楚,视远物费力且模糊不清,且5.0对数视力表检查低于1.0。

(2)视力疲劳:患者很容易发生眼肌性疲劳,出现视物双影、眼球胀痛、头痛、恶心等症状。

(3)眼球突出:高度近视眼由于辐轴增长,眼球变大,外观上呈现眼球向外突出的状态。

【鉴别诊断】

弱视:弱视是指最佳矫正视力低于0.9(0.9适用于5岁和5岁以上者,低于5岁者应下调至:4岁0.8,3岁和3岁以下0.6)的视力状况,可分为有明显器质性病变(如视神经萎缩、先天性白内障等)形成的弱视、无明显器质性病变造成的弱视。通过病史及相关检查可鉴别。

【推拿治疗】

(1)治疗原则:疏经通络,解痉明目。

(2)取穴及部位:太阳、阳白、印堂、睛明、攒竹、鱼腰、丝竹空、养老、光明等穴。

(3)主要手法:一指禅推法、按法、揉法、抹法等。

(4)操作方法

①患者仰卧位,双目微闭,医生坐在患者头顶侧。

②医生用一指禅推法从患者右侧太阳处开始,慢慢地推向右侧阳白,然后经过印堂、左侧阳白,推到左侧太阳处为止。

③医生再从患者左侧太阳穴开始,经左侧阳白、印堂、右侧阳白,到右侧太阳为止,反复操作5遍。

④医生用双手拇指端或中指端轻按揉患者双侧睛明、攒竹、鱼腰、丝竹空、太阳等穴,每穴1分钟。

⑤医生用双手拇指指腹分抹患者上下眼眶,从内向外反复分抹3分钟左右。用拇指指端按揉养老、光明,每穴1分钟。

【注意事项】

(1)手法力求轻柔,避免造成局部血液瘀积。

(2)注意手部卫生,施术时注意避免触碰眼球。

(3)推拿假性近视,效果较佳。

(4)推拿治疗真性近视,疗程较长,需患者积极配合,坚持治疗。

【预防调护】

(1)培养良好的用眼卫生习惯,保持正确的读书、写字姿势,书本和眼睛应保持33cm,身体离课桌应保持一个拳头(成人)的距离,手应离笔尖3.3cm。

(2)学习或工作持续45分钟左右休息10分钟,眺望远方的景物,多看绿色植物。

2. 过敏性鼻炎

过敏性鼻炎是一种以鼻黏膜病变为主的 I 型变态反应性疾病。其主要表现为身体对某些过敏原敏感性增高而在鼻部出现的异常反应。本病属中医学"鼻鼽"范畴,临床上以突发性、阵发性鼻痒、喷嚏、流涕为主要症状特征。

【病因病机】 中医学认为,本病多由于肺气虚,卫表不固,风寒之邪乘虚而入,侵犯鼻窍,正邪相搏,肺气不通,津液内停,遂致鼻窍壅塞,频打喷嚏,流清涕。其病与肺、脾、肾三脏虚损有关。

现代医学认为,本病的发病与过敏性体质、自主神经系统和内分泌系统失调有一定关系,并有遗传倾向。引起本病的过敏原主要为吸入物,如花粉等。各种过敏原导致鼻部出现异常反应,如鼻内发痒难忍,喷嚏不止,流出大量清稀鼻涕。

【临床表现】

(1)有阵发性鼻内发痒、连续打喷嚏、流稀薄黏液样涕,鼻塞,嗅觉减退或消失等症状。

(2)鼻腔检查见鼻黏膜高度水肿。

【鉴别诊断】

(1)感冒:感冒患者病程短,一般 7～10 天,而过敏性鼻炎病程较长,且呈季节性或常年性发作。感冒会打喷嚏,但次数并不多,更不会连续打十几个甚至几十个;而过敏性鼻炎的症状之一就是连续打喷嚏。从感冒伴随的症状来看,流清鼻涕一般出现在感冒初期,而且量并不会很多。而过敏性鼻炎恰恰相反,伴随着打喷嚏会有大量鼻涕。感冒时鼻子最主要的症状不是痒,而是鼻塞。而过敏性鼻炎,除鼻痒外还常伴眼、耳、咽喉等部位的瘙痒,忍不住要不停用手揉搓眼、鼻部和挖耳。由于感冒是由病毒或细菌导致的呼吸道感染,发病的主要原因是人体本身免疫力下降,因此在感冒的同时,一定还会并发一些全身症状,如全身无力、肌肉酸痛等。而过敏性鼻炎是鼻黏膜对某种物质产生的免疫变态反应,因此发作时通常不会出现以上全身症状。

(2)血管运动性鼻炎:本病是鼻黏膜、血管、腺体的神经内分泌调节失衡而引起的一种高反应性鼻病。患者有时稍一碰触鼻子便可引起闪电式发作,发作突然,消失快。症状与过敏性鼻炎相似,但鼻内多不发痒,口服感冒药物症状即可得到缓解。如遇冷热变化、情绪激动时容易诱发症状。但该病变应原皮肤试验和血清特异性 IgE 检查为阴性。

(3)嗜酸细胞增多症性鼻炎:本病症状与过敏性鼻炎相似,患者经常出现间歇性鼻塞伴喷嚏连连,大量浆黏液性鼻涕,常有头晕耳鸣、乏力、阵发性咳嗽等全身症状。变应原皮肤试验和血清特异性 IgE 检查为阴性,但鼻腔分泌物涂片可见大量嗜酸细胞。

【推拿治疗】

(1)治疗原则:宣肺理气,益气固卫,疏通鼻窍。

(2)取穴及部位:太阳、攒竹、迎香、四白、禾髎、风池、风府、玉枕、大椎、肩井、风门、肺俞等,前额部、鼻部、颈项部、背部两侧膀胱经等穴位。

(3)主要手法:揉法、按揉法、推法、按法、捏法、拿法、一指禅推法、擦法等。

(4)操作方法:患者卧位。医生用大鱼际揉法揉患者前额 3~5 分钟;用拇指按揉太阳、攒竹,每穴 1~2 分钟;以双拇指指腹自攒竹穴开始,沿鼻翼两侧轻推至迎香穴 5 次;用拇指按四白、迎香、禾髎穴各约 1 分钟。患者坐位,医生拿患者曲池、合谷各 5~8 次;用一指禅推法沿颈椎两侧操作,从风池高度至大椎穴水平,往返 3~5 遍;用拇指按揉玉枕、风池、风府、肺俞、风门、膏肓穴各约 1 分钟;用一指禅推法推大椎穴约 2 分钟;拿风池、肩井各约 1 分钟;医生用小鱼际擦法擦患者背部两侧膀胱经循行路线,以透热为度。

【注意事项】

(1)过敏性鼻炎是一种变态反应性疾病,在进行推拿治疗的同时,应积极寻找过敏原,避免再次过敏。

(2)避免环境等刺激,忌食生冷刺激性食物。

【预防调护】

适当参加体育锻炼,预防感冒。

3. 牙痛

牙痛又称"齿痛",是以牙及牙周组织疼痛为主要症状的一种口腔科常见病症,可发生于任何年龄。牙痛属中医学"牙宣""骨槽风"的范畴。牙疼可见于现代医学"龋齿""牙髓炎""牙周炎""牙本质过敏"等疾病。

【病因病机】 中医认为,本病病因多为外感风热;或内伤食滞,郁而化热;或肺肾阴虚,虚火上炎。外感风热,风火邪毒侵犯,伤及牙体及牙龈,邪聚不散,气血滞留,瘀阻脉络而为病。胃火素盛,又嗜食辛辣,或风热邪毒外侵,引动胃火循经牙床,伤及龈肉,损及脉络而为病。先天禀赋不足,或后天久病伤气,或年迈体衰,肾主骨,齿为骨之余,肾阴亏损,虚火上炎,灼铄牙龈,骨髓空虚,牙失营养,致牙齿浮动而痛。

现代医学认为,牙痛多由牙龈炎和牙周炎、龋齿(蛀牙)或折裂牙而导致牙髓(牙神经)感染所引起的。是由于不注意口腔卫生,牙齿受到牙齿周围食物残渣、细菌等物结成的软质牙垢和硬质牙石所致的长期刺激,及不正确的刷牙习惯,维生素缺乏等原因所造成。

【临床表现】

(1)风热牙痛:患者牙齿疼痛,呈阵发性,遇风发作,患处遇冷痛减,遇热则痛重,牙龈红肿,全身常伴有发热、恶寒、口渴。舌质红,苔白而干或微黄,脉浮数。

(2)胃火牙痛:患者牙齿疼痛剧烈,牙龈红肿较甚,甚至渗血、出脓,肿连腮颊,头痛,口渴引饮,口气臭秽,大便秘结。舌苔黄腻,脉洪数。

(3)虚火牙痛:患者牙齿隐痛或微痛,牙龈轻度红肿,久则龈肉萎缩,牙齿浮动,咬物无力,午后痛甚。舌质红,苔少或无苔,脉细数。

【鉴别诊断】 三叉神经痛:三叉神经痛疼痛部位在头面部三叉神经分布区域内,发病骤发、骤停,闪电样、刀割样、烧灼样、顽固性、难以忍受的剧烈性疼痛。说话、刷牙时突然出现阵发性剧烈疼痛,历时数秒或数分钟,疼痛呈周期性发作。

【推拿治疗】

(1)治疗原则:消肿止痛。

(2)取穴及部位:下关、颊车、内庭、太溪、行间、太冲、合谷等。

(3)主要手法:点、按、揉、捏等手法。

(4)操作方法:医生用点、按、揉手法在患者内庭、太溪、行间、太冲等穴处治疗,其压力应以重刺激为主,治疗时间约3分钟。患者面部的治疗则以按、揉手法在面部的下关、颊车等穴处后,以疼痛的性质及症状特点选择病变牙的局部,医生施捏、按手法治疗,压力由轻至重,治疗时间约5分钟。合谷穴作为收穴可用按揉手法,以患者有较强的酸胀感为度。

【注意事项】

(1)手法治疗本病可取得短期治疗效果,可积极配合针灸、中药等治疗并及时到口腔科就诊。

(2)注意防治原发病,如积极预防龋齿,牙髓炎、牙周炎等疾病在急性期需及时配合抗感染治疗。

【预防调护】

(1)坚持早晚刷牙,保持口腔卫生。

(2)避免生冷、辛辣等刺激性食物对牙齿的直接刺激。

4.耳鸣

耳鸣是指因脏腑功能失调引起的以患者自觉耳内或头颅鸣响如闻蝉声或潮声为主要临床特征的一种五官科常见病症。本病属中医学"苦鸣""蝉鸣""耳中鸣""耳虚鸣""聊啾"等范畴,可伴耳聋。现代医学中,外耳道炎、鼓膜穿孔、中耳炎等疾病可引起耳鸣。

【病因病机】 中医认为,耳鸣的性质有虚有实。实者多因风邪侵袭、痰湿困阻或肝气郁结,虚者多因肝肾亏虚或心血不足所致。风邪侵袭肌表,营卫不和,肺失宣降,风邪循经上犯清窍,与气相搏,导致耳鸣;素食肥甘厚味,痰湿内生,积滞中焦,致脾胃升清降浊功能失调,湿浊之气上蒙清窍,引起耳鸣;情志不畅,气机阻滞,肝气郁结,郁而化火,肝火循经上扰清窍,导致耳鸣;年老肾亏,中气不足,清阳不升,浊阴不降,宗脉空虚,耳失所养,发为耳鸣;思虑过度,劳倦内伤,心血不足,不能濡养清窍,引起耳鸣。

现代医学认为,引起耳鸣的原因有多种,主要分为原发性耳鸣和继发性耳鸣。原发性耳鸣即听觉系统障碍所引起,主要有下列因素:外耳道耵聍栓塞、肿物或异物;各种中耳炎、耳硬化症;梅尼埃病、突发性耳聋、外伤、噪声性耳聋、老年性耳聋等。继发性耳鸣即由其他疾病所引起的耳鸣,如心脑血管类疾病中的高血压、高血脂、动脉硬化、低血压等;精神类疾病的自主神经功能紊乱、精神紧张、抑郁等;内分泌类疾病的甲状腺功能异常、糖尿病等;其他因素所引起的神经退行性变(如脱髓鞘性疾病)、炎症(病毒感染)、外伤、药物中毒、颈椎病、颞颌关节性疾病或咬合不良等。

【临床表现】

(1)风邪外袭:患者猝然耳鸣,头痛恶风,或有发热,骨节酸痛,或耳内作痒。

(2)痰湿困阻:患者耳鸣,头重如裹,胸脘胀闷,口淡无味。舌质淡红,苔腻,脉弦滑。

(3)肝气郁结:患者耳鸣的起病或加重与情志抑郁有关,胸胁胀痛,夜寐不宁,口苦咽干。舌红,苔黄,脉弦。

(4)肝肾亏虚:患者耳鸣日久,头晕眼花,发脱或齿摇,腰膝酸软,畏寒肢冷。舌质淡胖,苔白,脉沉细。

【鉴别诊断】 脑鸣:脑鸣一般是由于老年人脑供血不足引起的,病人主要表现为脑鸣、头晕和记忆下降,结合年龄,考虑脑供血不足、脑功能活动降低,在睡眠不足、用脑过多及劳累时,就会诱发以上症状。

【推拿治疗】

(1)治疗原则:补虚泻实。

(2)取穴及部位:耳门、听宫、听会、翳风、外关、风池、颈夹脊穴等。

(3)主要手法:一指禅推法、点法、按法、揉法、擦法等。

(4)操作方法

①患者取坐位,医者立于患者后侧方,用一指禅推法或按揉法在患者颈部两侧操作,反复3~5次,重点以风池和颈夹脊穴为主,每次治疗1~2分钟。

②患者取仰卧位,医者坐于患者头后侧方,用拇、示、中指按揉患者耳周及后颈部,自上而下3~5次;医生按揉患者耳门、听宫、听会、翳风、外关等穴,每穴1分钟左右。医生用拇指和食指捏住患者耳郭做牵抖法5~10次,然后用五指指端轻叩耳周。

③鸣天鼓:用两手掌按于两耳,先前后搓两耳,时间为1~3分钟。用两掌心对

于两耳耳道进行有节律的按捺,放松5~7次,最后双手按住两耳。两手食、中指手指置于后脑交替进行叩击枕后部,每扣3次停顿片刻,7次。

④患者俯卧位,医者用手掌擦腰骶、八髎穴,透热为度。

【注意事项】

(1)避免在强噪音环境下长时间逗留,或接触过多噪声。

(2)避免谨慎使用耳毒性药物。

【预防调护】

(1)注意劳逸适度。避免长时间使用耳机,音量应在安全阈值内。

(2)注意调节情绪。保持乐观,一旦耳鸣不要过度紧张,及时就医。

5.咽喉痛

咽喉痛是指以咽喉部疼痛为主要症状的一种五官科常见病症。本病多因扁桃体炎,鼻腔感染,烟酒过度,用嗓过多,长期接触有害气体、粉尘等引起,属中医学"喉痹""喉风""急喉瘖""慢喉瘖"等范畴。

【病因病机】 中医认为,咽喉痛的病因为风热外侵、肺胃热盛和虚火上炎。气候急剧变化,起居不慎,肺卫失固,风热邪毒乘虚侵犯,由口鼻直袭咽喉,内伤于肺,相搏不去,致咽喉肿痛而为喉痹。肺胃失调,热毒亢盛,内伤于脏腑,火毒沿食道上犯于咽喉以致肿痛。或久病气虚,邪气传里,加之肺肾亏虚,津液不足,虚火上炎,循经上熏,犯及咽喉。

现代医学认为,引起咽喉痛的因素复杂多样,但主要与炎症、非炎症以及某些刺激因素有关。接触刺激较强、异味较重及嗜食烟酒辛辣之物是造成本病的诱因。其中,鼻咽部、口咽部、喉咽部炎症是导致咽喉痛的主要原因。另外还有部分并非炎症引起,如舌咽神经痛、茎突过长、口腔溃疡等都会引起咽痛。再者,某些外界刺激也会引起咽部疼痛,如嗜吃零食及辛辣食物使咽喉受到刺激,引发淋巴组织非炎症性疼痛。另外,还有一些少见因素会引起咽喉痛,如肿瘤中的扁桃体肿物、喉癌、鼻咽癌,心肌梗死也会出现咽喉痛。在临床上我们需仔细鉴别病因。

【临床表现】

(1)风热外侵:患者症状初起时,咽部干燥灼热、微红、肿痛,吞咽感觉不利,其后疼痛逐渐加重,有异物阻塞感,可伴有发热,恶寒,头痛,咳嗽,痰黄。苔薄白或微黄,脉浮数。

(2)肺胃热盛:患者咽部疼痛、红肿,痰涎多,吞咽困难,言语艰难,咽喉梗塞感。可伴有高热,口干喜饮,头痛剧烈,痰黄而黏稠,大便秘结,小便黄。舌赤苔黄,脉数有力。

(3)虚火上炎:患者自觉咽中不适,咽部微肿、微痛、干痒、灼热异物感。可引起咳嗽、恶心、干呕等症状。有时出现盗汗、心烦、五心烦热等。

【鉴别诊断】

(1)喉癌:可有喉咙疼痛、呼吸不畅、咽喉异物感、咳嗽、痰中带血、颈部肿块等表现。喉镜及组织活检有助于鉴别。

(2)食管癌:食管癌早期患者在出现吞咽困难之前,常仅出现咽部不适或胸骨后压迫感,较易与慢性咽炎相混淆。可通过内镜检查等相鉴别。

【推拿治疗】

(1)治疗原则:清利咽喉。

(2)取穴及部位:大椎、风门、曲池、合谷、少泽、鱼际、少商、天突、内庭等。

(3)主要手法:点法、按法、揉法、推法、刮法等。

(4)操作方法

①医生用点、按、揉法施于患者大椎、风门,约5分钟;用点、按、揉法作用于合谷、曲池、少泽、鱼际、内庭等穴位,其压力由轻至重,逐渐用力,每穴治疗约1分钟;然后按揉天突穴2分钟左右,压力要轻,不可用重刺激手法;最后则用掐法在少商穴操作1分钟左右。

②医生推刮患者风府穴,两耳后的颅息穴,两侧的曲池、间使、太渊等穴位;推、刮足太阳膀胱经从大椎穴至膀胱俞止,推、刮10～20次,治疗部位或红或紫均可。

【注意事项】

(1)患者保持冷暖适中,预防感冒。

(2)避免过食辛辣刺激、肥腻食品。

(3)减少或避免过度的发音、讲话等。

【预防调护】

(1)注意休息,坚持锻炼,增强体质。

(2)注意口腔卫生,养成经常漱口的好习惯。

四、神经科疾病

1.面瘫

面瘫亦称口眼歪斜、面神经麻痹等,主要临床表现为口眼向一侧㖞斜。本病可发生于任何年龄,但以20～40岁为多见,男性多于女性,通常为单侧发病,双侧同时发病的极为少见,有中枢型和周围型发病。本病属中医"口僻""吊线风"范畴。

【病因病机】 中医认为,本病的病因病机为正气不足,络脉空虚,卫外不固,风、寒、热等外邪侵袭面部经络,导致人体气血瘀阻、经筋缓纵不收而致病。虽有风邪夹寒、夹热之分,但多数寒热现象不显著。

现代医学认为,周围性面瘫多由于急性非化脓性茎乳孔内的面神经炎引起,常因夜间工作疲劳,面部受冷风等侵袭而诱发;中枢性面瘫因脑血管疾病或脑肿瘤等原因而发生。

【临床表现】 主要症状:患者起病急,一侧额纹消失,眼睑闭合不全,鼻唇沟变浅,口角㖞斜,或可出现患侧舌前 2/3 味觉减退或丧失等症。

(1)风寒兼症:患者面部多有吹风受寒史,恶风寒,肢体酸痛。舌质淡,苔白,脉浮紧。

(2)风热兼症:患者常伴咽痛,汗出。舌质红,苔薄黄,脉浮数。

(3)气血不足兼症:患者常伴肢软无力,面色无华。舌质淡,脉细。

【鉴别诊断】 腮腺炎:病因为感染性、免疫性、阻塞性及原因未明性炎症肿大等。最常见为感染引起的腮腺炎,多见于细菌性和病毒性。其主要表现为发热、腮腺局部红、肿、热、痛外周血,白细胞计数增多。

【推拿治疗】

(1)治疗原则:行气活血,疏经通络,祛风牵正。

(2)取穴及部位:印堂、睛明、阳白、四白、迎香、下关、颊车、地仓、风池、合谷等。以患侧颜面部为主,健侧做辅助治疗。

(3)主要手法:一指禅推法、按法、揉法、擦法、拿法等。

(4)操作手法

①患者取坐位或仰卧位:医者在患侧一侧,用一指禅推法自患者印堂、阳白、睛明、四白、迎香、下关、颊车、地仓等穴往返治疗,并可用揉法或按法先患侧后健侧,配合擦法治疗,但在施手法时防止颜面部破皮,可使用推拿介质。

②患者取坐位:医生站于病人背后,用一指禅推法施于患者风池及项部,随后拿风池、合谷穴结束治疗。

【注意事项】

(1)早期手法宜轻柔,不可使颜面部皮肤破损。

(2)早期面部表情肌的功能锻炼有助于缩短疗程,及早康复。

【预防调护】

(1)注意保暖,避免受风寒刺激。

(2)提高免疫力。

(3)饮食清淡。

2. 肋间神经痛

肋间神经痛是指胸神经根(即肋间神经)由于不同原因的损害或刺激,出现炎性反应,而表现为胸部肋间或腹部呈带状疼痛的一组症状。本病属于中医学"胁痛""痹症"范畴。

【病因病机】 中医认为,本病多因肝气郁结,横逆而攻窜作痛,引起肝经走行部位(胸胁)症状;或因痰饮内停及外伤局部瘀血停滞,络脉不通,气血不畅,不通而作痛。

现代医学认为,本病病因多由于邻近器官和组织的病变,如感染、中毒或寒冷刺激等引起。肋间神经痛分继发性和原发性两种。由胸椎退变、胸椎结核、胸椎损伤、胸椎硬脊膜炎、肿瘤、强直性脊柱炎、带状疱疹后遗症等疾病可继发根性肋间神经痛;肋骨、纵隔或胸膜病变会继发干性肋间神经痛;原发性的肋间神经痛则少见。

【临床表现】

(1)肋间神经痛发病时,可见疼痛由后向前,沿相应的肋间隙放射呈半环形。

(2)疼痛呈刺痛或烧灼样痛,咳嗽、深呼吸或打喷嚏时疼痛加重。

(3)疼痛多发于一侧的一支神经。

(4)受累神经的分布区常有感觉过敏或感觉减退等神经功能损害表现。

(5)体格检查提示,胸椎棘突旁和肋间隙有明显压痛;根性肋间神经痛患者,屈颈试验阳性。

【鉴别诊断】 肋软骨炎:是指肋软骨的非化脓性疼痛,局限肿胀,第2~5肋骨多见,偶尔发生在肋弓部。本病多为钝痛或锐痛,局部肿大隆起,有压痛,可因上肢活动、负重或咳嗽等牵拉胸大肌而使疼痛加剧。

【推拿治疗】

(1)治疗原则:活血化瘀,疏经通络,行气止痛。

(2)取穴及部位:以患侧胁肋部为主。重点取膻中、中府、云门、章门、大包、日月及局部阿是穴等。

(3)主要手法:按法、揉法、摩法、擦法、一指禅推法等。

(4)操作方法

①患者仰卧位,医者先用拇指指腹点按患者中府、云门、大包、膻中、日月等穴各30秒,以疏通经络,行气活血;然后以掌揉、摩患者胸肋部及患处5~8分钟,以解除肌肉痉挛,缓解疼痛。

②医生在患者胸廓疼痛相对应的脊椎旁用拇指按揉,使之有温热感,再按揉背部两侧膀胱经腧穴,时间约5分钟。

③患者取坐位,医生先搓摩患者两胁,然后沿其疼痛肋间隙用鱼际擦法,以透热为度。

【注意事项】

(1)手法宜轻柔,避免造成二次损伤。

(2)避免上肢用力提拉重物,避免局部受压。

【预防调护】

(1)避免局部受寒凉刺激。

(2)避免感冒，避免感染。

(3)保持心情舒畅。

3. 中风后遗症

中风后遗症指的是患者因中风所引起的后遗症，其主要临床表现为半身不遂，并伴有口眼㖞斜、言语謇涩或失语、偏身麻木等症状。本病多见于中老年人，大多数有高血压病史。本病属于中医"半身不遂""偏枯"等范畴。

推拿疗法主要用于中风病恢复期和后遗症期，包括偏瘫、肢体瘫痪、口眼㖞斜、语言障碍、吞咽困难，并可伴有颜面麻木、手足麻木、沉重或手指震颤、疼痛等症。早期治疗效果较好，一般在中风后2周到半年内，适宜推拿治疗。

【病因病机】 中医学认为，本病常见的诱因为：气候骤变，烦劳过度，情志相激，跌扑努力等。本病病位在脑，与心、肾、肝、脾密切相关。其病机有虚（阴虚、气虚）、火（肝火、心火）、风（肝风、外风）、痰（风痰、湿痰）、气（气逆）、血（血瘀）六端，并多在一定条件下相互影响，相互作用。其病性多为本虚标实，上盛下虚。在本为肝肾阴虚，气血衰少，在标为风火相煽，痰湿壅盛，瘀血阻滞，气血逆乱。而其基本病机为气血逆乱，上犯于脑。

现代医学认为，本病是由于脑部血管突然破裂或因血管阻塞导致血液不能流入大脑而引起脑组织损伤。目前，研究表明，导致本病的危险因素有：高血压、高血脂、肥胖、吸烟、饮酒、心脏病、饮水水质、糖尿病、遗传等等。

【临床表现】 患者一侧肢体瘫痪无力为主要症状，伴有肌肤不仁，口眼㖞斜，嘴角流涎，面色萎黄，舌强语謇。若不及时治疗，则肢体逐渐痉挛僵硬，拘坚不张。久之，便产生肢体失用性强直、挛缩，导致肢体畸形和功能丧失等。

【鉴别诊断】 痿病：痿病以手足软弱无力、筋脉弛缓不收、肌肉萎缩为主症，发病缓慢，起病时无突然昏倒不省人事，口舌歪斜，言语不利。以双下肢或四肢为多见，或见有患肢肌肉萎缩，或见筋惕肉瞤。中风病亦有见肢体肌肉萎缩者，多见于后遗症期由半身不遂而废用所致。

【推拿治疗】

(1)治疗原则：疏通经脉，调和气血，促进功能恢复。

(2)取穴及部位：印堂、神庭、睛明、太阳、阳白、鱼腰、迎香、下关、颊车、地仓、人中、头侧部等。

(3)主要手法：推法、按法、揉法、扫散法、拿法、擦法、一指禅推法等。

(4)操作方法

①头面部手法：患者仰卧位，医生坐于一侧。医生先推患者印堂至神庭，继之一指禅推印堂依次至睛明、阳白、鱼腰、太阳、四白、迎香、下关、颊车、地仓、人中等，往返推之1~2遍；然后推百会1分钟，并从百会横行推到耳郭上方发际，往返数

次,强度要大,以微有胀痛感为宜;医生揉患者风池1分钟,同时掌根轻揉痉挛一侧的面颊部;最后患者扫散头部两侧(重点在少阳经),拿五经,擦面部。

②上肢部手法:患者侧卧位,医生立于患侧。医生先拿揉患者肩关节前后侧,继之㨰肩关节周围,再移至上肢,依次㨰上肢的后侧、外侧与前侧(从肩到腕上),往返㨰之2~3遍;医生按揉患者肩髃、臂臑、曲池、手三里等上肢诸穴,每穴1分钟;轻摇患者肩关节、肘关节及腕关节,拿捏患者全上肢5遍,最后搓、抖患者上肢,捻五指。

③腰背部及下肢后侧手法:患者俯卧位,医生立于患侧。先推患者督脉与膀胱经至骶尾部,继之施以㨰法于膀胱经夹脊穴及八髎、环跳、承扶、殷门、委中、承山等穴;医生轻快拍打患者腰骶部及背部,擦背部、腰骶部及下肢后侧,拿患者风池,按肩井。

④下肢前、外侧手法:患者仰卧,医生立于患侧。先㨰患肢外侧(髀关至足三里、解溪)、前侧(腹股沟至髌上)、内侧(腹股沟至血海),往返㨰之,2~3遍;然后医生按揉患者髀关、风市、伏兔、血海、梁丘、膝眼、足三里、三阴交、解溪等,每穴1分钟;轻摇患者髋、膝、踝等关节,拿捏患者大腿、小腿肌肉5遍,最后搓患者下肢,捻五趾。

【注意事项】

(1)本病越早推拿治疗(中风后约2周),康复效果越好。

(2)手法治疗应以"治痿独取阳明"为指导,重点在手、足阳明经,其次是膀胱经。

(3)加强患者肢体关节的被动活动,患者也应配合自主锻炼。

(4)治疗过程中应视病情的变化而改变手法的刺激量、操作时间和重点部位等。

(5)后期治疗应注意预防骨化性肌炎。

【预防调护】

(1)密切关注患者血压、血糖、血脂,必要时前往专科诊治。

(2)患者保持心情舒畅。

4.臀上皮神经损伤

臀上皮神经损伤,又称"臀上皮神经炎",是指臀上皮神经在腰臀部的腰背筋膜和臀筋膜交汇处受到挤压、牵拉而引起的无菌性炎症,刺激臀上皮神经引起臀部及腿部疼痛为主要临床表现的一种病症。本病属中医学"筋出槽""筋伤"等的范畴。

【病因病机】 中医学认为,由于肌筋直接遭受撞击,或长时间被牵拉卡压损伤,肌挛筋拘,筋离其位,损伤脉络,气机受阻,经络不通,气血运行不畅,发为本病。

现代医学认为,若弯腰动作过猛或过久,突然的腰骶部扭转、屈伸牵拉损伤,局部受到直接暴力的撞击,都会引起筋膜撕裂损伤,从而刺激腰背筋膜和臀筋膜交汇处的臀上皮神经,使其受到挤压、牵拉而引起无菌性炎症。其病理表现为局部充血、水肿、炎症渗出增多,刺激臀上皮神经而出现分布区域疼痛。损伤不愈或反复损伤则出现局部组织粘连、变性、机化、肥厚或瘢痕挛缩,压迫周围血管、神经,使疼痛缠绵。

【临床表现】

(1)多数患者有腰骶部闪挫或扭伤史,部分患者外伤史不明显或仅臀部受凉后慢性发病。

(2)患者一侧腰臀部疼痛,呈刺痛、酸痛或撕裂样疼痛。急性发作者疼痛剧烈,且有患侧大腿后部牵拉样痛,但多不过膝。

(3)患者行走不便,弯腰受限,坐或起立困难,改变体位时,疼痛加剧。严重者下坐或起立需他人搀扶,或自己扶持物体方能行动。

(4)患侧臀上部及下腰区皮肤及肌肉呈板状,臀上皮神经分布区域有广泛的触痛。

(5)患侧下肢直腿抬高可受限,但无神经根受刺激征。

【鉴别诊断】

(1)坐骨神经痛:坐骨神经痛无论是神经根性疼痛还是神经干性疼痛,疼痛症状均沿下肢后侧达足底,甚至达脚趾,压痛点位于棘突旁、闭孔处,或沿神经干走行区,压痛部位较深。

(2)腰椎间盘突出症:好发于 L4~L5、L5~S1 椎间盘,其放射性痛、麻以小腿、足、趾部位明显,直腿抬高试验阳性,CT、MRI 检查可确诊。

【推拿治疗】

(1)治疗原则:疏经通络,活血止痛。

(2)取穴及部位:肾俞、白环俞、环跳、秩边、承扶、委中及阿是穴等。以腰臀部为主。

(3)主要手法:㨰、一指禅推、按、揉、点、弹拨、擦等手法。

(4)操作方法

①患者俯卧位,医者立于患侧,用㨰、按、揉法在患侧腰臀部及大腿后外侧往返施术,用力宜深沉和缓,时间约 5 分钟,以放松局部及相关筋肌组织,促进炎症、水肿吸收,达到舒筋活血的目的。

②医者在患者阿是穴、肾俞、白环俞、环跳、秩边、承扶、委中等穴用一指禅推法、按揉法操作,重点在阿是穴、白环俞、秩边等穴,时间约 5 分钟,达到舒筋活血、通络止痛的目的。

③医者在患者患侧髂嵴最高点髂嵴中点直下3cm下方条索状肌筋处施以弹拨法,手法由轻渐重,以患者能忍受为限,可与按揉法交替操作,时间约2分钟,以松解粘连,消散挛缩筋结,达到解痉止痛的目的。

④医者沿患者患侧神经、血管束行走方向施擦法约2分钟,以透热为度,促进局部血液循环,达到祛瘀散结、活血止痛的目的。

【注意事项】 因臀上皮神经位置表浅,急性期推拿手法宜轻柔,避免强刺激。

【预防调护】

(1)注意休息及局部保暖。

(2)注意腰臀部肌肉功能锻炼。

5.股外侧皮神经损伤

股外侧皮神经损伤,又称"感觉异常性股痛综合征""股外侧皮神经炎"等,常表现为患侧大腿前外侧疼痛,或感觉减退,麻木、刺痛、烧灼等感觉异常,走路或直立时加重,检查时可见髂前上棘内、下方有明显压痛,向大腿前外侧放射。本病属中医学"皮痹""肌痹"等范畴。

【病因病机】 中医学认为,本病与肝肾亏虚、气血不足、营卫失调关系密切,病机为营卫气虚,风寒湿诸邪乘虚而入,久则气滞血瘀、闭阻经络,脉络不通,气机失调,肌肤失于濡养所致。卫虚则麻,营虚则木,营卫气虚则麻木不仁,经络失畅则局部有刺痛或蚁走感。

现代医学认为,股外侧皮神经是腰丛的分支。股外侧皮神经来自第二、三腰神经前支后股,在腰大肌外斜向外下方,经髂肌前面在髂前上棘内侧穿过腹股沟韧带下方至股部,经缝匠肌前后面或穿过该肌肉上部,分成前后二支,从阔深筋膜深面穿出至浅筋膜。前支负责髋膝及大腿前方的皮肤感觉,在髂前上棘下侧约10cm处穿出阔筋膜;后支负责大腿外侧皮肤的感觉。故股外侧皮神经受损,可出现大腿前外侧疼痛,或感觉减退,麻木、刺痛、烧灼等感觉异常症状。

【临床表现】

(1)本病多为一侧受累,患者表现为股前外侧下2/3区感觉异常,如麻木、蚁行感、刺痛、烧灼感、发凉及沉重感等,以麻木最多见。

(2)体力劳动、站立过久时可加剧,休息后症状可缓解。

(3)查体可有程度不等的浅感觉减退或缺失,主要是痛觉与温度觉减退而压觉存在。

(4)少数患者可有色素减退或沉着。

(5)部分患者腹股沟外侧压痛,无肌无力和肌萎缩等运动神经受累症状。

【鉴别诊断】

(1)股神经病变:可同时累及感觉支和运动支,相应支配区肌无力和肌萎缩,肌电图可见股四头肌神经源性损害、股神经传导速度减慢及波幅降低等。

（2）L2神经根病变：临床较少见，感觉障碍分布在大腿前内侧，可伴髂腰肌和股二头肌无力等。

【推拿治疗】

（1）治疗原则：疏经通络，活血止痛。

（2）取穴及部位：阿是穴、居髎、风市等穴，大腿外侧及髋膝部周围。

（3）主要手法：按、揉、㨰、弹拨、一指禅推、擦等手法。

（4）操作方法

①患者俯卧位，医生用弹拨法施术于患者患侧第二、三腰椎横突旁，并配合按揉，5~8分钟为宜。

②患者侧卧位，医生用㨰法施术于患者患侧阔筋膜张肌，沿髂胫束至膝关节，往返操作10遍。

③医生在患者患侧腹股沟韧带部按揉并配合弹拨法操作3分钟。

④医生揉拨患者患侧大腿外侧的髂胫束5遍，用掌根推法沿髂胫束推10次。

⑤在患者患侧髂胫束平行方向医生用擦法治疗，以透热为度。

⑥医生拇指点揉患者患侧风市、居髎、阿是穴3分钟，以局部酸胀为度。

⑦医生用手掌沿患者紧张的髂胫束从上至下推擦，用力由轻到重，反复7~10遍。

【注意事项】 注意鉴别本病与股神经、腰2神经病变以及腰椎间盘突出症。

【预防调护】

（1）注意局部保暖。

（2）避免过度屈伸髋、膝关节。

6. 腓总神经损伤

腓总神经损伤，常表现为足下垂，走路呈跨阈步态，踝关节不能背伸及外翻，足趾不能背伸，小腿外侧及足背皮肤感觉减退或缺失等症状。本病属于中医学"足废""筋伤"的范畴。

【病因病机】 中医学认为，本病由于肌筋遭受撞击，或长时间被牵拉卡压损伤，肌挛筋拘，筋离其位，损伤脉络，气机受阻，经络不通，气血运行不畅，发为本病。

现代医学认为，腓总神经自坐骨神经分出后，向外下方沿股二头肌内侧缘绕过腓骨小头，穿入腓骨长肌之间下行。这段行程易受牵拉伤，尤其是腓总神经绕过腓骨颈处最易受损，腓浅神经和腓深神经可因外伤或牵拉受损。腓总神经损伤多因外伤、体位不当或局部肿物压迫所致。

【临床表现】

（1）足下垂，走路呈跨阈步态。

(2)踝关节不能背伸及外翻,足趾不能背伸。

(3)小腿外侧及足背皮肤感觉减退或缺失。

(4)胫前及小腿外侧肌肉萎缩。

【鉴别诊断】 腰5神经根损害:小腿外侧、足跟背面、蹈趾背面及外侧感觉减退,疼痛自臀后经大腿、膝关节、小腿外侧斜向足背放射至蹈趾。可做肌电图来鉴别。

【推拿治疗】

(1)治疗原则:疏经通络,活血止痛。

(2)取穴及部位:委中、承山、承筋、昆仑、阳陵泉等穴。

(3)主要手法:按、揉、擦、点、一指禅推、拿捏、擦等手法。

(4)操作方法

①患者俯卧位,医者立于患侧,沿患者腘窝部经腓肠肌至跟腱部用擦法往返治疗,手法宜轻柔缓和,并配合做患者患侧踝关节被动跖屈和背伸运动,时间约5分钟,以舒筋解痉。

②医者以拇指按揉法在患者患侧委中、承山、承筋、昆仑、阳陵泉等穴施术,以酸胀为度,时间约5分钟,以通络止痛。

③医者以掌根揉法沿患者患侧腓肠肌肌腹至跟腱进行施术,并用拇指按揉患者患侧腓肠肌内、外侧头附着处,配合五指拿捏患者患侧腓肠肌数次,时间约3分钟,以解痉止痛。

④医者自患者患侧腘窝至跟腱与腓肠肌平行方向施擦法,以透热为度,局部可加用热敷。

⑤患者改仰卧位,屈膝屈髋约45°,医者沿其腓肠肌做轻柔的上下往返的揉拿法,搓揉患者患侧腿部,时间约3分钟,以疏经通络。

【注意事项】 手法宜轻柔,腓骨小头处手法不宜过重,以免造成二次损伤。

【预防调护】

(1)注意保暖,注意休息,避免过度疲劳。

(2)加强患侧康复训练。

第四章 小儿推拿

一、小儿推拿特定穴

1. 天门

定位:在前额部,两眉中点至前发际成一条直线(图4-1-1)。

操作:用两拇指交替自眉心至天庭做直推,称为开天门,又称推攒竹。

作用:祛风寒,醒脑安神,明目。

主治:感冒,发热,头痛,烦躁,惊惕不安,精神萎靡,外感内伤等。

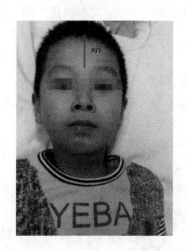

图4-1-1

2. 坎宫

定位:在前额,自眉心至眉梢成一横线(图4-1-2)。

操作:用拇指自眉心向眉梢做分推,称为推坎宫,又称分阴阳。

作用:散风寒,止头痛,醒脑明目。

主治:感冒,发热,头痛,目赤,目痛,惊风等。

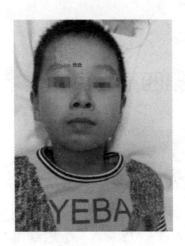

图 4 – 1 – 2

3. 太阳

定位:在颧弓上,眉后凹陷处(图 4 – 1 – 3)。

操作:用中指做揉法或运法,称为揉太阳或运太阳。用拇指桡侧自眼向耳做直推,称为推太阳。

作用:祛风寒,明目。

主治:感冒,发热,头痛,目赤,目痛等。

注:开天门,推坎宫,揉太阳为总起手法,可提升气血,尤其是在冬季气血运行相对缓慢的时候,先用这三个手法提升气血,可提高治疗效果。

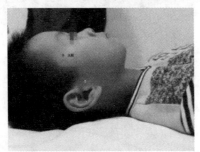

图 4 – 1 – 3

4. 印堂

定位:在面部,两眉连线的中点(图 4 – 1 – 4)。

操作:用拇指做掐法,称为掐印堂。用拇指、示指或中指指端做揉法,称为揉印堂。

作用:醒脑开窍,祛风通络。

主治:感冒,头痛,惊风,昏厥,抽搐等。

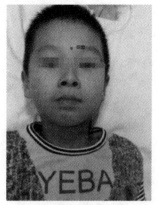

图 4 - 1 - 4

5. 山根

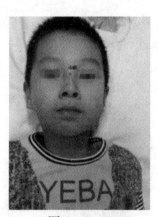

图 4 - 1 - 5

定位:在面部,两目内眦连线的中点(图 4 - 1 - 5)。

操作:用拇指做掐法,称为掐山根。

作用:醒脑开窍。

主治:抽搐,惊风,昏厥等。

注:山根可作望诊用,此处现青色,多提示脾胃不和。古人云:"山根为足阳明之脉络,小儿乳食过度,胃气抑郁,则青黑之纹横截于山根,主生灾。"

6. 人中

定位:在上唇部,人中沟上 1/3 与下 2/3 交界处(图 4 - 1 - 6)。

操作:用拇指做掐法,称为掐人中。

作用:醒脑开窍。

主治:抽搐,惊风,昏厥等。

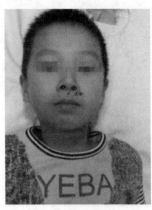

图 4 - 1 - 6

7. 迎香

定位：在面部，鼻翼中点旁，鼻唇沟中（图 4 - 1 - 7）。

操作：用示指或中指做揉法，称为揉迎香。

作用：通鼻窍。

主治：鼻塞，流涕，口眼歪斜，鼻炎等。

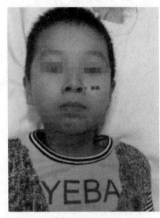

图 4 - 1 - 7

8. 囟门

定位：在头部，前发际正中直上 2 寸，百会前骨凹陷中（图 4 - 1 - 8）。

操作：两手四指扶住头部，用拇指在前发际至囟门连线上交替做推法，称为推囟门。用拇指端做揉法，称为揉囟门。

作用：醒脑开窍，祛风邪。

主治：惊风，头痛，鼻塞，烦躁等。

注：囟门可做望诊用，《小儿推拿广意·指南赋》说："气乏兮，囟陷成坑。"亦可用于保健，《千金翼方》记载："小儿虽无病，早起常以膏摩囟上及手足心，甚避

寒风。"

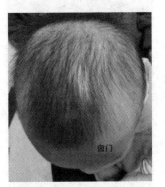

图 4 - 1 - 8

9. 耳后高骨

定位:在耳后部,乳突后缘高骨下凹陷中(图4 - 1 - 9)。

操作:用拇指或中指端揉,称为揉耳后高骨。

作用:疏风解表,镇惊安神。

主治:感冒,头痛,惊风,烦躁,神昏,小儿斜颈等。

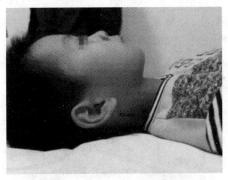

图 4 - 1 - 9

10. 风池

定位:在项部,后发际两侧凹陷中(图4 - 1 - 10)。

操作:用拇指或示指做揉法或拿法,称为揉风池或拿风池。

作用:祛风散寒,明目。

主治:感冒,发热,头痛,颈项强痛等。

注:此言十四正经中胆经上的经穴,《幼科推拿秘书》又有言:"风池又在目上胞,一名坎上。"与气池(目下胞,坎下)用做小儿望诊用。

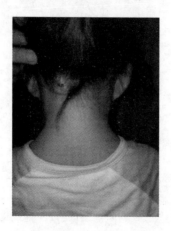

图 4 - 1 - 10

11. 天柱骨

定位:在项部,枕骨后,后发际正中至大椎成一直线(图 4 - 1 - 11)。

操作:用示指中指或拇指自上向下直推,称为推天柱骨。或用汤匙边蘸水自上向下刮,称为刮天柱骨。

作用:升阳气,顺气机,散风寒。

主治:脑瘫,项强,呕吐,外感发热等。当有外感时常与拿风池,掐二扇门同用。当有恶心呕吐时,推天柱常与揉板门,揉中脘同用。

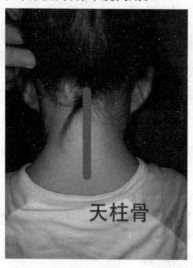

图 4 - 1 - 11

12. 天突

定位:在颈部,前正中线上,胸骨上窝中央(图 4 - 1 - 12)。

操作:用拇指或示指端按揉天突穴,称为按揉天突。用示指或中指端点按天突穴,称为点天突。

作用:调肺气,顺气机,化痰浊,止喘咳。

主治:喘咳,胸闷,暴喑,瘿气,恶心,呕吐,咽干,噎膈等。

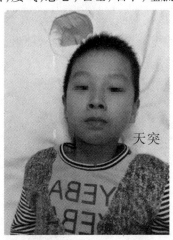

天突

图 4 – 1 – 12

13. 膻中

定位:在胸部,前正中线上,平第四肋间隙,两乳头连线的中点(图 4 – 1 – 13)。

操作:用拇指螺纹面揉运膻中,称为揉膻中;用手掌面摩膻中,称为摩膻中;用两手四指扶两肋,两拇指同时于膻中穴处分推,称为分推膻中。

作用:调肺气,畅气机,宽胸利膈,止咳平喘。

主治:咳嗽,气喘,恶心,呕吐,嗳气等气机不利的疾病。

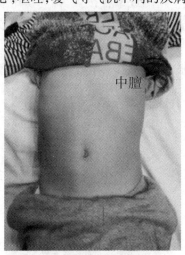

中膻

图 4 – 1 – 13

14. 胁肋

定位:在胁肋部,自腋下两胁至天枢处(图 4 – 1 – 14)。

操作:令患儿两手抬至头上,用两手掌从患儿两胁肋搓摩至天枢,称为搓摩胁肋。

作用:疏肝解郁,顺气机,化痰浊,和脾胃。

主治:烦闷,胁肋痛,咳嗽,喘咳,胸闷,恶心,呕吐,便秘,黄疸等气机积滞的疾病。

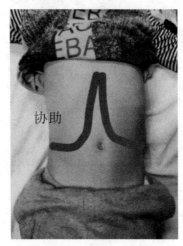

图 4 – 1 –14

15. 中脘

定位:在上腹部,前正中线上,脐中上 4 寸(图 4 – 1 –15)。

操作:用拇指、示指或中指端或掌根按揉,称为揉中脘;用掌心或四指摩,称为摩中脘;自中脘向上直推至喉下或自喉往下推至中脘,称为推中脘,又称推胃脘。

作用:健脾消食,益胃和中。

主治:腹痛,胃痛,腹胀,食积,泄泻,呕吐,嗳气等消化系统疾病。

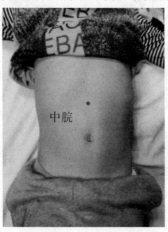

图 4 – 1 –15

16. 腹

定位：腹部(图4-1-16)。

操作：用两手拇指或两手示、中、环指和小指并拢，指腹同时自中脘穴斜下分推至腹两旁，称为分推腹阴阳；掌或四指摩，称摩腹。其中顺时针摩为补，逆时针摩为泻，往返摩为平补平泻。

作用：健脾益气，消食化积，降逆止呕。

主治：腹痛，腹胀，食积，疳积，便秘，恶心，呕吐等消化系统疾病。

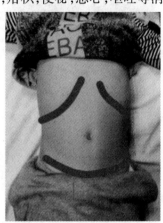

图4-1-16

17. 脐

定位：肚脐(图4-1-17)。

操作：用中指端或掌根揉，称为揉脐；以示、中、环指三指指面或手掌面摩称为摩脐；其中顺时针揉为补，逆时针揉为泻，往返揉为平补平泻。

作用：温阳散寒，调补气血，健脾益气，消食和胃。

主治：呕吐，泄泻，食积，消化不良，腹胀，疳积，便秘等消化系统疾病。

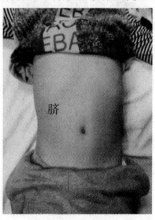

图4-1-17

18. 天枢

定位:在腹部,脐中旁开2寸(图4-1-18)。

操作:以示指或中指揉天枢,称为揉天枢。

作用:理气宽肠,消积导滞。

主治:腹胀,腹痛,泄泻,痢疾,食积,呕吐,便秘等。

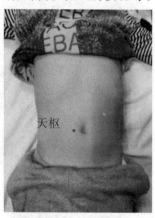

图4-1-18

19. 关元

定位:在下腹部,脐中下3寸(图4-1-19)。

操作:用中指罗纹面或掌面按揉关元,称为揉关元。

作用:补元气,温肾阳。

主治:五迟,五软,遗尿,小便不通,腹痛,腹泻,痢疾等。

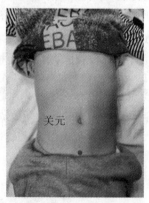

图4-1-19

20. 肚角(图4-1-20)

定位:在下腹部,脐下2寸,旁开2寸大筋处。

操作:用拇、示、中指推拿法,称为拿肚角或用中指端按称为按肚角。

作用:调胃气,畅气机,通腑导滞。

主治:腹胀,腹痛,泄泻便秘,痢疾等。

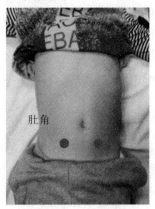

肚角

图 4 - 1 - 20

21. 大椎

定位:在后正中线上,第七颈椎棘突下凹陷中,属督脉。

操作:可用拇指或中指按揉,称揉大椎。或用屈曲的示、中两指中节捏住皮肤,迅速提扪,称扪大椎,由大椎自上向下推称为推大椎。

作用:清热解表,通经活络。

主治:感冒,发热,项强,惊风等。

注:另有用大椎配合身柱、命门、肩井治疗脑瘫。小儿感冒,亦可在此穴用灸法,风寒风热皆可。

22. 肩井

定位:大椎穴与肩峰连线的中点,属足少阳胆经。临床上经常指肩上大筋。

操作:用拇指和示指或其他几指做拿法,称为"拿肩井"。或做按法,揉法。

作用:通行气血,发汗。

应用:感冒,呕吐。

注:拿肩井为总收法,用于诸手法之后,可通行一身气血,用于内外诸症。

23. 肺俞

定位:在背部,第三胸椎棘突下,旁开 1.5 寸,属足太阳膀胱经。

操作:用拇指或者示指、中指做揉法,称为揉肺俞。若沿两侧肩胛骨内侧缘上下做推法,称为"分推肩胛骨"。

作用:调肺气,散风寒,通经络,止咳喘。

主治:咳喘,伤寒,发热,痰鸣,胸闷,鼻衄,鼻渊等。

注:若小儿感受风寒,可蘸葱姜汁按揉此处。亦可用火罐行闪火法。另外此处为保健用穴,小儿无病,平日里常用膏摩或艾灸肺俞、魄户、膏肓穴位处可强健

身体。

24. 脾俞

定位:在背部,第十一胸椎棘突下,旁开1.5寸,属足太阳膀胱经。

操作:用拇指或者示指、中指做揉法,称为揉脾俞。

作用:健脾胃,助运化,祛水湿。

主治:小儿积食,疳积,泄泻,便秘,腹痛,食欲不振,黄疸,水肿,黄疸,形体消瘦,五软等。

25. 肾俞

定位:在腰部,第二腰椎棘突下,旁开1.5寸,属足太阳膀胱经。

操作:可用拇指或中指做揉法,称为揉肾俞。

作用:益元荣肾,强腰健骨。

主治:五迟,五软,溏泻,遗尿等。

26. 脊柱

定位:在背部正中,从第一胸椎开始,沿棘突至尾椎一条直线。

操作:自上向下做推法称推脊,自下向上做捏法称捏脊。

作用:调和阴阳,理气和血,通经活络。

主治:发热,惊风,疳积,夜啼,泄泻,便秘,鼻渊,呕吐,遗尿等。

27. 七节骨

定位:命门至龟尾一条直线(图4-1-21)。

操作:用中指或拇指向上或向下做推法或擦法,以透热为度。

作用:温阳止泻,泻热通便。

应用:便秘,泄泻,脱肛等。

注:此穴向下推可治疗便秘,向上推可止泻。

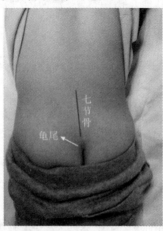

图4-1-21

28. 龟尾

定位:尾骨端与肛门之间,属督脉(图4-1-21)。

操作:用拇指或中指做揉法或者旋推。

作用:通调大肠腑。

应用:泄泻,便秘,脱肛等。多与揉脐,推七节骨配合使用。

29. 脾经

定位:手大指罗纹面(图4-1-22)。

操作:分为补法、清法和平补平泻。补法当使患儿手指微屈,用推法从指尖推向指根(或在罗纹面做旋推);清法当使患儿手指伸直,从指根推向指尖;平补平泻即来回推。

作用:健脾和胃,补益气血,清湿热,消食积,化痰涎。

应用:积食,惊风,泄泻,痢疾,黄疸,伤乳食,体质虚弱,食欲不振,身体消瘦,精神萎靡等。

注:有一些医家认为脾经在拇指桡侧赤白内际处。

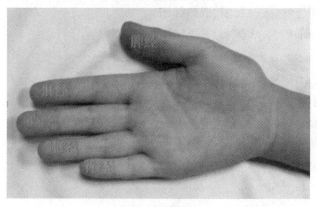

图4-1-22

30. 肝经

定位:手示指罗纹面(图4-1-22)。

操作:分为补法、清法和平补平泻。补法当使用推法从指尖推向指根;清法当从指根推向指尖;平补平泻即来回推。

作用:平肝清热,解郁除烦,养阴生血。

应用:惊风,夜啼,烦躁,五心烦热,食积等。

注:因小儿肝常有余的病理特点,肝经宜清不宜补,防止肝气有余,引发惊风之证。若肝虚时,补后加清,或以补肾经代之。

31. 心经

定位:手中指罗纹面(图4-1-22)。

操作:自手中指指端向指根方向直推为补,称为补心经;反之为清,称为清心经。

作用:清热退火,养心安神。

主治:实证有五心烦热、口舌生疮、小便赤涩等;虚证有心血不足,汗出无神等。

32.肺经

定位:手环指罗纹面(图4-1-22)。

操作:自手无名指指端向指根方向直推为补,称为补肺经;反之为清,称为清肺经。

作用:补肺益气,清热泻肺,止咳化痰。

主治:感冒、咳嗽、气喘、自汗等。

33.肾经

定位:小指罗纹面(图4-1-22)。

操作:自手小指指端向指根方向直推为清,称为清肾经;反之为补,称为补肾经。

作用:强筋健骨、滋肾壮阳、清热利尿。

主治:先天不足、久病体弱、五更泄泻、遗尿、膀胱湿热等。

34.大肠经

定位:在手示指桡侧缘,由指尖至虎口成一条线(图4-1-23)。

操作:自手示指指尖直推至虎口为补,称为补大肠,也称侧推大肠,反之为清,称为清大肠。来回推为调,称为清补大肠。

作用:调肠理气,止寒热泻痢,泻火通便。

主治:泄泻,痢疾,便秘,腹痛,脱肛等。本穴又称为指三关,可用于小儿望诊。

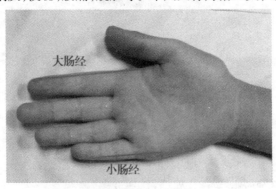

图4-1-23

35.小肠经

定位:在手小指尺侧边缘,自指尖至指根(图4-1-23)。

操作:自手指尖向指根直推为补,称为补小肠;反之为清,称为清小肠。

作用:清热利尿,泌别清浊。

主治:小便赤热,午后潮热,口舌糜烂等。

36.四横纹

定位:在手掌面,第二至第五指第一指间关节的横纹(图4-1-24)。

操作:用手拇指指甲依次掐之,称为掐四横纹;用手拇指桡侧在四横纹穴左右推之,称为推四横纹。

作用:调和气血,消肿散结,退脏腑之热。

主治:疳积,消化不良,气血不畅,腹胀等。

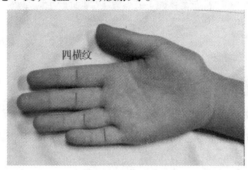

图4-1-24

37.小横纹

定位:在手掌面,第二至第五指掌指关节的横纹(图4-1-25)。

操作:用手拇指指甲依次掐之,称为掐小横纹;用手拇指桡侧在小横纹穴左右推之,称为推小横纹。

作用:退热消肿散结。

主治:发热,烦躁,腹胀等。

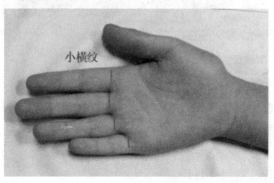

图4-1-25

38.掌小横纹

定位:在手小指掌面根下,尺侧掌横纹头(图4-1-26)。

操作:用示指或中指揉之,称为揉掌小横纹。

作用:开胸散结,消郁热,化痰涎。

主治:口舌生疮,肺炎,百日咳及一切痰壅咳喘等。

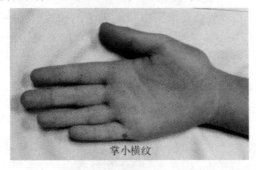

掌小横纹

图4-1-26

39. 内劳宫

定位:在手掌心中,屈指时当中指指尖所指处(图4-1-27)。

操作:用手拇指指甲掐揉之,称为掐揉内劳宫,用手中指指端做运法,称为运内劳宫。

作用:清热除烦,凉血散风。

主治:发热,口疮,便血,虚烦内热等。

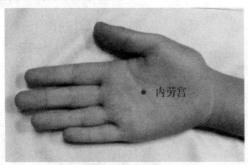

内劳宫

图4-1-27

40. 小天心

定位:在手掌根,大鱼际与小鱼际之间的凹陷中(图4-1-28)。

操作:用手拇指掐揉之,称为掐揉小天心。示指或中指屈曲,用指尖或指间关节捣之,称为捣小天心。

作用:清热,镇惊,利尿,明目。

主治:惊风,抽搐,烦躁不安等。

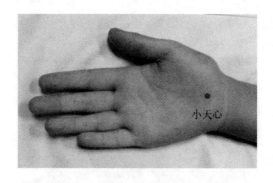

图 4 - 1 - 28

41. 板门

定位:在手掌,大鱼际平面(图 4 - 1 - 29)。

操作:用拇指或示指在大鱼际平面的中点做揉法,称为揉板门。用拇指桡侧从拇指掌指关节推向腕横纹,称为板门推向横纹。用拇指桡侧从腕横纹推向拇指掌指关节,称为横纹推向板门。

作用:消食积,健脾胃,除膨胀,止呕吐。

主治:不欲饮食,伤乳食,腹胀,嗳气,呕吐(横纹推向板门,功专止呕),泄泻(板门推向横纹,功专止泻)等。

注:"板门,在大指节下五分。"《小儿推拿方脉婴密旨全书》

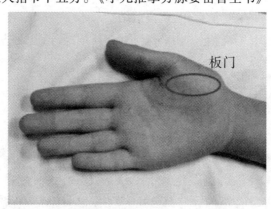

图 4 - 1 - 29

42. 胃经

定位:第一掌骨掌面(大鱼际桡侧赤白肉际,从拇指掌指关节到掌根,图 4 - 1 - 30)。

操作:用拇指或示指从掌根推向拇指掌指关节,称为清胃经。反之,则为补胃经。

作用:清脾胃,去湿热,消食积,止呕吐。

主治:恶心,呕吐,嗳气,呃逆,泄泻,吐血,衄血等。

注:"大指端脾,二节胃。"《厘正按摩要术》

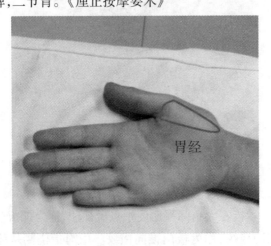

胃经

图 4 - 1 - 30

43. 阴阳

定位:在手掌根,小天心穴两侧,桡侧为阳池,尺侧为阴池(图 4 - 1 - 31)。

操作:用两拇指指腹从小天心向两侧分推,称为分阴阳。用两拇指从阳池、阴池推向小天心,称为合阴阳。

作用:调阴阳,和气血,消食积,化痰散结。

主治:食积,腹泻,呕吐,寒热往来,身热不退,烦躁,惊风,抽搐。

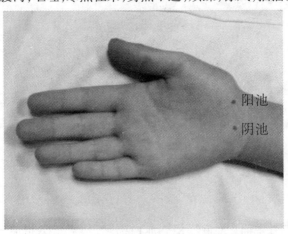

阳池

阴池

图 4 - 1 - 31

44. 总筋

定位:在手腕掌后,横纹中点(图 4 - 1 - 32)。

操作:用拇指或中指按揉总筋,称为揉总筋。用拇指按穴位上,用示指按手腕背部相对使用揉法,另一手握其四指摆动,称为拿总筋。

作用:清心热,退潮热,通气机。

主治:心经热,口舌生疮,潮热,实热,惊风,抽搐等。

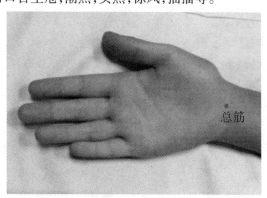

图 4 - 1 - 32

45. 外劳宫

定位:在手背,第 2、3 掌骨之间,掌指关节后 0.5 寸,与内劳宫相对。

操作:用拇指指甲掐揉或中指尖揉,称为掐揉外劳宫。用示指或中指揉,称为揉外劳宫。

作用:散寒,升阳举陷。

主治:泄泻,肠鸣,腹痛,消化不良,咳嗽,气喘,脱肛,遗尿,疝气等。

46. 二扇门

定位:手背中指根两旁凹陷中(图 4 - 1 - 33)。

操作:用两手拇指掐揉,称掐揉二扇门。

作用:发汗解表、退热平喘,是发汗效穴。

主治:身热无汗,痰喘气粗等。

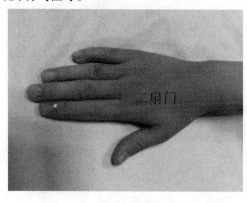

图 4 - 1 - 33

闻庆汉推拿教学临证旨要

47. 威灵

定位:在手背,第二、三掌骨交缝处(图4-1-34)。

操作:用拇指指甲先掐后揉,称为掐威灵。

作用:醒神,开窍,镇惊。

主治:惊风昏迷,急惊暴死,头痛等。

注:"威灵穴在虎口下,两傍歧,有圆骨处。"《小儿推拿方脉活婴秘旨全书》

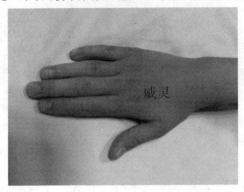

图4-1-34

48. 精宁

定位:在手背部,无名指与小指的掌指关节后的第四、五掌骨之间(图4-1-35)。

操作:以拇指指甲掐精宁,称为掐精宁。或以示指揉,称为揉精宁。

作用:行气,破结,消痰。

主治:气喘,疳积,哭不出声,口渴,干呕,眼内胬肉等。

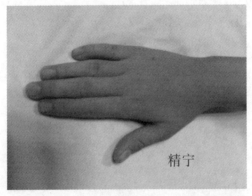

图4-1-35

49. 一(乙)窝风

定位:在手背部,腕横纹中央凹陷中(图4-1-36)。

操作:用拇指或示指掐之,然后揉之,称为掐揉一(乙)窝风。

作用:通络,散寒,止痛,行气,利关节。

主治:一切腹痛,感冒,惊风,关节疼痛,屈伸不利等。

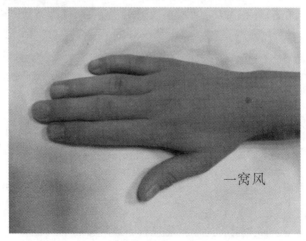

图 4 - 1 - 36

50. 三关

定位:在前臂桡侧,腕横纹至肘横纹成一直线(图 4 - 1 - 37)。

操作:自桡侧腕横纹起推至肘横纹处,称为推三关。

作用:温阳,散寒,益气,活血。

主治:一切虚寒症,腹痛,腹泻,四肢无力,畏寒,斑疹,疹出不透,小儿肢体瘫痪等。

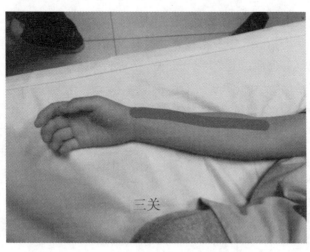

图 4 - 1 - 37

51. 天河水

定位:在前臂掌侧正中,自腕横纹至肘横纹成一直线(图 4 - 1 - 38)。

操作:用示、中二指指腹,从腕横纹起,推至肘横纹,称为清天河水。

作用:清热,解表,清心火,除烦。

主治:内热,潮热,外感发热,烦躁不安,惊风,弄舌,气喘,咳嗽等。

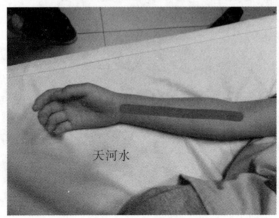

天河水

图4-1-38

52.六腑

定位:在前臂尺侧,自肘关节至掌根成一直线。

操作:以示、中二指指腹,自肘关节推至掌根,称为退六腑。

作用:清热,解毒,凉血。

主治:高热,烦躁,口渴饮,惊风,咽痛,肿毒,热痢,大便干燥等实热症。

53.斗肘

定位:在肘关节、尺骨鹰嘴突处。

操作:以左手拇指、示、中三指托患儿肘时,以右手拇指、示指二指叉入虎口,同时用中指按定天门穴,曲患儿之手,上下摇之,称为摇斗肘。

作用:通经活络,活血化痰,顺气生血。

主治:气血不和,急惊风,痹痛,痞块,积滞,痰嗽等。

注,《幼科推拿秘书》:"斗肘穴,在手肘曲处,高起圆骨处,膀膊下、肘后一团骨也。""斗肘穴重揉之,顺气生血。"

54.百虫(血海)

定位:膝上内侧肌肉丰厚处。

操作:用拇指与示指中指对称提拿,称拿百虫法;用拇指指端按揉,称揉百虫法。

作用:通经活络,平肝熄风。

主治:四肢抽搐,下肢痿弱不用等。

注,《幼科推拿秘书》:"百虫穴,在大腿之上。"

55. 足三里

定位:在外侧膝眼下 3 寸,胫骨外侧约一横指处(图 4 - 1 - 39)。

操作:用拇指端按揉,称揉足三里。

作用:健脾和胃,强身健体。

主治:腹胀,腹痛,腹泻,呕吐,下肢痿软等。

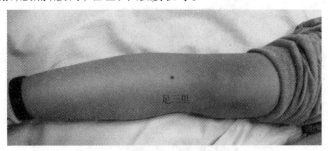

图 4 - 1 - 39

56. 三阴交

定位:在内踝尖直上 3 寸处。

操作:用拇指端或中指端按揉之,称按揉三阴交法。

作用:通经活络,清利下焦湿热。

主治:遗尿,癃闭,惊风,消化不良等。

57. 委中

定位:在腘窝中央、两大筋之间(图 4 - 1 - 40)。

操作:用示、中指指端拿腘窝中筋腱,称拿委中。

作用:疏通经络,息风止痉。

主治:惊风抽搐,下肢痿软无力等。

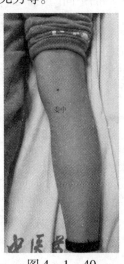

图 4 - 1 - 40

58.后承山(鱼肚)

定位:在腓肠肌肌腹下陷中(图4-1-41)。

操作:用拿法,称拿承山。

作用:通经活络,息风止痉。

主治:腿痛转筋,下肢痿软等。

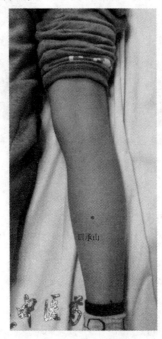

后承山

图4-1-41

59.昆仑

定位:在外踝后缘和跟腱内侧的中间凹陷中。

操作:掐此穴称掐昆仑。

作用:舒肌通络,强腰补肾。

主治:头痛,惊风,腰痛,足内翻等。

60.涌泉

定位:足掌心前1/3处。

操作:用两拇指面轮流自足跟推向足尖,称推涌泉;用拇指端按在穴位上揉之,称揉涌泉。

作用:滋阴,退热。

主治:发热,呕吐,腹泻,五心烦热等。

二、小儿推拿手法

1. 推法

【定义】 以拇指桡侧缘或拇指指腹,或示、中二指指腹在施术部位上做单方向直线推动、分向推动、单方向合拢以及顺逆时针方向的旋转推动的手法,称为推法。临床上一般分为直推法、旋推法、分推法和合推法四种。

【操作】

(1)直推法:医者以拇指桡侧缘或拇指指腹,或示、中二指指腹在施术部位上做直线推动,称为直推法。离心推为清,向心推为补,来回直推为清补。

(2)旋推法:医者以拇指指腹在穴位上做顺时针逆时针方向的旋转推动,称为旋推法。

(3)分推法:医者用两手拇指的桡侧缘或指腹,或双手大鱼际,或用双手示或中二指的指腹自穴位向两旁作分向推动,称为分推法。

(4)合推法:又称合法,医者用双手拇指指腹或双手大鱼际,或用双手示或中二指指腹自穴位两旁向穴中做单方向的均匀,有节奏的推动合拢,称为合推法。

【动作要领】

(1)沉肩、垂肘、悬腕,掌指关节和指间关节自然伸直;各关节活动协调,以达到轻柔着实的效果。

(2)运动轨迹有单方向直线运动、环形、弧形运动轨迹。

(3)动作要有节律性,均匀、持久。

(4)操作频率为每分钟 240～300 次,依操作部位和证型灵活选择。

(5)施术时根据病情适当选取介质。

【临床应用】

(1)推法是小儿推拿常用手法之一,具有祛风散寒,清热解表的双重功效,此外还能通经活络;广泛用于小儿推拿中。

(2)旋推法由摩法演变而来,但比摩法运法重,较揉法轻,轻重有补泻区别。

2. 拿法

【定义】 用拇指与其余四指指腹相对用力在身体某一部位或穴位上做一紧一松的提拿动作,称为拿法。即"捏而提起谓之拿"。可单手操作,也可双手配合操作。

【操作】 医者依据操作部位不同,选取适宜手术;沉肩、垂肘,腕掌自然蓄力,用拇指和示、中两指或拇指与其余四指相对用力,在施术部位上做一紧一松,有节奏性,连贯性的提拿动作。用力应由轻到重,再由重到轻,蓄劲发力,动作沉稳着实。

【动作要领】

(1)操作时切忌耸肩用力,腕掌自然蓄劲,指面或指腹着力,避免指端内扣。

(2)动作要连绵不断,均匀柔和,保持节奏性和连贯性。

【临床应用】 本法具有疏经通络、解表发汗等作用。手法刺激较强,临床上多用于急救和急性病症,常用于小儿肌性斜颈,外感头痛等病。

3. 运法

【定义】 医者用拇指或示、中指指端或指腹在穴(部)位上,做由此及彼的弧形或环形运动称为运法。

【操作】 医者以指端或指腹紧贴施术部位,做轻而缓的弧形或环形摩擦移动,施术过程中不可带动皮下组织。

【动作要领】

(1)操作时一定要紧贴施术部位,宜轻不宜重,宜缓不宜急。

(2)运法较轻,仅在体表做旋转摩擦运动,不带动深层肌肉组织。

【临床应用】

(1)本法具有理气和血,疏经通络等作用,常用于小儿的头面部。

(2)运法的方向应视证型而定,如做运八卦时,逆运八卦可宽胸理气、止咳化痰、行滞消食,顺运八卦可降胃气,消宿食,增饮食等。

(3)常用于面状或弧线状穴位,如运内八卦,运水入土等,也可用于点状穴位,如运内劳宫等。

(4)因小儿皮肤娇嫩,操作时宜轻而缓慢。

4. 搓法

【定义】 施术者用双掌心夹住或单掌紧贴施术部位,相对交替用力做相反方向的来回快速搓动,同时做上下往返移动,称为搓法。

【操作】

(1)夹搓法:施术者依据不同部位,选取相应体位,如正坐位、站立位等,沉肩、垂肘、腕部放松,双手掌心相对,夹住受术者上下肢或躯干的一定部位,相对用力做紧搓慢移的上下往返运动。

(2)推搓法:医者以单手或双手掌面着力于施术部位。以肘关节为支点,前臂部主动发力,做较快速的推去拉回的搓动。

【动作要领】

(1)操作时两掌相对用力,前后交替搓动。

(2)动作要协调一致,紧搓慢移,不可间断。

【临床应用】

（1）本法具有松解肌筋、行气活血等作用，常作为结束手法来应用。

（2）夹搓主要用于四肢、躯干和两胁肋部与揉肩关节配合使用；推搓主要用于腰背部，多与拍法结合，作为结束手法。

5. 按法

【定义】　指或掌在施术穴位或部位上由轻到重往下按压的手法，称为按法。用手指按压称为指按法，常用于穴位；用全掌或掌根按压称为掌按法，常用于腰背腹部。

【操作】

（1）指按法：医者用指端或指腹接触施术部位由轻到重，向下按压至一定深度，持续用力停留几秒（视情况而定），余指在相对位置辅助固定，再缓缓撤力，即完成一个动作，重复此动作，即为指按法。

（2）掌按法：医者腕关节放松或稍稍背屈，全掌或掌根接触治疗部位，蓄力于掌，缓缓用力向下按压，其余操作同指按法，重复此动作，即为掌按法。

【动作要领】

（1）用力方向应垂直于体表。

（2）用力须和缓，由轻到重，切忌暴力猛按。

（3）按压至一定深度，可在一定深度上维持一段时间，即"按而留之"。

（4）按压要平稳，撤力要轻缓，动作柔和有节律。

【临床应用】　按法刺激较强，具有祛寒止痛，化瘀活血，疏通经络等作用。常用于治疗寒凝气滞和跌打损伤等引起的痛证，如胃脘痛、腹痛、扭挫伤等。指按法可用于全身大部分穴位，常用于点状穴位。掌按法多用于面状穴位。按法是揉法的基础，并常与揉法同时挥作形成复合手法按揉法。

6. 摩法

【定义】　用示、中、环指或掌面附着在治疗部位，前臂主动用力，带动腕部屈伸，使掌指关节、腕关节以及前臂一起做环形而有规律的摩动，称为摩法。前人用摩法时，常配合介质，因此又称为膏摩。用指腹、大鱼际和掌面作用于治疗部位分别称为指摩法、大鱼际摩法和掌摩法。

【操作】

（1）指摩法：医者四指并拢，以指腹着力于治疗部位，前臂主动用力，腕关节微屈，带动肩、肘关节做主动运动，使四指指腹在体表做直线往返或环形摩动。

（2）掌摩法：手掌自然伸直，掌面朝下，手掌着力于治疗部位，肩关节主动做小幅环转，同时肘关节亦随之做协同动作，并带动前臂与手掌在治疗部位上沿圆形轨迹做直线往返或环形摩动。

【动作要领】

(1)肘关节微曲,指腹或手掌自然着力,随腕关节屈伸做环形运动,整个过程只有水平方向的力,不可刻意向下按压。

(2)指掌在体表做环形摩动时,不要带动皮下组织。

(3)手法动作要轻柔和缓有节律,速度要均匀,压力要适当,频率每分钟100次左右。

(4)摩法补泻原则很多,缓摩为补,急摩为泻;顺摩为补,逆摩为泻,要根据患者的具体病情选择具体摩法操作,以取得良好的治疗效果。

【临床应用】 摩法轻柔和缓,刺激量小,具有理气止痛、温中健脾、消积导滞、消肿散热、活血化瘀等作用,临床常用于治疗气郁、血瘀、食积、外伤等导致的脘腹疼痛、腹胀、腹泻、便秘等证。指摩法适用于头面部穴位;掌摩法适用于胸腹胁肋部穴位。

7.揉法

【定义】 用指或掌吸定于施术部位上做旋转揉动的手法称为揉法。具体可分为指揉法、掌揉法、肘揉法等。

【操作】

(1)指揉法:以拇指或中指或多个手指指腹着力于治疗部位,腕关节微屈或伸直,前臂主动施力做环形运动,带动手指在治疗部位上做环形揉动。手法频率120~160次/分。

(2)掌揉法:以全掌或掌根或鱼际吸定于治疗部位,前臂主动旋转发力,带动腕关节小幅度屈伸或摆动,使治疗部位的皮肤与皮下组织一起运动。手法频率120~160次/分。

(3)肘揉法:以肘部的尺骨上段背侧或肘尖着力于治疗部位,肘关节极度屈曲,以肩关节为支点,肩及上臂主动按压环转,使着力部在体表做环形揉动。手法频率80~120次/分。

【动作要领】

(1)指揉法在头面部操作时,可以缓慢的揉三次按一次,形成"揉三按一"的连续操作。

(2)指揉时腕关节保持一定的紧张度;鱼际揉时前臂有推旋运动,腕部易放松;掌根揉时,腕关节主动做回旋运动带动前臂,肩关节与上臂均处于放松状态。

(3)医者操作时,指或掌应吸定患者皮肤,不得与体表产生摩擦,应带动皮下组织一起揉动。

(4)操作时,压力均匀,动作轻柔灵活而有节律性。

【临床应用】 揉法轻柔和缓,具有消肿止痛、活血化瘀、消积理气、调和气血等作用,多用于治疗胸满胁痛、脘腹胀满、痿证、痹症等。揉法适用于全身各部穴位,指揉法常用于点状穴位,掌揉法和鱼际揉法常用于面状穴位,操作时根据病情需要选择。

8.捏法

【定义】 用拇指和其他手指指腹或指节在治疗部位上做有规律的一松一紧的相对合捏,称为捏法。拇指与示指合捏称为二指捏;拇指与示、中指合捏为三指捏;拇指与其余四指合捏为五指捏。

【操作】 医者五指自然伸直,用拇指与示指或示、中二指或其余四指指腹相对捏住治疗部位处的肌肤,做反复有规律的合捏与放松,根据病情需要边捏边循经穴移动。

附:捏脊法操作:医者用拇指桡侧缘顶住尾骨尖端的皮肤,示、中二指或其余四指在前与拇指合力捏起皮肤,或示指中节桡侧缘顶住皮肤,拇指指腹在上,两指同时用力提捏起皮肤,沿脊柱从下往上,双手交替边捏边提(平捏法)或每捏三下,向上提拿一次(提捏法),至大椎穴止。

【动作要领】

(1)要用五指指腹着力,而不可用指端。

(2)拇指与其相对的手指用力要均匀对称,不可扭转,动作要持续连贯。

(3)捏脊法动作要领:

①捏拿皮肤要适中,太多则不易提捏向前,太少则易滑脱或无法提捏。

②操作时两手沿直线交替往前提捏,不可歪斜,不可间断。

③根据具体病情,选择捏拿方向、力度和次数。

【临床应用】 捏法刺激适中,具有疏松筋肌、行气活血、调和阴阳等作用,常用于颈椎病、肩周炎、腰椎病等。小儿捏脊法多用于小儿食滞、疳积、厌食、腹泻、呕吐、消化不良等。捏脊法用于保健可促进小儿生长发育,增强免疫力。

9.捣法

【定义】 以中指指端,或示指、中指屈曲的指间关节着力,有节奏地叩击穴位的方法,称为捣法。实为"指击法"或"叩点法"。

【操作】 患儿坐位,以一手握持住患儿示指、中指、环指、小指四指,使手掌向用另一手的中指指端或示指、中指屈曲后的第一指间关节突起部着力,其他手指屈握,前臂主动运动,通过腕关节的屈伸运动,带动着力部分作有节奏的叩击穴位10次左右。

【动作要领】

(1)前臂为动力源,腕关节放松。

(2)捣击时取穴要准确,发力要稳,而且要有弹性。

【临床应用】 适用于手部小天心穴及承浆穴。

三、病症

1. 小儿脑性瘫痪

【概述】 小儿脑性瘫痪简称小儿脑瘫,是指小儿早期各种原因引起的非进展性的脑损伤所致的中枢性运动障碍及姿势异常,并可同时伴有智力低下、癫痫和视听障碍等表现的一种病症。早产儿较多见。

本病可因产前、产时、产后患儿脑部的感染、出血、缺氧、中毒以及外伤等引起。其临床表现比较复杂,可表现为强直性瘫痪、腱反射尤进、姿势异常、中枢性运动障碍、皮肤浅反射减退或消失、病理反射阳性等。病情严重者常出现智力障碍、语言障碍、二便失控、流涎、颈软、斜视、四肢肌肉痉挛及不能站立、行走等。病程较长者可出现失用性、失用性肌萎缩。

根据脑瘫临床症状和体征的描述,该病属中医的"五迟""五软""五硬"和"萎证"等症范畴。

【病因病机】 中医学认为小儿脑性瘫痪可分为先天不足和后天失调两大类,多由肝肾亏虚、脾肾两亏、肝强脾弱、痰瘀阻滞等原因所致。

(1)肝肾亏虚:肾藏精,肝藏血,精血同源,共滋脑髓。若肝肾精血不足,则脑髓空虚,出现痴呆、失语、失听、失明、智力发育迟缓等症状。肝主筋,肾主骨生髓,肝肾亏虚,筋骨失养,则出现肢体不自主运动,关节活动不灵,手足徐动或震颤,动作不协调等症状。

(2)脾肾两亏:脾主运化,肾主骨生髓。若胎儿先天禀赋不足,肾精亏虚,后天脾胃运化功能失司,则筋骨、肌肉失养,可出现头项软弱不能抬举、口软唇弛、吸吮或咀嚼困难、肌肉松软无力等症状。

(3)肝强脾弱:肝主筋,脾主肌肉四肢,脾胃虚弱,土虚木亢,肝木亢盛,则出现肢体强直拘挛,肢体强硬失用,烦躁易怒。木旺又乘土,致使脾经更虚,导致肌肉瘦削等症,病情缠绵难愈,形成恶性循环。

(4)痰瘀阻滞:痰湿内盛,蒙蔽清窍,则见智力低下;病程迁延,络脉不通,瘀阻脑络,气血运行不畅,脑失所养,则毛发枯槁、肢体运动不灵、关节僵硬。

【临床表现】

(1)肝肾亏虚证:患儿发育迟缓,五迟(坐、行、发、齿、语),龟背、鸡胸、精神呆滞,面色无华,动作无力、不协调,舌淡,苔薄脉弦,指纹淡。

(2)脾肾两亏证:患儿形体瘦削,五软(头颈、口、手、足、肌肉),神情呆滞、智力迟钝,面色苍白,神疲乏力,肌肉松弛,运动无力或瘫痪,唇淡,舌淡,脉沉细无力,指纹淡。

（3）肝强脾弱证：患儿肢体强直拘挛，强硬失用，烦躁易怒，遇到外界刺激后加重，食少纳呆，肌肉瘦削，舌质胖大或瘦薄，舌苔少或白腻，脉沉弱或细。

（4）痰瘀阻滞证：患儿神志呆滞，五硬（颈项、手、足、腰、肌肉强硬挛急），失语、肢麻，动作不协调或不能完成动作，舌淡有瘀点，苔黄，脉滑或涩，指纹紫。

注：其中五迟、五软、五硬为传统病名，但古人用于临床，每项不必齐备，但见一、二证即是。

【检查诊断】 患儿血生化可见肝功异常和代谢紊乱，如血清转氨酶升高、乳酸脱氢酶升高、胆红素正常或稍高等，脑电图出现弥漫性高幅慢波活动，可能为小儿脑性瘫痪。通过小儿神经系统检查，如不随意运动、面、舌、唇及躯干肢体舞蹈或徐动样动作，伴有运动障碍和肌张力增高可能为徐动型脑瘫。明显的骨骼改变，无智力低下，可区分佝偻病。颅骨骨缝解开，头颅增大、叩之呈破壶音、目珠下垂如落日状，伴有智力低下，可区分解颅（脑积水）。

【推拿治疗】

（1）治疗原则：开窍醒脑、强筋健骨为小儿脑性瘫痪总的治疗原则。以肝肾亏虚为主，治以滋养肝肾、填精补髓；以脾肾两亏为主，治以养肾健脾、开窍益智；以肝强脾弱为主，治以益元养脑、滋阴息风；以痰瘀阻滞为主，治以涤痰开窍、活血通络。

（2）治疗方法

①肝肾亏虚证：

手法：以推法、揉法、拿法、摩法、捏法为主。

主要操作部位及取穴：操作部位以上肢、背部膀胱经、督脉为主，肾经、脾经、百会、腹部。

操作方法及要求：患儿仰卧位或坐位，医者坐在患儿一侧或对面。

处方：补肾经、补脾经100～300次，推三关100～300次，按揉百会100～300次，拿曲池、风池50次，摩腹、揉中脘、关元、巨阙、章门、期门100～300次，捏脊5～7次，揉运三阴交100～300次，摩肾俞、肝俞、脾俞、心俞各100～300次。

加减：腰部软瘫配揉腰阳关100～300次。

方义："治痿者独取阳明"推三关、揉中脘、摩腹。督脉与手足三阳经及阳维脉交会，总督一身之阳经，为阳脉之海，可调节阳经气血，辅以按揉百会，拿曲池、风池。

②脾肾两亏证：

手法：以推法、揉法、拿法、摩法为主。

主要操作部位及取穴：操作部位以上肢、腹部、背部膀胱经为主，脾经、肾经、三关。

211

第四章　小儿推拿

操作方法及要求：患儿仰卧位或坐位，医者坐在患儿一侧或对面。

处方：补肾经100～300次，补脾经100～300次，推三关100～300次，揉关元、气海、食窦各100～300次，摩脐、中脘、天枢100～300次，摩肾俞、脾俞、胃俞、膏肓俞各100～300次，拿公孙、内关、列缺、照海各50次。

加减：上肢瘫配揉肩髃、曲池100～300次；下肢瘫加环跳、昆仑100～300次。

方义：取关元、气海、命关（食窦穴）、中脘四穴，按摩后加灸法，扶阳气。公孙伍内关、列缺伍照海，鼓舞气血生化。脾肾虚弱，取补肾经，摩肾俞，揉关元，摩脐，益肾补先天之本之用；推三关，补脾经，摩脾俞、胃俞、中脘、天枢、膏肓俞，健脾和胃，补后天之气血生化之源。

③肝强脾弱证：

手法：以推法、揉法、拿法、摩法、运法为主。

主要操作部位及取穴：操作部位以上肢、腹部、背部膀胱经为主，肾经、脾经、肝经、三关。

操作方法及要求：患儿仰卧位或坐位，医者坐在患儿一侧或对面。

处方：补肾经100～300次，补脾经100～300次，清肝经100～300次，运五经100～300次，推三关100～300次，摩脐、中脘、关元、膻中各100～300次，揉运膏肓俞、胃俞、魂门、命门、阳陵泉、绝骨各100～300次。

加减：语言障碍配揉天突100～300次；颈瘫配推天柱骨50～100次。

方义：补肾经益元荣脑、充骨填髓，补脾经、膏肓俞、胃俞、魂门培补后天之本、益气血生化之源，清肝经清泻肝经瘀滞，摩脐、中脘、关元、膻中益元固本、调补冲任，筋会阳陵泉、髓会绝骨，强筋健骨，益髓荣脑。

④痰瘀阻滞证：

手法：以推法、揉法、拿法、摩法、运法、控法、擦法、弹拨法为主。

主要操作部位及取穴：操作部位以上肢、腹部、背部膀胱经为主，小天心、肾经、三关、总筋。

操作方法及要求：患儿仰卧位或坐位，医者坐在患儿一侧或对面。

处方：揉小天心100～300次、摩囟门100次、补肾经100～300次，运五经100～300次，推三关100～300次，运内八卦100～300次，揉总筋100～300次，摩脐、中脘、天枢、食窦、关元各100～300次，揉运脾俞、胃俞、膏肓俞、阳陵泉、丰隆各100～300次。

加减：面瘫百会按四神聪50～100次、理脊捏脊5～7次、擦腰骶100～300次、拿委中50～100次、弹拨阳陵泉50～100次、揉悬钟100～300次，擦风池、风府100～300次等。

方义：运五经、关元调补精血，揉运脾俞、胃俞、运内八卦、摩脐、中脘、食窦、膏肓俞补后天之本、促气血生化之源,揉丰隆健脾祛湿,豁痰开窍,揉总筋、阳陵泉舒筋缓痉。

【注意事项】

(1)分娩时注意产程变化,防止新生儿窒息,缺血缺氧性脑病的发生。

(2)密切观察新生儿黄疸,必要时进行光疗,防止核黄疸。

(3)出生后做好新生儿护理工作,防止感染,脑外伤等。

2. 小儿先天性脑积水(解颅症)

【概述】 解颅症是小儿难治性病症,以颅缝解开,头颅增大,叩之呈破壶音,目珠下垂如落日状为特征。又名"囟解""囟开不合""头缝不合"。

解颅症的病因主要为先天肾气不足,或后天脾虚失调,以及髓热、风热、瘀血、痰热等。病症分虚实,其机理虚证为肾气亏损,髓海不足或肾虚肝旺,髓热,风水上泛;实证为外感时邪,热毒壅滞,留阻脑络。病变脏腑主要在脾肾,可涉及肝。本病西医学称为脑积水,因先后天颅内疾患引起脑脊液循环途径受阻和吸收障碍,脑脊液分泌过多,并在颅内异常积聚。

本病与中医"五迟""五软""五硬""痴呆""痿证"相似,主要是各种原因所致的非进行性脑损伤,主要表现为中枢性运动障碍及姿势异常。

【病因病机】 中医学认为解颅的病因主要责于肾虚,多由肾气亏损、肾虚肝旺、脾虚水泛、热毒壅滞等所致。

(1)肾气亏损:肾主骨生髓,肾气亏虚则髓海不足,骨软,囟门不能如期闭合,以致囟门宽大,颅缝裂解而致。

(2)肾虚肝旺:肾虚,水不胜火,火气上蒸,其髓则热,髓热则解而颅缝分开。

(3)脾虚水泛:先天不足,后天失调,真阳不能温煦脾经,运化失常,以致清阳不行,风水上泛,浊阴不降,饮邪上犯,停聚颅内,影响血液运行,水瘀互结,壅塞脑络而发病。

(4)热毒壅滞:外感时邪,热毒壅滞,留阻脑络。

【临床表现】

(1)肾气亏损证:患儿颅缝开解,前囟宽大,或囟门稍隆起,头皮光急,头额前突,青脉暴露,面色㿠,神情呆钝,甚者头颅日渐胖大白亮,若星似斗,形羸颈细,天柱骨倾,眼睑下垂,白睛显露,目无神采,智力不全,脉弱,指纹色青淡。

(2)肾虚肝旺证:颅缝裂开,前囟宽大,头额青筋暴露,眼珠下垂如落日状,目无神采,神烦不安,手足心热,筋惕肉瞤,舌红,苔薄白或腻。

(3)脾虚水泛证:头颅增大,颅缝开解不合,头皮光亮,叩之成破壶音,眼珠下垂如落日状,目无神采,面色㿠或萎黄,形体消瘦,食欲不振,大便稀溏,小便少,舌淡苔白。

(4)热毒壅滞证:患儿颅缝开裂,前囟宽大,青筋暴露,头额前突,白睛显露,目无神采,形瘦颈细,气促,面红,唇红,大便干小便短赤,舌红苔黄,指纹青淡。

【检查诊断】 患儿头颅呈普遍性、均匀性增大,且增长速度较快,骨缝分离,前囟明显扩大而饱满,头皮青筋暴露,叩诊有破壶音,头重颈肌不能支持而下垂,两眼下视。CT 扫描提示脑皮质变薄,脑组织面积减少,脑室增宽扩大。头颅 X 线片可见骨板变薄,颅缝分开,蝶鞍增宽。眼底检查可见视神经萎缩或乳头水肿。颅骨软化,方颅,前囟增大及闭合延迟可区分佝偻病。头颅大,有明显的智力不足,无眼球下转现象,脑室造影正常可区分头大畸形。

【推拿治疗】

(1)治疗原则

补肾健脾、清热解毒为解颅总的治疗原则。以肾气亏损为主,治以补肾益髓、培元固本;以肾虚肝旺为主,治以益肾平肝、风水共调;以脾虚水泛为主,治以健脾益气、利水消肿;以热毒壅滞为主,治以清热解毒、滋阴养血。

(2)治疗方法

①肾气亏损证:

手法:以推法、揉法、拿法为主。

主要操作部位及取穴:操作部位以上肢为主,脾经、肾经、三关、六腑。

操作方法及要求:患儿仰卧位或坐位,医生坐在患儿一侧或对面。

处方:推三关 100 ~ 300 次,补脾经 100 ~ 300 次,补肾经 100 ~ 300,退六腑 100 ~ 300 次,揉上马、揉小天心各 100 ~ 300 次。

方义:推上三关、补脾经温补元阳、健脾助运,补肾经、退六腑大补元精、强健骨骼,揉上马、揉小天心可疏通经络、解郁通滞。

加减:下肢无力者加揉二人上马 100 ~ 300 次。

②肾虚肝旺证:

手法:以推法、揉法、拿法、运法为主。

主要操作部位及取穴:操作部位以上肢、背部膀胱经为主,肾经、肝经、脾经、三关、命门、阳陵泉、绝骨。

操作方法及要求:患儿仰卧位或坐位,医者坐在患儿一侧或对面。

处方:补肾经 100 ~ 300 次,补脾经 100 ~ 300 次,清肝经 100 ~ 300 次,运五经 100 ~ 300 次,推三关 100 ~ 300 次,揉运五脏之俞、膏肓俞、胃俞、中脘、魂门、魄户,揉命门、阳陵泉、涌泉、绝骨、大杼各 100 ~ 300 次。

方义:补肾经,揉运肾俞、膏肓俞、涌泉、揉命门大补元精,强健骨骼;推三关、补脾经、揉脾俞、胃俞、中脘温补元阳,益气血生化之源;运五经,揉运五脏之俞、魂门、魄户益智增神;揉运筋会阳陵泉、髓会绝骨、骨会大杼,强筋健骨,益髓荣脑。

加减:足下垂、足内翻者加揉按太溪。

③脾虚水泛证:

手法:以推法、揉法、拿法、捏法、掐法为主。

主要操作部位及取穴:操作部位以上肢为主,脾经、内八卦、四横纹、足三里。

操作方法及要求:患儿仰卧位或坐位,医者坐在患儿一侧或对面。

处方:补脾经 100～300 次,运内八卦 100～300 次,揉四横纹 100～300 次,揉足三里 100～300 次,捏脊 5～7 次。

方义:补脾经、运内八卦、揉足三里温补元阳,健脾助运,同时益气血生化之源;揉四横纹退热除烦散郁结;捏脊疏通经络,行气活血。

加减:摇头啼哭加揉小天心、一窝风、掐四横纹。

④热毒壅滞证:

手法:以推法、揉法、拿法、运法为主。

主要操作部位及取穴:操作部位以上肢、腹部、背部膀胱经为主,肾经、脾经、天河水。

操作方法及要求:患儿仰卧位或俯卧位,医者坐在患儿一侧或对面。

处方:运内八卦 100～300 次,揉小天心 100～300 次,推三关 100～300 次,清天河水 100～300 次,打马过天河 100～300 次,加揉肾顶、清肾纹各 100～300 次。摩脐、关元各 100～300 次,揉膻中、中脘各 100～300 次,揉上肢手三阴、手三阳经各井经穴各 100～300 次,揉运魂门、命门、涌泉、阳陵泉、绝骨、大杼各 100～300 次。

方义:揉小天心、推三关、清天河水、打马过天河清热解毒,揉肾顶、清肾纹、摩关元益肾固本,揉膻中、揉中脘、揉运阳陵泉、绝骨健脾益气、养血生髓。

加减:四肢痉挛者加身柱、劳宫。

【注意事项】

(1)分娩时尽可能少用胎头吸引器及产钳助产,避免颅内出血、新生儿窒息。

(2)预防感染,及时治疗新生儿肺炎、败血症、化脓性脑膜炎、高热惊厥等疾病。

(3)注意保护头部,抱起患儿时需将头部托起,防止倾倒。

(4)注意囟门的凹凸,每日测量头围,观察病情的进展。

3. 厌食

【概述】 厌食又称恶食,是指小儿较长时期见食不贪,食欲不振,甚至拒食的病症。中医学"恶食""不思食"等病症的主要临床表现与本病相同。

本病以 1～6 岁小儿为多见,发病无明显的季节性,在夏季暑湿当令之时症状可加重,城市儿童发病率较高。中医学认为本病的主要病因有:饮食不节,喂养不当;多病久病,损伤脾胃;先天不足,后天失调;暑湿熏蒸,脾阳失运;情绪变化,思虑伤脾。其中饮食不节、喂养不当最为多见。本病病变脏腑在脾胃,发病机制是脾运胃纳的失常。现代医学认为,厌食有两种病理因素:一是局部或全身疾病影响消化系统的功能;二是中枢神经系统受人体内外环境各种刺激的影响,对消化功能的调节失去平衡。

厌食的小儿一般精神状态较正常,预后良好,但日久则精神疲惫,体重减轻,抗病能力低下,易转化为疳证,故应及时治疗。本病相当于西医学的厌食症。

【病因病机】 中医学认为厌食病变脏腑主要在脾胃,多由先天不足、喂养不当、他病伤脾、情志失调等所致。

(1)先天不足:胎禀不足,脾胃薄弱之儿,往往生后即表现不欲吮乳。若后天失于调养,则脾胃怯弱,乳食难进。

(2)喂养不当:小儿脏腑娇嫩,脾常不足,乳食不知自节。若婴儿期未能及时添加辅食;或片面强调高营养饮食,如过食肥甘、煎炸炙煿之品,超过了小儿脾胃的正常运化;恣意零食、偏食冷食;饥饱无度;滥服滋补之品,均可损伤脾胃,产生厌食。

(3)他病伤脾:脾为阴土,喜燥恶湿,得阳则运;胃为阳土,喜润恶燥,得阴则和。若患他病,误用攻伐;过用苦寒损伤脾阳;过用温燥耗伤胃阴;病后未能及时调理;夏伤暑湿,脾为湿困,均可使受纳运化失常,而致厌恶进食。

(4)情志失调:小儿神气怯弱,易受惊恐。若失于调护,卒受惊吓或打骂,所欲不遂或思念压抑,或环境变更等,均可致情志抑郁,肝失条达,气机不畅,乘脾犯胃,亦可形成厌食。

【临床表现】

(1)脾失健运证:患儿食欲不振,厌恶进食,食而乏味,或伴胸脘痞闷,嗳气泛恶,大便不调,偶尔多食后则脘腹饱胀,形体尚可,精神正常,舌淡红,苔薄白或薄腻,脉尚有力。

(2)脾胃气虚证:患儿不思进食,食而不化,大便偏稀夹不消化食物,面色少华,形体偏瘦,肢倦乏力,舌质淡,苔薄白,脉缓无力。

(3)脾胃阴虚证:患儿不思进食,食少饮多,皮肤失润,大便偏干,小便短黄,甚或烦躁少寐,手足心热,舌红少津,苔少或花剥,脉细数。

(4)肝脾不和证:患儿厌恶进食,嗳气频频,胸胁痞满,性情急躁,面色少华,神疲肢倦,大便不调,舌质淡,苔薄白,脉弦细。

【检查诊断】 食欲不振是厌食症的主要临床表现,而引起食欲不振的原因比较多,其中有些是内科疾病,也有不少是饮食习惯及精神因素,应详细询问患儿的年龄,食欲不振起病的缓急、病程长短、饮食状况等。此外,食欲不振的伴随症状在鉴别诊断中也具有相当重要的意义。肠道菌群失调、微生态失衡并伴有腹胀、恶心和厌食多见于长期应用抗生素。伴有发热、形体消瘦及原发病的主要症状多见于全身性疾病：如各种急慢性感染性疾病、慢性消耗性疾病（如结核）、消化系统疾病（如胃炎）等。女孩见顽固性神经性厌食，可能与间脑——神经内分泌功能缺陷有关。强烈惊吓、急慢性精神刺激以及错误教育，如家长过分注意儿童进食，反复诱导或以威胁手段强迫进食，引起儿童反感等，考虑神经性厌食。不思乳食，食而不化，脘腹胀满，嗳气酸腐，大便溏薄酸臭或秘结可区分积滞。临床可对患儿进行基本的体格检查、胃肠检查、消化酶检查、血液微量元素检查等。

【推拿治疗】

（1）治疗原则：益气健脾、和胃养血为厌食总的治疗原则。脾失健运，治以健脾益胃、消食和中；脾胃气虚，治以健脾益气、和胃化血；脾胃阴虚，治以健脾养血、滋阴和胃；肝脾不和，治以疏肝健脾、益气和胃。

（2）治疗方法

①脾失健运证：

手法：以推法、揉法、摩法、掐法为主。

主要操作部位及取穴：操作部位以上肢、腹部为主，脾经、三关、胃经、内八卦、外劳宫。

操作方法及要求：患儿仰卧位或坐位，医者坐在患儿一侧或对面。

处方：补脾经 100～300 次，推三关 100～300 次，运内八卦 100～300 次，清胃经 100～300 次，掐揉掌横纹 100～300 次，揉外劳宫 100～300 次，摩腹 100～300 次，揉足三里 100～300 次。

方义：补脾经、摩脾俞、推三关、揉外劳宫补脾健中，摩腹、摩食窦、揉脐、运内八卦消食和中。

附："意舍食窦摩方"，由按摩意舍、食窦、脾俞、胃俞、梁丘组成，乃为脾胃虚弱厌食之治方。

加减：恶心呕吐加清板门；腹痛加外劳宫。

②脾胃气虚证：

手法：以推法、揉法、摩法、捏法为主。

主要操作部位及取穴：操作部位以上肢、腹部、背部膀胱经为主，脾经、内八卦。

操作方法及要求：患儿仰卧位或坐位，医者坐在患儿一侧或对面。

处方：补脾经 100～300 次，运内八卦 100～300 次，揉足三里 100～300 次，摩腹 100～300 次，揉脾、胃俞各 100～300 次，捏脊 5～7 次。

方义：补脾经、按揉脾俞、揉板门、运内八卦健脾益气，揉足三里、摩腹、揉脾胃俞和胃消食、化生气血。

加减：面色萎黄，指纹色淡加推虎口三关，推四横纹。

③脾胃阴虚证：

手法：以推法、揉法、摩法为主。

主要操作部位及取穴：操作部位以上肢为主，板门、胃经、大肠经、内八卦、二马、三关。

操作方法及要求：患儿仰卧位或坐位，医者坐在患儿一侧或对面。

处方：揉板门100～300次，清胃经、大肠经各100～300次，运内八卦100～300次，分手阴阳100～300次，揉二马100～300次，推三关100～300次，揉中脘100～300次，摩胃俞、膏肓俞各100～300次。

方义：清胃经、清大肠经清热养阴，揉板门、运内八卦、揉中脘、摩胃俞滋阴健脾。

加减：口干多饮、大便干结，加八卦、清胃、天河水、运水入土。

④肝脾不和证：

手法：以推法、揉法、摩法、运法、捣法为主。

主要操作部位及取穴：操作部位以上肢为主，肝经、脾经、内八卦、小天心、中脘。

操作方法及要求：患儿仰卧位或坐位，医者坐在患儿一侧或对面。

处方：清肝经100～300次，补脾经100～300次，运内八卦100～300次，捣小天心100～300次，揉中脘100～300次，摩腹100～300次，揉脾俞100～300次，揉涌泉100～300次。

方义：清肝经、运内八卦、捣小天心疏肝理气，补脾经、揉中脘、摩腹、揉脾俞健脾益胃。

加减：胃肠积滞加分腹阴阳、揉中脘。

【注意事项】

（1）定时进食，禁止吃零食，饮食生活要有规律。

（2）注意饮食卫生，防止挑食，纠正偏食。

（3）注意纠正小儿的不良情绪变化，减轻精神压力。

（4）切忌滥用补品、补药等。

4. 疳积

【概述】 疳积是疳证和积滞的总称。积滞与疳证表现为疾病轻重程度不同。积滞是小儿内伤乳食停聚中焦，积而不化，气滞不行所形成的一种胃肠疾病。疳证是由于喂养不当或多种疾病影响，导致脾胃受损，运化失常，气液耗伤，不能濡养脏腑、经脉、筋骨、肌肤而形成的一种慢性消耗性疾病。疳证往往是积滞的进一步发展，所以古人有"积为疳之母，无积不成疳"的说法。

本病发病无明显季节性，小儿各年龄段均可发病，但以婴幼儿最为多见。禀赋不足、脾胃素虚、人工喂养,及病后失调者更易患病。本病可单独出现,亦可兼夹出现于其他疾病如感冒、肺炎、泄泻等病程中。积滞一般预后良好,少数患儿可因积滞日久,迁延失治,进一步损伤脾胃,导致气血生化乏源,营养及生长发育障碍,转化为疳证。疳证起病缓慢,病程迁延,不同程度地影响小儿的生长发育,严重者还可发展至阴竭阳脱,猝然变险,因而被古人视为恶候,列为儿科四大要证之一。经恰当治疗,绝大多数患儿均可治愈,仅少数重证或有严重兼证者,预后较差。

本病相当于西医学中的"消化不良""营养不良""肠寄生虫病""病后体弱"等。

【病因病机】　中医学认为疳积的病变部位主要在脾胃,可涉及五脏。临床上引起疳积的病因较多,多由饮食不节、喂养不当、脾胃虚弱等所致。

(1)饮食不节:小儿饮食无度,过食肥甘生冷,伤及脾胃,脾胃失司,受纳运化失职,升降不调,乃成积滞。积滞日久,脾胃更伤,转化为疳。

(2)喂养不当:母乳不足或断乳过早、或不能及时添加辅食,而营养不足,或不适应小儿机体的需求,致水谷精微生化无源,不能濡养脏腑肌肉,四肢百骸,导致形体消瘦、气血虚衰。

(3)脾胃虚弱:脾胃虚寒薄弱,则乳食难以腐熟,而使乳食停积,壅聚中州,阻碍气机,时日渐久,致使生化乏源,则气血不足,津液亏耗,肌肤、筋骨、经脉、脏腑失于濡养,患儿羸瘦,日久则形成疳证。

【临床表现】

(1)积滞伤脾证:患儿腹胀嗳酸,厌食寐差,体重不增,形体消瘦,面无华色,精神不振,毛发稀黄,皮肤干涩,烦躁易怒,或伴有揉眉挖鼻,咬牙磨牙等异常动作,大便干稀不调,秽腻腥臭,小便混浊,手足心热,舌苔厚腻。

(2)气血两亏证:患儿不思饮食,纳呆不饥,面色无华,毛发干枯,腹胀腹痛,困倦乏力,极度消瘦,骨瘦如柴,头大颈细,皮肤干瘪起皱,外貌呈小老头样,精神萎靡或烦躁,啼声低弱,四肢不温,发育障碍,腹部凹陷,大便溏泄,舌淡苔薄,指纹色淡。

【检查诊断】　疳积有伤乳、伤食史或病后饮食失调及长期消瘦史。大便常规可见不消化食物残渣、脂肪滴。贫血者,血红蛋白及红细胞减少。血清总蛋白大多在45g/L以下,人血清蛋白约在20g/L以下多见于疳肿胀(营养性水肿)者。轻度疳证者体重比正常同年龄儿童平均值低15%以上,面色不华,毛发稀疏枯黄;中度疳证者体重比正常同年龄儿童平均值低25%以上,腹部皮下脂肪明显变薄减少,身长低于正常,有明显消瘦,皮肤苍白,弹性差,肌肉明显松弛,易疲乏多哭;严重者体重比正常同年龄儿童平均值低40%以上,腹部皮下脂肪消失,臀部及面部脂肪消失或接近消失,身长明显低于正常(常低于30%),皮包骨,皮肤明显苍白,干皱,弹性消失有瘀点,肌肉松弛或萎缩,肌张力低下,精神呆滞,反应低下,兴奋与烦躁交替。长期食欲不振、厌恶进食而无脘腹胀满,大便酸臭等症可与厌食区别。

【推拿治疗】

(1)治疗原则

健运脾胃、补益气血为疳积总的治疗原则。以积滞伤脾为主,治以消积导滞、调理脾胃;以气血两亏为主,治以温中健脾、补益气血。

(2)治疗方法

①积滞伤脾证:

手法:以推法、揉法、摩法卧位或坐位为主。

主要操作部位及取穴:操作部位以上肢、腹部为主,脾胃经、板门、四横纹、内八卦、中脘、天枢、足三里穴。

操作方法及要求:患儿仰卧位或俯卧位或坐位,医者坐在患儿一侧或对面。

处方:清胃经、补脾经各 300 ~ 500 次,推三关 300 ~ 500 次,揉板门 100 ~ 300 次,推四横纹 100 ~ 300 次,运内八卦 100 ~ 300,揉按中脘、天枢、食窦各 100 ~ 300 次,分腹阴阳 100 ~ 300 次,顺时针摩腹 100 ~ 300 次,摩脾俞、胃俞、膏肓俞各 100 ~ 300 次,揉按足三里、梁丘各 100 次,捏脊 5 ~ 7 次。

方义:推三关、揉板门、揉中脘、揉天枢、摩胃俞、按揉梁丘、分腹阴阳消食化积,疏调胃肠积滞,推四横纹、运内八卦增其消积导滞之效,揉食窦、补脾经、摩脾俞、摩膏肓俞、按揉梁丘健脾开胃、消食健中。

加减:腹胀时加揉天枢,发热时加推天河水。

②气血两亏证:

手法:以推法、揉法、摩法、掐法、捏法为主。

主要操作部位及取穴:操作部位以上肢、腹部为主,脾经、大肠经、肾经、三关、外劳宫、内八卦、二马、四横纹、足三里穴。

操作方法及要求:患儿仰卧位或俯卧位或坐位,医者坐在患儿一侧或对面。

处方:补脾经、补肾经、清补大肠各 300 ~ 500 次,推三关 300 ~ 500 次,揉外劳宫、中脘各 100 ~ 300 次,运内八卦 100 ~ 300 次,掐揉四横纹 100 ~ 300 次,揉二马 100 ~ 300 次,摩腹、食窦各 100 ~ 300 次,按揉足三里、摩脾俞、胃俞、膏肓俞各 100 ~ 300 次,捏脊 5 ~ 7 次。

方义:推脾经、推三关、揉中脘、捏脊、摩食窦健中益脾、补益气血、增进饮食;运内八卦、揉外劳宫温中助阳、调理气血;揉足三里、摩脾俞、胃俞、膏肓俞调和气血、消积导滞;掐揉四横纹,可通达脏腑、调中、和气血、消胀满。

加减:腹泻加推上七节骨,呕吐加推天柱骨。

【注意事项】

(1)本病宜早期推拿,及早治愈。若治疗不及时,迁延日久可影响小儿的生长和发育。

（2）加强患儿饮食调护，纠正饮食偏嗜，饮食要富含营养，易于消化。添加食物应由稀至稠，由单一到多种，循序渐进地进行，不可过急过快。

（3）发现体重不增或减轻，食欲减退时，要尽快查明原因，及时加以治疗。

5. 腹痛

【概述】　腹痛为小儿常见的临床症候。以胃脘部、脐的两旁及耻骨以上部位发生的疼痛称为腹痛。

腹部循行的经脉多，感受寒邪、乳食积滞、脏气虚冷、气滞血瘀、蛔虫扰动均会影响腹部经气运行，不通或不荣致痛。《小儿推拿广意》曰："盖小儿腹痛有寒、又热，有食积、癥瘕、偏坠、寒疝及蛔虫动痛，诸痛不同，其名异也，故不可一概而论之。"

本节所讨论的内容主要是指无外科急腹症指征的小儿腹痛。

【病因病机】　腹痛的病因小儿与成人多相似，多由感受外邪、乳食积滞、虫扰不宁、脾胃虚寒等所致。

（1）感受外邪：由于气候突然变化，风、寒、暑、湿等六淫邪气侵袭小儿腹部，以寒邪多见，寒主收引，寒凝则气滞，经气不利，不通则痛。

（2）乳食积滞：由于乳食不节，或过食生冷，乳食无法完全消化，停滞胃肠，中焦气机受阻，升降失和，而致腹痛；乳食积滞日久，郁而化热，热结肠腑，大便秘结而致腹痛。

（3）虫扰不宁：由于饮食不洁感染蛔虫，扰动肠中，或窜胆道，或虫多而扭结成团，阻扰气血，气血逆乱致痛。

（4）脾胃虚寒：先天脾胃虚弱，或病久致虚，致脾阳不足，脾不运化，寒湿滞留，气血不足以温养而致腹痛。

【临床表现】

（1）寒凝腹痛证：患儿腹痛急骤，常在受凉或饮食生冷后发生，喜按，怕冷，得热则减，手足欠温，小便清长，大便溏薄，面色青白，舌淡苔白，脉沉紧，指纹紫红或隐伏不见。

（2）伤食腹痛证：患儿腹部胀满，疼痛拒按，呕吐，小便色黄，矢气频作，腹泻或便秘，泻下臭秽，舌红苔厚腻，脉滑，指纹紫。

（3）虫痛腹痛证：患儿腹痛突然发作，以脐周明显，时发时止，有便虫史，面黄肌瘦，不思乳食，指纹沉紫，脉弦紧；如有蛔虫窜行胆道，患儿啼哭不宁，扰动不安。

（4）脾胃虚寒证：患儿腹痛隐隐，痛处喜温喜按，面色萎黄，形体消瘦，不思乳食，易发腹泻，舌淡苔薄，脉沉细，指纹色淡。

【检查诊断】　临床应根据不同舌苔脉象以及腹痛特点，明确中医寒热虚实证型。腹痛还可伴随发热,了解腹痛与发热的先后顺序,可判断为内科疾患或外科疾患;腹痛还可伴随皮肤出血点、瘀斑和黄疸,多见于流行性脑脊髓炎、败血症、紫癜以及肝胆疾病;如果是腹痛并发现腹部肿物,要考虑肠腔内梗阻;在右下腹有局限性压痛最常见为阑尾炎。此外,如常见的有各自的压痛位置及其他特异性体征,胆囊炎、胆道蛔虫、出血性肠炎、梅克尔憩室炎、胰腺炎、肠系膜淋巴结炎等均可以明确诊断。

【推拿治疗】

(1)治疗原则:温通经络、调和气血为腹痛总的治疗原则。以寒痛为主,治以温中散寒、理气止痛;以伤食痛为主,治以消食导滞、和中止痛;以虫痛为主,治以温中行气、安蛔止痛;以脾胃虚寒为主,治以温补脾肾、益气止痛。

(2)治疗方法

①寒痛证:

手法:以揉法、摩法、擦法、掐法、拿法为主。

主要操作部位及取穴:操作部位以上肢、腹部、督脉为主,劳宫、三关、一窝风、肚角。

操作方法及要求:患儿仰卧位或坐位,医者坐在患儿一侧或对面。

处方:擦督脉 100～300 次,揉外劳 100～300 次,推三关 100～300 次,摩腹 100～300 次,掐揉一窝风 100～300 次,拿肚角 100～300 次。

方义:擦督脉以温阳,揉外劳宫开窍温阳散邪,推三关、摩腹均为扶正祛邪、行气血,掐揉一窝风发散寒邪,拿肚角激发腹部经气以透邪外出。

加减:头痛鼻塞加阳池;呕吐纳呆加清胃经;咳嗽加八卦;哭闹不宁加分推手阴阳和按小天心。

②伤食痛证:

手法:以揉法、推法、拿法为主。

主要操作部位及取穴:操作部位以上肢、腹部为主,大肠经、板门、内八卦、天枢、肚角。

操作方法及要求:患儿仰卧位或坐位,医者坐在患儿一侧或对面。

处方:清大肠 100～300 次,揉板门 100～300 次,运内八卦 100～300 次,揉中脘、天枢各 100～300 次,分腹阴阳 100～300 次,拿肚角 100～300 次。

方义:揉中脘、天枢温补气血以消食,清大肠、揉板门、拿肚角消食导滞,分腹阴阳以调和气血、缓急止痛,拿肚角激发腹部经气、消食导滞祛邪。

加减:呕吐加清胃经,便秘加向下推七节骨,便溏加向上推七节骨,发热加清天河水。

③虫痛证：

手法：以揉法、推法为主。

主要操作部位及取穴：操作部位以上肢、腹部、背部为主,外劳宫、三关、一窝风、肝俞、胆俞。

操作方法及要求：患儿仰卧位或坐位,医者坐在患儿一侧或对面。

处方：揉一窝风 100～300 次,揉外劳宫 100～100 次,推三关 100～300 次,揉脐 30～50 次,按揉肝俞 100～300 次、胆俞 100～300 次、背部压痛点 100～300 次。

方义：揉一窝风、外劳宫温中散邪,推三关温阳止痛,揉脐安蛔,揉压痛点缓急止痛。

加减：有虫痛加揉百虫窝,啼哭不宁加分推腹阴阳,四肢冷加揉足三里、阳池,不思乳食加揉板门。

④脾胃虚寒证：

手法：以推法、揉法为主。

主要操作部位及取穴：操作部位以上肢、腹部为主,外劳宫、脾经、肾经、三关、足三里、中脘。

操作方法及要求：患儿仰卧位或坐位,医者坐在患儿一侧或对面。

处方：补脾经 100～300 次,补肾经 100～300 次,推三关 100～300 次,揉外劳宫 100～300 次,揉中脘 100～300 次,揉脐、足三里各 100～300 次。

方义：补脾经、补肾经温补脾肾,推三关激发一身阳气,揉外劳宫、中脘温阳止痛。

加减：畏冷严重加推督脉,便溏加向上推七节骨,不思乳食加揉板门。

【注意事项】

(1)在治疗期间宜注意腹部保暖,避免受寒。

(2)注意饮食卫生,不宜贪凉纳饮。

(3)急性婴幼儿腹痛者要与急腹症鉴别。

6. 小儿泄泻(腹泻)

【概述】 小儿泄泻,也称腹泻,是指小儿大便次数增多,粪便稀薄,甚至如水样便。多见于 1 岁以下的婴儿。多发生于夏、秋季节变化之时。

小儿体幼,脾胃功能尚未健全,饮食不当极易致腹泻。另外感六淫,邪客肠腑也易致腹泻。如果延误治疗或者治疗不当致腹泻日久,阴液耗竭,阴阳两伤,易致亡阴亡阳危重症候,并且久泻易影响患儿生长发育。

现代医学认为,由于小儿消化系统发育不完全,功能不完善,因饮食不当,或肠道感染等均可出现腹泻,其中轮状病毒,是秋冬季节小儿腹泻的常见病因。

【病因病机】 小儿泄泻(腹泻),是一种消化道疾病,与脾胃肠关系密切,多由感受外邪、内伤乳食、脾胃虚弱、惊骇恐惧而致。

(1)感受外邪:腹泻的发生与气候的变化有密切关系。小儿脏腑娇嫩,风寒,暑湿等邪气皆能引起脾胃功能失调。脾喜燥恶湿,其中又以湿邪致病为最多。

(2)内伤乳食:因饮食不洁,饥饱无度,或改变食物性质,导致脾胃损伤,脾失健运,胃不能腐熟水谷而致腹泻。

(3)脾胃虚弱:小儿脏腑未发育完全,并且生长发育依赖脾胃运化的水谷精微,因而脾胃负担相对较重,若先天禀赋不足,一遇致病因素,则脾失健运,水谷不化,下注肠道而为腹泻。

(4)惊骇恐惧:小儿先天不足,肾气未充,受惊吓后,恐伤肾气,惊则气乱,恐则气下,气机失调,肾气不固而腹泻。

【临床表现】

(1)伤食泻证:患儿腹部胀满,矢气频作,泻下臭秽,伴有食物残渣,泻后痛减,伴食少口臭,呕吐嗳气,小便色黄,舌苔厚腻,脉滑,指纹紫红而滞。

(2)寒湿泻证:患儿大便清稀,多泡沫,色淡不臭,肠鸣腹痛,喜温喜按,面色淡白,口不渴,小便清长,苔薄白,脉沉弦,指纹色红或青。

(3)脾虚泻证:患儿腹泻日久,反复发作,或每于食后即泻,泻下水样或有食物残渣,面色苍白,不思乳食,舌淡苔薄,脉濡弱,指纹淡红。

(4)湿热泻证:患儿腹痛,泻下暴注,啼哭不宁,泻下色黄褐热臭,伴发热,面色红赤,口渴,小便短赤,舌红苔黄腻,脉滑数,指纹色紫。

(5)惊恐泻证:患儿惊后即泻,大便色青,夜间易惊醒,啼哭不宁,伴面色无华,发质偏黄,肢软无力,山根色青,舌淡太白,脉尺中无力,指纹青。

【检查诊断】 泄泻(腹泻)有生理性和病理性之分。6个月以内的婴儿,因胃肠未能适应水谷而导致腹泻,稍加护理及注意喂养的乳食可自行康复,多见于生理性腹泻;粪便有黏液、血便,白细胞总数和中性粒细胞增高多由感染而致,多见于病理性腹泻。

【推拿治疗】

(1)治疗原则: 扶正散邪、升阳止泻为小儿泄泻(腹泻)总的治疗原则。以伤食泻为主,治以消食导滞、和中助运;以寒湿泻为主,治以温中散寒、化湿止泻;以脾虚泻为主,治以健脾益气、温阳止泻;以湿热泻为主,治以清热利湿、调中止泻;以惊恐泻为主,治以镇惊安神、调中止泻。

(2)治疗方法

①伤食泻证:

手法:以揉法、推法、推法、摩法、运法为主。

主要操作部位及取穴:操作部位以上肢、腹部为主,板门、内八卦、中脘、龟尾。

操作方法及要求:患儿仰卧位或坐位,医者坐在患儿一侧或对面。

处方:运板门 100～300 次,运内八卦 100～300 次,清大肠 100～300 次,揉中脘 100～300 次,摩腹 100～300 次,揉天枢 100～300 次,揉龟尾 100～300 次。

方义:运板门消积导滞;运内八卦扶正祛邪;揉中脘、天枢,摩腹激发腹部气机,调和气机;揉龟尾止泻。

加减:呕吐加清胃经,食少加补脾经。

②寒湿泻证:

手法:以揉法、推法、拿法、捏法为主。

主要操作部位及取穴:操作部位以上肢、腹部为主,脾经、脐、七节骨、龟尾、足三里。

操作方法及要求:患儿俯卧位或仰卧位或坐位,医者坐在患儿一侧或对面。

处方:补脾经 100～300 次,推三关 100～300 次,揉外劳 100～300 次,揉脐 100次,推上七节骨 100～300,揉龟尾 100～300 次,按揉足三里 100～300 次。

方义:补脾经以温脾阳散寒,推三关、揉外劳宫发散寒邪,揉脐温阳止泻,推上七节骨、揉龟尾升清止泻,按揉足三里温阳止泻。

加减:肠鸣腹痛加拿肚角,虚弱畏寒加捏脊,啼哭不宁加分推腹阴阳。

③脾虚泻证:

手法:以揉法、推法、摆法、摩法为主。

主要操作部位及取穴:操作部位以上肢、腹部为主,脾经、大肠经、脐、七节骨、龟尾。

操作方法及要求:患儿俯卧位或仰卧位或坐位,医者坐在患儿一侧或对面。

处方:补脾经 100～300 次,补大肠 100～300 次,摩腹 100～300 次,揉脐 100～300 次,推上七节骨 100～300 次,揉龟尾 100～300 次,捏脊 5～10 次。

方义:补脾经、补大肠温补脾阳,摩腹、揉脐温通中焦止泻,推上七节骨、揉龟尾升清止泻,捏脊补虚。

加减:泄泻日久者加按揉百会,腹胀加运外劳宫,肾阳虚者加补肾经。

④湿热泻证:

手法:以推法、揉法、拿法为主。

主要操作部位及取穴:操作部位以上肢为主,脾经、胃经、大肠经、六腑、天枢、龟尾。

操作方法及要求:患儿仰卧位或坐位,医者坐在患儿一侧或对面。

处方:清脾经 100～300 次,清胃经 100～300 次,清大肠 100～300 次,清小肠 100～300 次,退六腑 100～300 次,揉天枢 100～300 次,揉龟尾 100～300 次。

方义:清四经以泄各经热邪,退六腑清热,揉天枢温化湿邪,揉龟尾升清止泻。

加减:热重加清天河水,啼哭不宁加分推腹阴阳,腹痛加拿肚角。

⑤惊恐泻证:

手法:以推法、揉法、摩法为主。

主要操作部位及取穴:操作部位以上肢、背部为主,肝经、肾经、大肠经、天门、七节骨、龟尾。

操作方法及要求:患儿俯卧位或仰卧位或坐位,医者坐在患儿一侧或对面。

处方:平肝经100～300次,补肾经100～300次,开天门100～300次,补脾经100～300次,补大肠100～300次,摩腹100～300次,推上七节骨100～300次,揉龟尾100～300次。

方义:清肝经以定惊,补脾肾经、补大肠温阳止泻,开天门以祛邪,摩腹温中止泻,推上七节骨,揉龟尾以止泄泻。

加减:啼哭不宁加分推腹阴阳,体虚体弱加捏脊。

【注意事项】

(1)腹泻期间注意饮食,食物应以易消化为主,按时喂养。

(2)腹脐部不宜受凉,不宜食寒凉之品或过食。

(3)腹泻期间生冷蔬菜水果,粗纤维食物等不宜食用。

(4)腹泻轻度可自行通过补水恢复,中重度需予及时补水治疗,否则易致危象。

7. 便秘

【概述】 便秘是指大便排出不爽或秘结不通,排便时间长,无便意或虽有便意而排便困难的一种常见病症。

小儿便秘可由于喂养不当或先天体质因素单独出现,如积食,饮水过少,肠道失司,致大便干燥,排出困难;有时继发于其他疾病,例如肠道畸形、营养不良等。便秘也分为实秘和虚秘,前者多因积滞,大肠失司而成,后者多由体虚,津液不足所致。

【病因病机】 便秘是儿科临床常见的一个症候,多由饮食不节、气血不足而致。

(1)饮食不节:饮食过干,过食厚味,以致热结肠胃,耗伤津液,气滞不行,致大便干燥结硬,或由于大热、大汗后津液耗伤,导致肠道津液不能布散,大便秘结难于排出。

(2)气血不足:先天不足,体质虚弱或大病致虚,气血耗伤。气伤则大肠无力传导,血伤则津耗不能滋润大肠,以致大便干结质硬,排出困难。

【临床表现】 便秘可分为实秘和虚秘两类。

(1)实秘证:患儿大便干结,面色赤红,胸腹胀满,口唇干燥,烦热口臭,食少纳呆,或有呕吐,小便短赤,舌苔黄燥或腻,指纹色紫。

(2)虚秘证:患儿大便不通,面色㿠白,排便时间间隔长,大便质软,或指爪无华,形体消瘦,腹中喜温喜按,四肢不温,小便清长,舌淡苔白,脉虚,指纹淡。

【检查诊断】 小儿便秘多由饮食不当,食少或食多等引起,应详细询问小儿饮食史,以便做出诊断;另外可询问家族史,遗传因素或某些生理缺陷。如果便秘久治不愈,应考虑先天性巨结肠或肠梗阻,应做相关检查及时治疗。另外还可选择大便常规检查、大便隐血检查、钡剂灌肠造影、直肠镜检查、肌电图等。

【推拿治疗】

(1)治疗原则

行气导滞、疏通肠道为便秘总的治疗原则。以实秘为主,治以顺气行滞、清热通便;以虚秘为主,治以益气养血、滋阴润燥。

(2)治疗方法

①实秘证:

手法:以推法、揉法、运法、摩法为主。

主要操作部位及取穴:操作部位以上肢、腹部为主,大肠经、六腑、内八卦、七节骨、列缺、天枢。

操作方法及要求:患儿仰卧位或坐位,医者坐在患儿一侧或对面。

处方:清大肠100～300次,退六腑100～300次,运内八卦100～300次,摩腹100～300次,推下七节骨100～300次,揉列缺100～300次,揉天枢100～300次。

方义:清大肠以清大肠热结,退六腑清热凉血,运内八卦、摩腹以疏通气机,行气导滞,推下七节骨导滞,揉列缺以泄热调畅气机通便,揉天枢激发腹部气机。

加减:高热加清天河水,食少纳呆加揉板门,呕吐加清胃经。

②虚秘证:

手法:以揉法、推法、捏法为主。

主要操作部位及取穴:操作部位以上肢、腹部、督脉为主,脾经、大肠经、三关、膊阳池、肾经、中府、足三里。

操作方法及要求:患儿仰卧位或俯卧位或坐位,医者坐在患儿一侧或对面。

处方:补脾经100～300次,清大肠100～300次,推三关100～300,按揉膊阳池100～300次,揉肾俞100～300次,捏脊5～10次,按揉中府100～300次,按揉足三里100～300次。

方义:补脾经、揉肾俞温脾肾之阳以补虚,推三关温阳导滞,按揉阳池补虚,调畅气机,按揉中府通调肺气以通便,按揉足三里导滞润肠,捏脊以补虚。

加减:腹胀加揉中脘;恶寒严重加直推督脉。

【注意事项】

(1)让患儿多饮水,吃蔬菜水果等润肠通便的食品。

（2）让患儿做适当的运动，或按揉腹部，以促使患儿的胃肠蠕动。

（3）少吃辛辣味厚之食品。

（4）让患儿按时吃饭，进食量适中，避免过饥而便秘。

8. 遗尿

【概述】　遗尿是指3周岁以上的小儿在睡眠中不自觉地将小便尿在床上，反复发作的病症，俗称"尿床"。

中医学认为遗尿常与肾气不固、下元虚冷有关，常由于受惊或疲劳引起。现代医学，认为本病多由大脑皮质及皮质下中枢功能的失调而致。也有少数患儿遗尿是由于器质性病变引起，如膀胱炎、脊柱裂等。遗尿症必须尽早治疗，如病延日久，会久病致虚，影响幼儿生长发育。3岁以下的儿童，由于脑髓未充，反射尚未发育完全，或尚未养成正常的排尿习惯，而产生尿床者，属于心理性遗尿现象。

遗尿病日久还可见患儿智力减退，头晕腰酸，智力减退等症；年龄较大患儿有怕羞或精神紧张等症，严重影响生长发育。

【病因病机】　中医学认为小儿遗尿与肺、脾、肾三脏有关，多由先天肾气不固，下元虚冷、肺脾气虚等所致。

（1）肾气不固：肾主藏，开窍二阴，职司二便，与膀胱互为表里，如肾气不足，膀胱气化失司，不能调节水道，因而发生遗尿。绝大多小儿的尿床与惊吓、饮食习惯、环境变化等有关。

（2）肺脾气虚：食物经过胃的腐熟，脾的运化转化为水谷精微，上输于肺，肺主一身之气，通调水道，下注膀胱而形成尿液，肺脾气虚，不能约束水道，而致遗尿的发生。

【临床表现】

（1）肾气不足证：患儿睡时不自主排尿，常因受惊后出现遗尿，伴有面色无华，形体瘦削，山根色青，发质色黄，齿骨不坚，舌淡苔白，脉尺中弱，指纹紫滞或隐伏不显。

（2）肺脾气虚证：患儿遗尿，啼哭无力，或咳喘无力，肌肤不温，食少纳呆，面色萎黄或无华，形体瘦削，或时有腹泻，舌淡苔白，脉弱无力，指纹淡红。

【推拿治疗】

（1）治疗原则：温补脾肾、固涩下元为治疗遗尿总的原则。以肾气不足为主，治以温阳补肾、固涩小便；以肺脾气虚为主，治以补中益气、固涩小便。

（2）治疗方法

①肾气不足证：

手法：以揉法、摩法、推法、擦法为主。

主要操作部位及取穴：操作部位以上肢、腹部、背部为主，风池、百会、三阴交、次髎。

操作方法及要求:患儿仰卧位或俯卧位或坐位,医者坐在患儿一侧或对面。

处方:补脾经 100～300 次,补肺经 100～300 次,补肾经 100～300 次,推三关 100～300 次,按揉百会 100～300 次,按揉肾俞 100～300 次,擦腰骶部 100 次,按揉三阴交 100～300 次,按揉风池 100～300 次,按揉次髎 100～300 次。

方义:补脾经、肺经、肾经温补气血,加强固涩;推三关遍补一身之阳,以温下元,扶正祛邪;按揉百会,揉丹田,擦腰骶部,上下同调,以温下元;按揉肾俞、三阴交交通阴阳气血,补益正气;按揉风池与次髎上下同调,梳理气机。

加减:啼哭不宁加分腹阴阳;便溏加推上七节骨。

②肺脾气虚证:

手法:以揉法、摩法、推法、捣法为主。

主要操作部位及取穴:操作部位以上肢、腹部为主,肾经、次髎、百会、丹田。

操作方法及要求:患儿仰卧位或俯卧位或坐位,医者坐在患儿一侧或对面。

处方:补脾经 100～300 次,揉丹田 100～300 次,补肾经 100～300 次,按揉百会 100～300 次,按揉次髎 100～300 次,捣小天心 100～300 次。

方义:补脾经、摩丹田、摩百会补中益气,补肾经、揉关元、按揉肾俞培元固本,捣小天心醒神缩尿。

加减:四肢不温加揉阳池。

【注意事项】

(1)夜间入睡前,家长应督促患儿排尿。入睡后,家长应定时叫醒患儿起床排尿。

(2)白天饮食得当,尽量避免睡前饮水。白天不使其过度疲劳,使儿童养成夜间按时排尿的习惯。

(3)已经发生遗尿者,要尽早积极治疗,注意适当的营养,并注意休息。

9. 感冒

【概述】 感冒又称伤风,是由多种病毒引起的最常见的上呼吸道感染性疾病。

感冒一年四季都可发生,可发生在任何年龄阶段。小儿肺脏娇嫩,神气怯弱,腠理空虚,卫外不固,常因家长看护不当,冷暖失宜、天气骤变感受外邪、或营养不良、缺乏锻炼而发病。其中,因风邪侵袭发为感冒者居多,早在《内经》中就有"邪之所凑,其气必虚"的论述。

风为百病之长,小儿形体稚嫩,最易感受风寒和风热之邪,且感邪之后,易兼夹它邪,出现夹痰、夹滞、夹惊等兼证,因此治疗时要全面兼顾。

【病因病机】 中医学认为小儿感冒的病机关键是卫外不固,加之小儿肺脏娇嫩,多易感受风寒、风热之邪而受伤,以致发病。

(1)感受风寒:天气骤变,看护不当,风寒之邪由皮毛而入,客于肌表,郁于腠理。寒主收引,卫阳不得布于肌表而至恶寒发热,无汗身痛;肺气失宣则鼻塞,流涕、咳嗽。

(2)感受风热:风热之邪由口鼻而入,侵犯肺卫,卫气失宣,而致发热较重,恶风,汗出,风热之邪上扰清窍,困遏清阳,则致头痛,鼻塞流涕;肺气失宣则致咳嗽。

(3)兼夹它邪:外邪侵犯肌表后,肺失宣降,津液输布不利,痰气壅阻气道,喉间痰鸣,发为感冒夹痰;脾常不足,肺病及脾,脾失健运,乳食停滞,为感冒夹滞;神气怯弱,感邪之后热扰心肝,致心神不宁,肝风内动,为感冒夹惊。

【临床表现】

(1)风寒外感证:患儿恶寒重发热轻,无汗,流清鼻涕,咳清痰,咽痒,舌质淡红,舌苔薄白,脉浮紧,指纹淡红等。

(2)风热外感证:患儿恶寒轻发热重,有汗,流黄鼻涕,咳黄痰,咽痛,舌苔薄黄,脉浮数,指纹紫红等。

(3)感冒伴兼证者:患儿咳嗽加剧,喉间痰鸣;或脘腹胀满,食少纳呆,呕吐腹泻;或夜卧不宁,惊惕抽搐。

【诊断检查】 白细胞总数正常或偏低多见于病毒感染者;白细胞总数及中性粒细胞升高可能合并细菌感染。多种急性传染性疾病,如水痘、手足口病、流行性脊髓炎等早期都有与感冒相似的症状;急性感染性咽峡炎的早期症状也与感冒类似,但初期只有发热、微咳、声音嘶哑的症状,后期表现出与感冒异常的犬吠样咳嗽。

【推拿治疗】

(1)治疗原则:解表散邪、宣通肺气为小儿感冒总的治疗原则。以风寒为主,治以发汗解表、宣肺平喘;以风热为主,治以清热解表、宣肺豁痰。

(2)治疗方法

①风寒外感证:

手法:以推法、揉法、拿法为主。

主要操作部位及取穴:以患儿上肢和头颈部为主,三关、二扇门、风池、合谷。

操作方法及要求:患儿仰卧位或坐位,医者坐于患儿对面或一侧。

处方:推三关 100 ~ 300 次,揉二扇门 50 ~ 100 次,拿风池、合谷各 5 ~ 10 次。

方义:推三关、揉二扇门有辛温解表之效,合谷、风池,加强解表发汗之功。

加减:咳嗽重加八卦;头痛加阳池;呕吐加清胃经。

②风热外感证:

手法:以推法、揉法、推法为主。

主要操作部位及取穴:以患儿上肢和头颈部为主,肺经、天河水、六腑。

操作方法及要求:患儿卧位或坐位,医者坐于患儿对面或一侧。

处方:清肺经 100 ~ 300 次,清天河水 100 ~ 300 次,退六腑 100 ~ 300 次。

方义:清天河水、退六腑辛凉解表;清肺经有调畅气机。

加减:夹痰加揉天突,揉乳根,擦胸;夹滞加清补脾胃,揉中脘,摩腹;夹惊加清心经,清肝经,掐老龙,大清天河水。

【注意事项】

(1)感冒期间,患儿宜适量的多饮温开水,宜饮食清淡,避免肥甘厚味,并注意观察病情变化。

(2)春冬季节,流行感冒多发,要积极提前预防,少在公共场所活动,可在空气中喷洒白醋以杀菌消毒。

(3)养成良好饮食起居习惯,增强正气,抵御外邪。

10. 发热

【概述】 发热是小儿疾病最常见的证候之一,是指小儿体温超过正常范围。

小儿基础体温(此指肛温,即体温计所测得的直肠温度)为 36.9℃ ~ 37.5℃,当体温超过肛温1℃以上时,认为发热。一般腋下温度较口腔温度低 0.3℃ ~ 0.5℃,口腔温度较肛温低 0.3℃ ~ 0.5℃。年龄较小的儿童以测肛温或腋温为佳。清代熊应雄的《小儿推拿广意》认为发热有潮热、惊热、骨蒸热、变蒸热等。中医临床一般将发热分为外感发热、阴虚发热、食积发热、惊恐发热四大类。

小儿发育尚不完善,体温比成人更容易发生波动,环境温度变高、情绪激动或活动度稍大等情况下均会使体温暂时性升高,这些都是生理正常现象,不属于病理发热范畴。

【病因病机】 小儿形气未充,脏腑娇嫩,最易感受外邪而发病。中医学认为发热多由正邪交争、营卫不和、阴血不足、乳食积滞、惊恐气乱、感染疠气等所致。

(1)正邪交争:邪犯卫表,正气奋起抗邪而致发热,但正气不足时,虽感受外邪可不发热。

(2)阴血不足:小儿素体阴虚或者热病久不痊愈,导致阴血不足,阴虚而生内热。

(3)乳食积滞:乳食过饱,停滞不消,脾胃积热,蕴生内热而发热。

(4)惊恐气乱:骤遇惊恐,气机逆乱而发热。

(5)感染:一些病毒、细菌、寄生虫感染、外伤感染等也会致发热。

【临床表现】

(1)风寒发热证:患儿多因气候骤变而突发高热,恶寒重发热轻,常伴流清涕,咽喉痒痛,无汗,苔薄白,脉浮紧,指纹紫浮露。

(2)风热发热证:患儿热势缓慢,发热重恶寒轻,常伴流黄涕,口渴,舌边尖红,苔黄,脉浮数,指纹红浮露。

(3)阴虚发热证:患儿常见低热或反复发热,伴午后低热、五心烦热、烦躁易怒,食少、盗汗、大便干、小便黄,舌红少苔,脉细数,指纹淡紫。

(4)食积发热证:患儿常有乳食过饱史,伴腹胀、腹痛、呕吐、纳呆,苔黄腻,指纹紫滞。

(5)惊恐发热证:患儿常有惊吓史,伴惊悸啼哭、睡眠不安、面色青,睡时手足掣动等症状。

【诊断检查】 患儿发热首先应检查其体温。然后对患儿进行详细体检,以对发热病因做出准确诊断。如发热伴气息喘促、咳嗽、紫绀提示呼吸系统疾病;发热伴畏寒、战栗,多见于心内膜炎和败血症;发热伴头痛、呕吐、惊厥、昏迷、脑膜刺激征、颅内高压者,提示颅内出血、脑瘤、中枢神经系统感染等疾病;长期发热伴多系统疾病,应考虑系统性红斑狼疮、结节性多动脉炎等;新生儿和婴幼儿以感染性发热常见,如肺炎、肠道感染、败血症等疾病;儿童多为慢性感染性疾病。山根、印堂、太阳处青筋显露常为惊风先兆。手臂伸缩,十指开合,肩头相扑,手足动摇震颤,角弓反张,手若开弓,两目发直,眼露白睛而不灵活(此八种症状并不一定全部出现)常提示惊风发热。

【推拿治疗】

(1)治疗原则:解表散邪、调和营卫为发热总的治疗原则。以外感发热为主,治以清热解表、调和营卫;以阴虚发热为主,治以清热凉血、滋阴养营;以食积发热为主,治以清热祛邪、消食导滞;以惊恐发热为主,治以镇惊安神、清热散邪。

(2)治疗方法

①外感发热证:

手法:以推法、揉法、拿法为主。

主要操作部位及取穴:操作部位以上肢为主,腕阴阳、三关、六腑、肺经、天河水。

操作方法及要求:患儿仰卧位或坐位,医者坐在患儿一侧或对面。

处方:分推腕阴阳100~300次,推三关穴100~300次(推三关次数根据恶寒程度而递增,恶寒越严重推三关次数越多),退六腑100~300(退六腑的次数不应过多),清肺经100~300次,打马过天河300~500次,揉外劳宫100~300次,揉二扇门100~300次,拿双侧风池穴5~10次,推天柱骨100~300次。

方义:分推腕阴阳和推三关有解表祛邪、行气血之效,以退六腑之法辅助其祛邪解表退热。揉劳宫可以开毛窍而发汗,以利表邪外出。

加减:无汗拿列缺;头痛鼻塞加阳池;咳嗽加八卦;烦闹加挟惊加小天心。

②阴虚发热证：

手法：以推法、揉法为主。

主要操作部位及取穴：操作部位以上肢为主，脾经、天河水、劳宫、涌泉。

操作方法及要求：患儿仰卧位或坐位，医者坐在患儿一侧或对面。

处方：清补脾经 300～500 次，清天河水 100～300 次，运内劳宫穴 300～500 次，揉涌泉穴 300～500 次。

方义：清补脾经健脾和胃，增进饮食；天河水清心除烦，以退虚热；推涌泉引热下行，以清虚火。

加减：久热不退加分推阴阳；大便稀溏加揉外劳宫。

③食积发热证：

手法：以推法、揉法、摩法为主。

主要操作部位及取穴：操作部位以腹部为主，胃经、大肠经、八卦。

操作方法及要求：患儿仰卧位或俯卧位或坐位，医者坐在患儿一侧或对面。

处方：清胃经 100～300 次，清大肠经 100～300 次，运内八卦 50～100 次，水底捞月 20～50 次（边推边吹凉气），摩腹 100～300，揉天枢穴 100～300 次，推下七节骨 100～300 次。

方义：八卦消宿食，消腹胀；清脾胃消积食，清胃热，泻火退高热；清大肠导滞通便。

加减：呕吐纳呆加清胃。

④惊恐发热证：

手法：以推法、揉法为主。

主要操作部位及取穴：操作部位以上肢为主，三关、天河水。

操作方法及要求：患儿仰卧位或坐位，医者坐在患儿一侧或对面。

处方：推三关 100～300 次，下推天河水 100～300 次。

方义：推三关使惊热外散；下推天河水取天河以清心火、安神志、退惊热。

加减：惊悸甚者加小天心；大便稀溏色绿者加外劳宫。

⑤骨蒸热证：

手法：以推法、运法为主。

主要操作部位及取穴：操作部位以上肢为主，三关、六腑、五经、天河水。

操作方法及要求：患儿仰卧位或坐位，医者坐在患儿一侧或对面。

处方：推三关 300～500 次，退六腑 300～500 次，运五经 300～500 次，打马过天河 200～300 次（边操作边吹凉气）。

方义：推三关，退六腑是解肌清热的常法；运五经具有通达枢机，调和营卫之功。

⑥变蒸热证:变蒸热论起于王叔和,其后世《诸病源候论》云:"小儿变蒸热,以长血气也。变者上气,蒸者体热。"《幼科发挥》云:"变蒸非病也,乃儿生长之次第也。"因此可知,变蒸热是初生儿到周岁时期,由于生长发育旺盛,"骨脉""神智""五脏六腑"都在不断变化成熟,蒸蒸日上,此时出现低热、微汗等症均是正常现象,因此不需要治疗。

【注意事项】

(1)注意天气冷暖变化,外感表证可多饮热饮、添衣加被以助发汗;里热实证发热较严重时,可适当采用物理降温,如用酒精、冷毛巾擦拭腋窝、额头等处以助散热。

(2)合理饮食,发热期间饮食应清淡,多饮水,可适当减少乳食。

(3)病情痊愈后可适当加强营养物质的补充,以免营养物质不足,不利于正气恢复。

(4)若合理推拿治疗后仍不退热或反复发热,应及时做实验室检查,查明原因后中西结合综合对症治疗。

11. 咳嗽

【概述】 咳嗽是小儿常见疾病,以咳嗽为主症。咳以声言,嗽以痰名,临床上咳与嗽常同时出现,因此常以咳嗽并称。临床上小儿以外感咳嗽多见,小儿形气未充,肺常不足,腠理疏薄,卫外不固,易感受风、寒、湿、燥等外邪而发病。《小儿推拿广意》云:"夫咳嗽之症,未有不因感冒而成也。皮毛先受邪气,邪气得从其合,则伤于肺,故令咳也。"咳嗽一年四季均可发生,以冬春季节多见,可以发生在任何年龄阶段。一般情况下咳嗽预后良好,但若未及时合理的治疗,也可反复发作,迁延难愈,甚至发展成肺炎咳嗽。

西医所称的气管炎、支气管炎即属咳嗽范畴。

【病因病机】 中医学认为咳嗽有外感和内伤之分,外感多为实症,内伤多见虚证。咳嗽多由外邪犯肺,脏腑亏虚而致。

(1)外邪犯肺:小儿肺常不足,卫外不固,冷暖不能自调,易感六淫之邪而发病。风为百病之长,易挟他邪从皮毛或口鼻而入,肺失宣降,肺气上逆而致咳嗽。

(2)脏腑亏虚:小儿脏腑娇嫩,若外感咳嗽迁延不愈,脏腑之气耗损,肺气不足,肺失宣降而致咳嗽;若其他脏腑功能失常,牵连于肺,也可导致咳嗽。

【临床表现】

(1)外感咳嗽:患儿恶寒发热,鼻塞流涕,喷嚏,头身困重,苔薄,脉浮等外感症状,多起病急、病程短。风寒咳嗽声重频作,畏风多涕,咳嗽痰稀,脉浮紧;风热咳嗽咳声高亢,或声浊不爽,咳痰黄稠,身热咽痛。

(2)内伤咳嗽:多数伴有不同程度的脏腑功能失常、久病史,起病缓,病程长,迁延难愈,咳声无力等症状。肺虚咳嗽咳声嘶哑,气短声低,体虚多汗,飧泄;痰湿咳嗽痰鸣辘辘。

【诊断检查】 白细胞总数正常或偏低提示病毒感染;白细胞总数和中性粒细胞总数增高提示细菌感染。以咳嗽、低热、盗汗为主,并多有肺结核接触史,结核杆菌试验阳性,胸片可显示结核病灶与原发性肺结核区分;有异物吸入史,常表现为突然呛咳,X线检查常可见异物应与气管异物者区分;以咳嗽、气喘、痰壅、发热为主,双肺可闻及湿啰音,X线检查可见肺纹理增粗、紊乱和斑块状阴影应与肺炎咳嗽区分。

【推拿治疗】

(1)治疗原则:宣肺平喘、化痰止咳为咳嗽总的治疗原则。以外感咳嗽为主,治以疏风解表、宣肺止咳;以内伤咳嗽为主,治以补脾益气、养肺益肾。

(2)治疗方法

①外感咳嗽:

手法:以推法、揉法、运法、掐法、摆法为主。

主要操作部位及取穴:操作部位以胸部和上肢为主,八卦、三关、肺经、天突、膻中。

操作方法及要求:患儿卧位或坐位,术者坐在患儿一侧或对面。

处方:运八卦 200～300 次,推肺经 500～700 次,揉天突 100～300 次,揉膻中 200～300 次,推三关 100～300 次。

方义:推三关意在固表,推肺经以祛除外邪,运八卦以补益正气、化痰止咳,揉天突、膻中能宽胸理气、加强止咳之功。

加减:外感风寒咳嗽加开天门,推坎宫,掐揉二扇门,擦督脉;外感风热咳嗽加开天门,推坎宫,清天河水,退六腑,清肝经。

②内伤咳嗽:

手法:以推法、揉法为主。

主要操作部位及取穴:操作部位以背胸部和上肢腧穴为主,肺经、脾经、肾经、气海、肺俞、脾俞、肾俞、二马。

操作方法及要求:患儿俯卧或仰卧位或坐位,医者坐在患儿一侧或对面。

处方:补脾经、肺经、肾经各 300～500 次,揉二马 100～300 次,揉气海 200～300 次,揉肺俞、脾俞、肾俞各 200～300 次。

方义:补脾经、肺经、肾经可补益肺脾肾,以增强正气,配合揉肺俞、脾俞、肾俞以增强补益之功;揉气海以补益一身之气。

加减:痰浊咳嗽加揉丰隆。

【注意事项】

(1)当加强体质锻炼,以增强小儿抗病能力,流行病发生季节尽量减少外出。

(2)保持居住环境舒适安静,常通风,室温20℃~25℃为宜。

(3)饮食宜清淡,易消化,避免辛辣刺激,避免过食肥甘厚味和过甜食物。

(4)咳嗽时防止食物呛入气管,经常拍背,以利痰液排出。

12. 哮喘

【概述】 哮喘是小儿时期常见的一种反复发作的哮鸣气喘性肺系疾病。《金匮要略》对其描述是:"咳而上气,喉间水鸡声。"哮以声响言,指呼吸时声高气粗,喘以气息言,指呼吸急促,哮必兼喘,因此通称哮喘。

哮喘有明显的遗传性,发作年龄以1~6岁多见。《厘正按摩要术》云:"小儿痰壅气塞,呀呷作声,甚至痰漫窍闭,如痴如迷;甚至痰塞喉间,吐之不出,咽之不入,在小儿尤多。"哮喘发作有比较明显的季节性,以春秋季节气候多变时最易发生。哮喘发作还和患儿体质有关,有些患儿体湿过重,体质较敏感,每遇寒冷或鱼腥味、煤油味等常易诱发哮喘。大多数患儿经过合理及时的治疗可以缓解或者自行缓解。西医所称的喘息性支气管炎、支气管哮喘也属本病范畴。

哮喘反复发作,缠绵不愈,常导致肺气耗伤,脾阳受损,肾之阴阳亏虚而形成缓解期痰饮内伏之象,兼脾肺气虚、脾肾阳虚、肺肾阴虚等不同证候。

【病因病机】 中医学认为哮喘发病的病机为外感引触伏痰,痰随气升,气因痰阻,相互搏结,壅塞气道,气机失常,引动喉间伏痰而致痰鸣如吼。本病多由内因、外因、不内外因而致,可分为寒哮和热哮。

(1)内因:肺、脾、肾不足,或为感受风寒,卫外不固,宣降失司,气机上逆而喘;或为痰饮内伏,脾虚不能行津液,湿积生痰,上贮于肺;或病久由肺及肾,肾不纳气则少气而喘。

(2)外因:感受外邪、接触异物、饮食不慎、情志失调以及劳倦过度等诱发哮喘。

(3)不内外因:过敏体质或先天因素也会出现哮喘症状。

【临床表现】

(1)寒性哮喘:患儿气喘咳嗽,喉间哮鸣,咳痰清稀色白,形寒肢冷,鼻塞流清涕,舌淡红,苔薄白或薄滑,脉浮紧,指纹红。

(2)热性哮喘:患儿咳嗽喘息,声高气粗,喉间痰鸣,痰黄稠难咳出,胸满闷,身热面赤,口干咽红,舌红苔黄,脉滑数,指纹紫。

【检查诊断】 哮喘的主要表现是反复发作性喘促气急,喉间哮鸣,呼气延长,甚至张口抬肩,口唇青紫,不能平卧。体格检查可见桶状胸、三凹征,发作时两肺可闻及哮鸣音。白细胞总数正常,嗜酸性粒细胞可有增高,白细胞和中性粒细胞都增高提示细菌感染。胸部X线正常或呈间质性改变多见于急性发作期。

【推拿治疗】

(1)治疗原则:宽胸理气、化痰平喘为哮喘总的治疗原则。以寒喘为主,治以温肺散寒、化痰平喘;以热喘为主,治以治宜清肺化痰、降逆平喘;缓解期,补肺健脾、温肾固本。

(2)治疗方法

①寒喘:

手法:以推法、揉法、拿法为主。

主要操作部位及取穴:以胸部和上肢腧穴为主。肺经、天突、肺俞、膻中、风池。

操作方法及要求:患儿仰或俯卧位或坐位,医者坐在患儿一侧或对面。

处方:推肺经200~500次,揉天突穴50~100次,揉肺俞100~300次,分推膻中100~300次,揉外劳宫100~300次,拿风池5~10次,黄蜂入洞100~300次。

方义:天突、膻中调畅胸部气机,推肺经以清肺,揉肺俞可宣肺平喘,揉外劳宫加强温肺作用,黄蜂入洞温阳散寒解表。

加减:痰多加补脾经,揉板门,揉掌小横纹。

②热喘:

手法:以推法、揉法、捏法、运法为主。

主要操作部位及取穴:以胸背部腧穴为主。肺经、天突、肺俞、七节骨、掌小横纹。

操作方法及要求:患儿仰或俯卧位或坐位,医者坐在患儿一侧或对面。

处方:推肺经100~300次,捏挤天突50~100次,揉肺俞100~300次,运八卦100~300次,揉板门100~300次,清大肠100~300次,揉掌小横纹100~300次,推七节骨100~300次,捏脊5~7次。

方义:天突、板门祛痰降气,推肺经以清肺,揉肺俞可宣肺平喘,揉掌小横纹、推七节骨、清大肠泻热降逆。

加减:惊厥加老龙。

③哮喘缓解期:

手法:以推法、揉法、摆法为主。

主要操作部位及取穴:以胸腹部腧穴为主。肺经、天突、肺俞、外劳宫、脾经、肾经、三阴交、丹田、脐、脊柱。

操作方法及要求:患儿仰或俯卧位或坐位,医者坐在患儿一侧或对面。

处方:推肺经100~300次,揉天突穴50~100次,揉肺俞100~300次,运八卦100~300次,补脾经100~300次,补肾经100~300次,揉外劳宫50~100次,揉丹田100~300次,按揉三阴交100~300次,揉脐100~300次,捏脊5~7次。

方义:补肺经、揉天突、揉肺俞、运八卦宣肺平喘,补脾经、补肾经培元固本,揉丹田、按揉三阴交、揉脐温阳益气。

加减:腰膝酸软加肾俞;纳少便溏加阳池、脾俞;消瘦盗汗加天河水、涌泉。

【注意事项】

(1)发病季节避免患儿过度活动,且尽量保持其心情舒畅,注意避免海鲜等发物、甜腻饮食、花粉、螨虫、刺激气味等因素,以免诱发哮喘。

(2)发作期家长时刻关注患儿呼吸、心率等情况,以便及时发现异常,及时处理和预防。

(3)饮食有节,起居有常,注意保暖,适当加强体质锻炼,以增强免疫力。

(4)哮喘反复发作,年龄稍大的儿童更难根除,可以适当配合冬病夏治,以及西医有效的疗法综合治疗。

13.夜啼

【概述】 夜啼是指小儿白昼如常,夜晚啼哭,甚则不能入眠,或入夜定时而啼,过后安睡。本病主要见于半岁以内的婴儿。

因婴儿语言表达能力尚未健全,啼哭是其表达诉求或痛苦的主要方式。若饥饿、口渴、衣着过冷或过热、尿布潮湿等引起的啼哭均为正常反应,通过哺乳喂食、饮水、添减衣被、更换潮湿尿布后即可使啼哭停止,故不属于病态。

本篇主要讨论婴儿夜晚不明原因的啼哭。有些疾病如发热、虫病、外科疾病或其他疾病引起的啼哭则不属于本病讨论范围。

【病因病机】 中医学认为本病病因有先天因素和后天因素之分。先天因素可由于母亲素体亏虚、元气不足或平素急躁易怒,遗患于胎儿;后天因素包括寒凝气滞,体有积热,猝逢惊恐、食积化热。本病多由脾寒气滞、心经积热、惊恐伤神、食积化热等所致。

(1)脾寒气滞:脾喜温恶寒,若母亲素体亏虚、喜食生冷,致小儿先天禀赋不足,脾失健运脾寒内生。或腹部中寒,寒伤中阳,脏寒脾冷,阳气受损,气机凝滞,腹痛而啼。夜间属阴,脾为至阴,阴盛则脾寒愈甚,寒则腹中作痛而啼。

(2)心经积热:若母亲脾气急躁易怒,或喜食过食辛香燥烈之物,蕴蓄热邪遗于胎儿;出生后护理过度,阳气亢盛,均令体内积热,邪热乘心,神志不安而啼哭不止;心火亢盛,阴不制阳,故夜不能寐而啼哭不止;壮火食气,白日阳气耗损故能入睡以养神,夜间阳气入内,烦热内生,故入夜又啼。两者互为因果。

(3)惊恐伤神:小儿神气怯弱,心藏神而主神志,若目触异物,或耳闻异响,则常致惊恐。惊则伤神,心无所倚,神无所归,心神不安;恐则伤志,心绪不宁,寐中惊惕,因惊而啼。

(4)食积化热:育儿应饮食清淡有节,冷暖适度,不可过饥过饱、过冷过暖。幼儿饮食不节则易伤脾胃,食纳不振,脘腹胀满,脾虚不运而酿痰生湿;食积化火,痰火互结,上扰心神,故而夜啼。

【临床表现】

(1)脾寒气滞证:患儿白天正常,夜间啼哭不止,不得安睡,或时哭时止,或每夜定时啼哭。兼见哭声低弱,面色无华,神疲蜷卧,四肢欠温,大便稀溏,小便清长,舌淡苔薄白,指纹淡红等。

(2)心经积热证:患儿白天正常,夜间啼哭不止,不得安睡,或时哭时止,或每夜定时啼哭。兼见哭声响亮,见灯啼甚,面红唇赤,烦躁不安,身暖好动,大便秘结,小便短赤,舌红苔黄,指纹紫滞等。

(3)惊恐神伤证:患儿白天正常,夜间啼哭不止,不得安睡,或时哭时止,或每夜定时啼哭。兼见表情恐惧,哭声凄厉,依偎母怀,指纹青紫等。

(4)食积化热证:患儿白天正常,夜间啼哭不止,不得安睡,或时哭时止,或每夜定时啼哭。兼见脘腹胀闷,呕吐宿食,大便酸臭,苔厚腻,指纹紫等。

【诊断检查】 若因饥饿、尿布潮湿、衣着寒温不适等引起的小儿啼哭,采取相应措施后一般小儿啼哭自能停止。还有因小儿不良生活习惯而致的拗哭,如夜间开灯而寐,熄灯则哭,怀抱而寐等均应及时纠正。通过小儿神经系统检查可诊断出由于新生儿中枢神经系统的异常病变出现的音调高、哭声急的尖叫声啼哭;通过腹部彩超可辨别由于急腹症(如肠叠套)引起的哭闹不休,同时伴有冷汗,面色苍白等症状;通过实验室检查或 X 线辅助检查可区分佝偻病患儿的时常烦哭不安。

【推拿治疗】

(1)治疗原则:疏通气机、调和阴阳为夜啼总的治疗原则。以脾寒气滞为主,治以温中散寒、行气导滞;以心经积热为主,治以清热除烦、泻火导赤;以惊恐伤神为主,治以镇惊安神、宁心定悸;以食积化热为主,治以清热利湿、消食导滞。

(2)治疗方法

①脾寒气滞证:

手法:以揉法、推法、摩法为主。

主要操作部位及取穴:操作部位以上肢为主,三关、天枢、足三里、腹。

操作方法及要求:患儿仰卧位或坐位,医者坐在患儿一侧或对面。

处方:推三关 100~300 次,揉天枢 100~300 次,摩腹 100~300 次,揉足三里 100~300 次。

方义:推三关可温通全身阳气以祛脾胃之寒气;揉天枢和揉足三里为"虚则补之"之治也,可补益脾脏,调和气血。

加减:纳呆加板门;泄泻加龟尾;嗜睡加百会。

②心经积热证:

手法:以推法、揉法、拿法、捣法为主。

主要操作部位及取穴:操作部位以上肢为主,心经、天河水、总筋、风池、肩井。

操作方法及要求:患儿仰卧位或坐位,医者坐在患儿一侧或对面。

处方:清心经 100~300 次,清天河水 100~300 次,捣总筋 100~300 次,揉风池 100~300 次,拿肩井 3~5 次。

方义:清心经、清天河水可泻心经之积热,捣总筋泻心经郁热、宁心安神,揉风池清热除烦,拿肩井活血通经、和枢机、解郁结。

加减:便秘加七节骨;尿赤加小肠经;烦躁不安加神门。

③惊恐伤神证:

手法:以推法、捣法、揉法为主。

治法:镇惊安神。

主要操作部位及取穴:操作部位以上肢为主,肝经、心经、小天心、精宁。

操作方法及要求:患儿仰卧位或坐位,医者坐在患儿一侧或对面。

处方:清肝经 100~300 次,清心经 100~300 次,捣小天心 100~300 次,揉精宁 100~300 次。

方义:清肝经、清心经可清热平肝,捣小天心可清热安神镇惊,揉精宁可宁心定悸。

加减:动惕不安加威灵;魂不守舍加肝俞。

④食积化热证:

手法:以推法、揉法为主。

主要操作部位及取穴:操作部位以上肢为主,脾经、板门、四横纹、七节骨。

操作方法及要求:患儿仰卧位或俯卧位或坐位,医者坐在患儿一侧或对面。

处方:清脾经 100~300 次,揉板门 100~300 次,推四横纹 100~300 次,推七节骨 100~300 次。

方义:清脾经、揉板门健脾利湿,推四横纹消食导滞行气,推七节骨宣导积滞、攻泄里热。

加减:脘腹痞满较甚加天枢;大便臭秽加大肠经。

【注意事项】

(1)新生儿可服少许黄连汤或天然牛黄以解余留胎毒。

(2)注意改善婴儿生活环境,保持安静,尽量避免不良因素的影响。

(3)平时适度调护寒温,防止过寒过暖。

(4)小儿神气未充,应避免异声异物使其受到惊吓。

(5)小儿无故啼哭,应主动寻找原因,如检查衣服床褥有无异物刺激、尿布未及时更换等原因。

(6)若无其他因素影响,一般为喂养不当,疳积所致,因此在辨证选穴治疗中可适当增加运脾和胃的手法以加强疗效。

14. 脱肛

【概述】 脱肛是指小儿肛管直肠下移向外翻出,脱垂于肛门之外,常见于1~3岁幼儿,随年龄增长大多可自行痊愈。

由于婴幼儿身体发育尚未完全,其肛管直肠周围肌肉等组织较松弛和薄弱,在开始坐便盆排便后,后阴所承受的腹压变大,若遇便秘、腹泻、咳嗽等情况均会使腹压增大,从而导致脱肛。脱肛早期仅在排便用力过度时出现,便后可自动缩回;后期可能要借助手指的帮助才能收回,甚则不大便时也可出现。若直肠长时间暴露在外,可发生水肿、瘀血、溃疡而引起肿胀、疼痛、里急后重、便果冻样黏液脓血等严重病变。

本篇主要讨论小儿自身因素导致的脱肛。如因手术、外伤引起腰骶神经麻痹导致肛门括约肌松弛形成的脱肛等则不属于本篇讨论的范围。

【病因病机】 本病病因可分为先天因素和后天因素。先天因素与小儿自身直肠生理结构特点有关,小儿先天骶骨前弯曲小,提肛肌和直肠周围组织松弛,直肠支持力减弱而易形成脱肛;后天因素有脾肾亏虚、气血不足、湿热痢疾、痔疮疼痛等,就儿科而言,主要归咎于素体亏虚和热迫肠道。本病临床多由气虚下陷,火热下迫等而致。

(1)气虚下陷:患儿素体虚弱,脏气未充,元气不足,或食不果腹,营养不良,或久病亏耗,阳气不足以致气虚下陷,统摄无权,升提失司而导致脱肛。

(2)火热下迫:幼儿乃纯阳之体,风寒外袭、饮食积滞、衣着过暖等均能化火化热,热迫大肠,又或肺胃热邪下移大肠,导致脱肛。

【临床表现】

(1)气虚下陷证:患儿平素啼哭、喷嚏、咳嗽等即可脱出,脱出物色淡无血肿,伴少许黏液,不疼痛,伴神疲乏力,面白无华,语声低微,舌淡苔白,脉弱无力,指纹淡等证候。

(2)火热下迫证:肛门附近红、肿、热、痛,患儿烦躁多动,脱出物色红渗血,伴身热面红,口渴欲饮,大便干结,小便短赤,舌红苔黄,脉数,指纹紫滞等证候。

【检查诊断】 Ⅰ度脱垂:为直肠黏膜脱出,脱出物呈淡红色,长3~5cm,触之柔软,无弹性,不易出血,便后可自行回纳。Ⅱ度脱垂:为直肠全层脱出,脱出物长5~10cm,呈圆锥状,淡红色,表面为环形而有层次的黏膜皱襞,触之较厚,有弹性,肛门松弛,便后有时需用手回复。Ⅲ度脱垂:直肠及部分乙状结肠脱出,长达10cm以上,呈圆柱状,触之很厚,肛门松弛无力。临床上早期脱肛与痔疮症状相似,需进行体格检查相鉴别。早期脱垂物形似花瓣,呈淡红色,一般不出血;痔疮为痔核分颗脱出,呈暗红色,容易出血。内痔脱出,肛门松紧度正常;肛门脱出,肛门括约肌明显松弛。

【推拿治疗】

(1)治疗原则:升提固脱、举陷敛肛为脱肛总的治疗原则。以气虚不固为主,治以益气固摄、升阳举陷;以热迫肠道为主,治以清热泻火、敛肛固脱。现今本病多由便秘所引起,治疗过程中应注意润肠通便。

(2)治疗方法

①气虚下陷证:

手法:以揉法、推法为主。

主要操作部位及取穴:操作部位以上肢为主,脾经、三关、百会、七节骨。

操作方法及要求:患儿仰卧位或俯卧位或坐位,医者坐在患儿一侧或对面。

处方:补脾经 100～300 次,推三关 100～300 次,揉百会 100～300 次,上推七节骨 100～300 次。

方义:补脾经、推三关可健脾和胃,培元固本;揉百会可升阳举陷;上推七节骨可益气举陷敛肛。

加减:感风寒加肺经;泄泻加龟尾。

②火热下迫证:

手法:以推法、揉法为主。

主要操作部位及取穴:操作部位以上肢为主,大肠经、六腑、七节骨。

操作方法及要求:患儿仰卧位或俯卧位或坐位,医者坐在患儿一侧或对面。

处方:清大肠经 100～300 次,退六腑 100～300 次,下推七节骨 100～300 次。

方义:清大肠经可清热利湿;退六腑可泻火解毒;下推七节骨可理肠举陷敛肛。

加减:发热加小天心;大便干加龟尾;烦躁加神门。

③其他:关于本病个别医家有自己独到的见解,如朱丹溪认为肺与大肠相表里,肺部虚寒则会影响到大肠,故治疗脱肛可从补益肺气方面出发;有些则持《内经》观点,认为足太阳经脉之支别入委中,在里分络而走于肛,所以揉运委中能升阳举陷提肛。

【注意事项】

(1)平素注意饮食卫生和营养搭配,避免便秘或腹泻。

(2)本病应注意护理清洁,患儿每次大便后应用温水浸湿毛巾擦净肛周皮肤并轻轻将脱出物托上去。

(3)在治疗期间,应避免患儿蹲位排便,可用侧卧或仰卧位代替,防止加重病情。

(4)患儿大便时间不宜过长,便后应立即起立。

(5)若患儿有严重便秘,且在腹部浅表部位可触及粪块时,应在腹部使用轻重适度的手法进行操作以促进胃肠蠕动,加快粪块排出。

15. 呕吐

【概述】 呕吐是指由于胃气上逆,胃和肠内容物被迫通过食管经口、鼻涌出的动作,有物有声。

古人将"呕"和"吐"相区分,有声无物为呕,有物无声为吐,有物有声为呕吐。呕吐发病有年龄和季节性特点,幼儿及夏季容易发生。一般经过及时有效的治疗,预后尚好。若频繁或长期的呕吐,则易损胃气,预后较差。

本病为临床上小儿常见病症,可见于许多疾病中。但如中毒、急腹症、急性胃炎等疾病引起的呕吐,不在本篇讨论范围。

【病因病机】 中医学认为胃为以通为用,以降为顺。胃气不和,气逆于上则作呕吐。小儿为稚阴稚阳之体,五脏六腑功能活动和物质基础尚未完善,易内外感邪而发呕吐。本病多由寒邪、热邪、伤食、虚证等所致。

(1)寒邪:小儿感冒风寒或食生冷之物,中阳不足,寒客胃脘;或母亲当风受寒,寒邪入乳,寒乳又授予小儿,胃不化乳而呕吐。

(2)热邪:小儿感邪易化火化热,伏热在胃,上逆而为呕吐;或母亲感受暑湿,蕴而化热,乳儿时热邪经乳留与小儿;或母亲过食肥甘厚味,胃有积热,以热乳授予小儿;小儿过食辛香燥烈之品而致呕吐。

(3)伤食:小儿乳食不节,胃失受纳,积停中脘,升降失常,浊气上逆,故见呕吐;胃不腐熟,脾失健运,故可见未消化之水谷,随呕而出。

(4)虚证:小儿若先天禀赋不足,胃气虚弱,脾阳不振,运化失常,则致乳食停滞,胃气上逆而呕吐。

【临床表现】

(1)寒吐证:可见患儿乳食痰涎等从口涌出,伴有嗳腐吞酸,恶心纳差,胃脘胀闷等症状。兼见食少,饮食稍多即吐,呕吐清水,呕吐物量少、不臭不酸,面色苍白,恶寒喜暖,四肢不温,大便溏薄,舌淡苔薄白,指纹色红等证候。

(2)热吐证:可见患儿乳食痰涎等从口涌出,伴有嗳腐吞酸,恶心纳差,胃脘胀闷等症状。兼见食入即吐,呕吐物酸臭,面红唇赤,口有异味,身热躁烦,口渴喜饮,大便秘结,小便黄赤,舌红苔黄腻,指纹青紫等证候。

(3)伤食吐证:可见患儿乳食痰涎等从口涌出,伴有嗳腐吞酸,恶心纳差,胃脘胀闷等症状。兼见恶食腹痛,呕吐频繁,脘腹胀满,口气臭秽,二便秘涩,苔厚腻,脉滑细,指纹淡红等证候。

(4)虚吐证:可见患儿乳食痰涎等从口涌出,伴有嗳腐吞酸,恶心纳差,胃脘胀闷等症状。兼见朝食暮吐,呕吐物质稀量多、不酸不臭,精神困倦,自利不渴,腹中隐痛,大便溏薄,小便清长,舌淡苔白,指纹淡红等证候。

【诊断检查】 可引起小儿呕吐的疾病有很多,包括消化系统、神经系统、泌尿系统或其他系统的疾病,有些疾病情况危急,而呕吐可能只是这些疾病的兼症,因此,需要对患儿进行仔细的检查。

若小儿哺乳后乳汁外溢,可能与哺乳过量或过急有关;又或小儿饮食不洁,过食生冷,胃肠受激,反射性地发生呕吐,此为自身保护性反应,皆非病态。

【推拿治疗】

(1)治疗原则:益气和胃、降逆止呕为呕吐总的治疗原则。以寒吐为主,治以温中散寒、和胃降逆;以热吐为主,治以清热和胃、降逆止呕;以伤食吐为主,治以消食导滞、和中降逆;以虚吐为主,治以健脾益气、温中助运。

(2)治疗方法

①寒吐证:

手法:以推法、揉法、摩法、捏法为主。

主要操作部位及取穴:操作部位以上肢为主,三关、六腑、脾经、腹部。

操作方法及要求:患儿仰卧位或坐位,医者坐在患儿一侧或对面。

处方:推三关 300 ~ 600 次(治疗寒吐,推三关要求次数增多),退六腑 300 ~ 500 次,补脾经 100 ~ 300 次,摩腹 100 ~ 300 次(患儿仰卧位,医者先在其腹部用掌摩法治疗,后用掌揉法治疗,待至腹部有较强温热感。施术时手法要轻柔缓和)。

方义:推三关和退六腑相配合可祛寒暖胃但又不至于温热太过;补脾经可健运中气,温胃散寒;摩腹可温中补脾。

加减:呕吐较甚加天柱骨;纳呆食少加板门;四肢逆冷加捏脊。

②热吐证:

手法:以推法、摩法、揉法为主。

主要操作部位及取穴:操作部位以上肢为主,六腑、胃经、天河水、七节骨、腹。

操作方法及要求:患儿仰卧位或俯卧位或坐位,医者坐在患儿一侧或对面。

处方:退六腑 100 ~ 300 次,清胃经 100 ~ 300 次,清天河水 100 ~ 300 次,下推七节骨 100 ~ 300 次,摩腹 100 ~ 300 次。

方义:退六腑可清胃肠之积热;清胃经可清热降逆止呕;清天河水可和退六腑、清胃经相配合以加强清热效果;下推七节骨可泻热通便,使腑气通降下行;摩腹可温中健脾。

加减:烦躁加总筋;脘腹胀满加腹阴阳。

③伤食吐证:

手法:以揉法、推法为主。

主要操作部位及取穴:操作部位以上肢为主,板门、脾经、中脘、足三里。

操作方法及要求:患儿仰卧位或俯卧位或坐位,医者坐在患儿一侧或对面。

处方:揉板门 100 ~ 300 次,补脾经 100 ~ 300 次,揉中脘 100 ~ 300 次,揉足三里 100 ~ 300 次。

方义:揉板门可消食导滞;补脾经可健脾益气;揉中脘消食和中,降逆止呕;揉足三里可健脾和胃。

加减:脘腹胀闷加腹阴阳;不思饮食加四横纹;大便秘结加七节骨。

④虚吐证:

手法:以揉法、推法、摩法为主。

主要操作部位及取穴:操作部位以上肢为主,三关、脾经、腹部、关元。

操作方法及要求:患儿仰卧位或俯卧位或坐位,医者坐在患儿一侧或对面。

处方:推三关 100 ~ 300 次,补脾经 100 ~ 300 次,摩腹 100 ~ 300 次(患儿仰卧位,医者先在其腹部用掌摩法治疗,后用掌揉法治疗,待至腹部有较强温热感。施术时手法要轻柔缓和),揉关元 100 ~ 300 次。

方义:推三关可温补脾阳,健运中气;补脾经可健脾益气,培补元气;摩腹可健脾渗湿,和胃消胀;揉关元可用于一切虚症。

加减:泄泻加龟尾;生长发育迟缓加身柱;神疲困顿加百会。

【注意事项】

(1)若呕吐严重者可使患儿呼吸暂时停止。呕吐时应避免呕吐物吸入气管,可将患儿头置于侧卧位。

(2)频繁或剧烈呕吐可导致脱水、酸碱平衡失调等,此时应进行中西医综合治疗。

(3)推拿可治疗由消化系统功能紊乱引起的呕吐,且疗效颇佳,尤其是因外感风寒或饮食不节所致的呕吐。

(4)呕吐如果是由于消化道器质性梗阻或颅内占位性病变或中毒引起者,不能用推拿治疗,应注意鉴别。

(5)呕吐较轻者,可进食流质或半流质食物,少食多餐。呕吐较重者应先禁食一段时间,待情况稍转好可少量多次喂以含糖口服液。

16. 小儿肌性斜颈

【概述】 小儿肌性斜颈是指由于患侧胸锁乳突肌挛缩导致小儿头倾斜靠向患侧,颜面转向健侧,下颌朝向健侧肩部为主要临床表现的一种疾病。新生儿及婴幼儿常可见本病。

临床上,斜颈可根据病因及患病部位分为骨性斜颈、肌性斜颈、神经性斜颈、眼性斜颈及精神性斜颈等。骨性斜颈一般在小儿中并不常见,多为脊柱畸形所导致。视力障碍引起的眼性斜颈和颈部肌麻痹导致的神经性斜颈也不多见,因此相应症状出现时,首先考虑肌性斜颈。

本篇主要论述小儿肌性斜颈,其他原因导致的斜颈暂不叙述。

【病因病机】 本病病因目前尚未明确,多数认为与损伤有关,多由产伤、胎位不正、宫内异常压力及位置不良等原因所致。

(1)产伤:分娩时由于产伤,造成患儿一侧胸锁乳突肌撕裂,形成血肿,最后发生纤维化挛缩。

(2)胎位不正:胎儿胎位不正,一侧胸锁乳突肌血液供给减少或缺血,引起缺血性改变。

(3)宫内异常压力及位置不良:胎儿在子宫内头部偏向一侧或受脐带挤压一侧胸锁乳突肌。

(4)感染:患儿一侧胸锁乳突肌感染造成肌炎。

(5)遗传因素:若患儿为先天性斜颈,系多因素遗传病的结果。

【临床表现】 患儿头部向患侧倾斜,颜面转向健侧,下颌朝向并靠近健侧肩部。本病早期,在病侧肌肉处可发现一棱形肿块,质地较硬。肿块出现后大多数经半年时间可自行消退,但此时患儿可出现偏斜程度加重的情况。

在本病晚期,患儿可出现代偿性的头面及脊柱畸形改变,如:

(1)颜面发育不对称,因头部发生倾斜后两眉眼仍与地面保持水平,所以眼角口角距离患侧短,健侧长。

(2)口适应眉眼的位置而发生改变。

(3)鼻仍与眉眼保持垂直位置。

(4)健侧头枕部与患侧相比较为扁平。

【诊断检查】 本病须和其他疾病导致的斜颈相鉴别。通过 X 线光片可发现颈椎半脱位引起的肌肉痉挛和新生儿产伤锁骨骨折导致的肌肉挛缩。此外,视力检查和实验室检查分别可排除眼性斜颈和炎性斜颈。若本病诊断无误,则应检查并记录以下内容:

(1)头部偏斜程度;

(2)头部向健侧旋转的程度;

(3)除胸锁乳突肌外是否有其他骨骼肌肉的异常。

【推拿治疗】

(1)治疗原则:舒筋活络、理气活血为小儿肌性斜颈总的治疗原则。以肿块型为主,治以行气散结、软坚消肿;以非肿块型为主,治以舒筋活络、缓急解痉。

(2)治疗方法

①肿块型:

手法:以揉法、拿法为主。

主要操作部位及取穴:操作部位以患侧胸锁乳突肌为主,扶突、天容、天窗、天牖。

操作方法及要求：患儿仰卧位或坐位，医者坐在患儿一侧或对面。

处方：医者在患侧胸锁乳突肌处使用指揉法，着重作用于肿块处。按揉天窗、天容、天牖 100～300 次，按揉耳后高骨、风府、大椎各 100～300 次。医者在患侧胸锁乳突肌处使用拿法，也着重作用于肿块处。最后在患侧胸锁乳突肌区进行大面积指揉法。指揉法可在患侧胸锁乳突肌附近循经取穴进行操作。揉天枢 100～300 次。

方义：先用指揉法与拿法施术于患侧胸锁乳突肌以软坚消肿散结；后用指揉法循经按摩胸锁乳突肌周围穴位以舒筋活络、调理气血；最后揉天枢以健脾益气，巩固后天之本。

加减：肿块过硬加重手法；循经远端有明显压痛点加按或揉法。

②非肿块型：

手法：以拿法、扳法、指揉法、摩法为主。

主要操作部位及取穴：操作部位以患侧胸锁乳突肌为主，天窗、天牖、腹。

操作方法及要求：患儿仰卧位或坐位，医者坐在患儿一侧或对面。医者于患儿病侧胸锁乳突肌处使用拿法，边做边稍上提。医者一手固定患侧肩部，另一手托扶患儿同侧下颌部，缓慢使患儿头部向健侧肩部靠拢，并向患侧旋转，以拉伸患侧胸锁乳突肌，幅度由大到小，反复多次。医者在患儿病侧胸锁乳突肌处附近相关经络使用指揉法。摩腹 100～300 次。

方义：先用拿法以缓解筋肉拘急；再用扳法缓慢拉伸胸锁乳突肌可纠正头部偏斜角度及改善颈部活动能力；再使用指揉法以调和气血；最后摩腹以益气健脾，促进气血运行，促进疾病痊愈。

加减：循经远端有明显压痛点加按或揉法。

【注意事项】

（1）小儿肌性斜颈治愈所需时间随年龄有所差异，一般年龄越大儿童治愈所需时间越长。

（2）嘱家长采取多种方法在患儿患侧胸锁乳突肌处做足够的拉伸及向健侧旋转运动，以保证患儿能持续地牵张患侧肌肉。

（3）在推拿治疗过程中，除患侧胸锁乳突肌局部肿块外，还需重视患侧及健侧面颊部肌肉的手法操作，以改善血液循环，促进患者恢复。

17. 小儿麻痹后遗症

【概述】　小儿麻痹症，西医称脊髓灰质炎，是由脊髓前角运动神经损害引起的一种急性传染疾病。临床上有 90%～95% 的感染没有症状，剩下 5%～10% 的患者伴有发烧、呕吐、腹泻等症状，只有约 0.5% 的患者会发生肌力变弱。

中医学认为本病是由暑、热、湿即疫痢毒邪,经口鼻而入,而鼻为肺之窍,口为脾之窍,故邪毒入侵,首先犯及肺脾胃,以致肺卫失宣、脾胃失和,即"诸痿喘呕,皆属于上";继之邪毒流窜经络,导致经脉不通,气血阻滞,而发痹痛;进而耗损气血,损及肝肾,以致形体失养,出现肌肉无力痿软,骨骼畸形,终至瘫痪。

本篇主要讨论小儿麻痹后遗症的病因病机、临床表现及临床恢复期的推拿治疗方法。

【病因病机】 小儿麻痹症常见于六个月到五岁的小儿,偶见于成人,临床上多由肺、脾、胃、肝、肾病损或者感染而致。

(1)内因:肺主宣发、朝百脉、布营卫于全身,输精气于皮毛。脾胃化生营卫气血。脾主肌肉四肢、胃为阳明主润束骨利机关的宗筋,肾藏精生髓、充养于骨,肝藏血、主筋爪;而肺脾胃伤,气血津精既失化生、又失运布。肝肾亦会精血亏虚,导致筋、脉、肉、皮、骨皆失所养,从而引起机体瘫痪痿软,所以小儿麻痹症的主要发病机制还是在于肺、脾、胃、肝、肾。

(2)外因:暑、热、湿及疫痢毒邪,经口鼻而入,侵犯肺卫,导致肺卫失宣、脾胃失和,进而邪毒流窜,四肢不用。

现代医学认为小儿麻痹症是特异性噬神经病毒引起的急性传染病,主要损害脊髓前角的运动神经元。

【临床表现】

(1)前驱期:患儿初次发热期,发热约一周以内。症见发热,汗出,恶风,头痛,骨节疼痛,食少纳呆,腹胀,或伴有呕吐下泻,舌红,苔黄或苔白,脉濡数,指纹紫。

(2)痹痛期:患儿初次退热后一周内,继而再次发热,到瘫痪为止,共一旬左右。症见发热,多汗,骨节疼痛,幼儿哭啼不停,肢体屈伸不利,甚者颈项强直,烦躁不安,神疲乏力,食少纳呆,多寐,面赤,唇红,舌红,苔黄或苔白,脉濡数,指纹紫。

(3)痿瘫期:患儿第二次发热退热 5 天以内。症见肢体萎靡无力,疲软少气,活动受限,受限部位以四肢最为常见,尤其以下肢关节居多,局部温度较低;短期内仍伴有肌肉拘挛闭塞,不喜人触,日久肌肉萎缩,逐渐失去功用;舌淡,少苔,脉濡,指纹淡。

(4)枯萎期:患儿如因失治或病情加重,瘫痪半年以上仍未见好转,则瘫痪部位肌肉萎缩愈加严重,皮肤日渐冰冷,筋骨失养,继而形成长期的瘫痪后遗症。症见肌体消瘦,关节松弛,或脊柱变形、肩关节松脱、膝关节变形、后凸或外展,足内外翻,形似马蹄,仰趾等畸形。

【诊断检查】 小儿麻痹后遗症实验室检查。血常规:白细胞总数及中性粒细胞百分比大多正常;脑脊液检查:早期可见以淋巴细胞为主的细胞数增多,蛋白增加不明显,呈细胞蛋白分离现象。到瘫痪第 3 周,细胞数多已恢复正常,而蛋白质仍继续增高,4~6周后恢复正常;病毒分离:病毒分离是最重要的确诊性试验。起病一周内可从粪便内及咽部分离出病毒,可用肛门拭子及咽拭子采集标本;间隔24~48小时收集双份重量>5g的标本,及时冷藏4℃以下送检,多次送检可增加阳性率。发病1周内,从患儿鼻咽部、血、脑脊液中也可分离出病毒;血清学检查:近期未服用过脊髓灰质炎疫苗的患者,发病1个月内用酶联免疫吸附实验法(ELISA法)检测患者血液及脑脊液中抗脊髓灰质炎病毒特异性免疫球蛋白M(IgM)抗体,可帮助早期诊断。恢复期患者血清中特异性免疫球蛋白G(IgG)抗体滴度较急性期有4倍以上增高,有诊断意义。

【推拿治疗】

(1)治疗原则:通痹活络、强筋健骨为小儿麻痹症总的治疗原则。前驱期,治以清热利湿、解表逐邪;痹痛期,治以除湿活络、通痹镇痛;瘫痪期,治以补益脾肺、祛邪通络;枯萎期,治以补益肝肾、通络强骨;康复期,治以通经活络、调和阴阳。

(2)治疗方法

①前驱期:

手法:以揉法、推法为主。

主要操作部位及取穴:操作部位以头面、上肢为主,天门、坎宫、耳后高骨、天河水、六腑、内八卦等。

操作方法及要求:患儿仰卧位或坐位,医者坐在患儿一侧或对面。

处方:开天门、推坎宫、揉耳后高骨各100~300次,清天河水、退六腑各300~500次,运内八卦100~300次。

方义:开天门、推坎宫、揉耳后高骨疏风解表,清天河水、退六腑清实热虚火,运内八卦宽胸和胃、平衡阴阳。

加减:如有外感风热加水底捞月。

②痹痛期:

手法:以揉法、拿法为主。

主要操作部位及取穴:操作部位以上肢、下肢为主,天河水、内劳宫、小天心、委中、承山等。

操作方法及要求:患儿仰卧位或俯卧位或坐位,医者站在患儿一侧或对面。

处方:清天河水100~300次,揉内劳宫100~300次,揉小天心100~300次,拿委中、承山各100~300次。

方义:清天河水、揉内劳宫清热解毒,揉小天心、拿委中、拿承山行气通络止痹痛。

加减:湿邪加清板门,揉三阴交。

③瘫痪期:

手法:以揉法、推法为主。

主要操作部位及取穴:操作部位以头面、上肢、背部为主,三关、外劳宫、百会、天河水、六腑、小天心、脊柱等。

操作方法及要求:患儿俯卧位或仰卧位或坐位,医者站在患儿一侧或对面。

处方:推三关 100~300 次,揉外劳宫 100~300 次,清天河水、退六腑各 100~300 次,揉小天心 100~300 次,推脊柱 10~20 次。

方义:推三关温里散寒,揉外劳宫补气升阳,清天河水、退六腑清实热退虚火,揉小天心、推脊柱疏经通络。

加减:下肢瘫痪加昆仑、承山、环跳、阴陵泉、阳陵泉。

④枯萎期:

手法:以揉法、推法为主。

主要操作部位及取穴:操作部位以头面、上肢、背部为主,肝俞、丹田、脾经、胃经、脊柱等。

操作方法及要求:患儿仰或俯卧位或坐位,医者坐在患儿一侧或对面。

处方:揉肝俞、丹田各 100~300 次,补脾经、胃经各 100~300 次,推脊柱 10~20 次。

方义:揉肝俞、揉丹田补肝肾益精血状元气;补脾经、补胃经健脾化生气血;推脊柱温通经络。

加减:面瘫加颊车、合谷;颈项痿软加大椎、风池;腰部瘫软加阳关、肾俞。

⑤康复期:

手法:以点按法、揉法、擦法为主。

主要操作部位及取穴:操作部位主要以瘫痪局部为主,督脉,膀胱经,委中、承山。

操作方法及要求:患儿俯卧位,医者位于患儿一侧。

处方:擦督脉、背部膀胱经各 100~300 次,点按委中、承山各 100~300 次。

方义:擦督脉、擦膀胱经通经络,调和脏腑阴阳气血;点按委中、点按承山清热通络,和胃息风止痉。

加减:四肢无力加天柱、阳池。

【注意事项】

(1)中医小儿推拿主要是针对小儿麻痹症的康复治疗期,旨在恢复机体的正常肌张力,从而使患者尽可能正常生活。

(2)前驱期、萎瘫期、枯萎期应保持绝对卧床休息,尽量减少肢体活动,避免受凉,避免肌肉注射。

(3)恢复期应加强锻炼,使患肢多参与运动,促进功能恢复。

18.臀肌挛缩

【概述】 臀肌挛缩,全称臀肌筋膜挛缩综合征,是由于臀肌及其筋膜纤维变性挛缩,致使髋外旋挛缩畸形和屈曲障碍,引起髋关节外展,表现出蹲坐姿势异常、畸形步态为临床特征的一种疾病,属结缔组织病范畴。

从中医学角度来讲,可以认为臀肌挛缩是一种痉病。

【病因病机】 臀肌挛缩好发于青少年,多由先天发育不足、肌肉注射损伤臀肌、免疫功能异常、感受外邪等所致。

(1)先天性:本病病因之一是先天性肌肉发育不良或发育不全。

(2)反复臀部肌肉注射:臀肌筋膜挛缩综合征的发生与患者在婴幼儿期反复采取臀部肌肉注射治疗方式有关。由于药物和针刺反应刺激,引起创伤性、化学性筋膜炎和肌纤维炎,使臀筋膜增厚,臀肌纤维组织增生,最后形成坚韧瘢痕挛缩束带。

(3)免疫功能异常:免疫功能异常与臀肌筋膜挛缩综合征有密不可分的联系。免疫功能下降,从而引起机体的感染,使机体在治疗时需反复臀肌注射;另一方面,免疫力降低,使机体识别抗原能力差,两者共同导致臀肌筋膜的纤维变性,引发臀肌筋膜挛缩综合征。

(4)风寒暑湿燥火皆能致痉:机体感受外邪,壅塞经络,气血不行,筋肉失养。"脉者人之正气正血所行之道路也,杂错乎邪风、邪湿、邪寒,则脉行之道路必阻塞壅滞,而拘急蜷挛之证见矣"。

【临床表现】

(1)患者双膝并拢不能蹲坐,奔跑与行走时呈外"八"字步,严重者下蹲时有"蛙式"位症状。

(2)患者常伴有臀肌挛缩症状,坐骨结节突起而引起尖臀状改变。大部分患者股骨大转子上方有条索状物,伴随髋关节的屈伸活动会有弹响或滑动感,严重者会出现臀部的凹陷。

(3)患者常有反复感染而接受臀部肌肉注射史。

【诊断检查】 坐位交腿试验、弯腰摸足试验呈阳性。X线表现多显示为正常。CT断层扫描显示早期炎症病变区可见密度降低,随病情发展,晚期表现为密度增高,肌筋膜间隙增宽,肌肉体积缩小,形条成条索影。

【推拿治疗】

(1)治疗原则:活血通络、舒筋解痉为臀肌痉挛总的治疗原则。

(2)治疗方法

手法:以㨰法、揉法、拿法、弹拨法、摇法为主。

主要操作部位及取穴:操作部位以患侧臀肌为主,环跳、合阳、阳陵泉。

操作方法及要求:患儿仰卧位或坐位,医者坐在患儿一侧或对面。

处方:㨰臀部 300～500 次(顺臀大肌肌纤维方向,并配合髋关节后伸外展运动),㨰阔筋膜张肌 300～500(沿髂胫束到膝关节),揉环跳、合阳和阳陵泉各 30～50 次,揉内收肌 50～100 次,拿内收肌 5～10 次,弹拨患者条索状筋腱 10～15 次,髋关节摇法 10～30 次。

方义:㨰臀部活血行气、解痉舒筋,揉法环跳、合阳和阳陵泉舒筋活络、调理气血,弹拨筋腱及使用摇法收式解除肌肉粘连、通利关节。

加减:循经远端有明显压痛点加点按法。

【注意事项】

(1)嘱患者尽量减少臀部肌肉注射,避免使用刺激性药物。

(2)注意患者患侧臀部的保暖,避免造成急、慢性损伤,必要时可以配合患侧臀部湿热敷。

(3)推拿对臀肌筋膜挛缩综合征的治疗效果较为显著,应嘱咐患者及早发现及早治疗。

(4)保守治疗无效时应及时采取手术治疗。在未造成骨骼畸形时采取手术预后最佳。

19.小儿近视

【概述】　近视是指远视模糊不清,视近物清楚。古称"能近怯远"症。

现代医学将近视分为 3 种,包括:

(1)轴性近视:眼球前后径增长导致的近视,其特征是眼球屈光能力正常,但因眼球前后径过长,使物体聚焦在视网膜前。此为多种眼底病变所致,患者多为高度近视。

(2)屈光性近视:由于眼睛屈光系统过强导致的近视。其特点为角膜或晶状体弯曲度较常人大,致使物体聚焦于视网膜前。

(3)假性近视:大多数青少年儿童因学习过久、用目过度或环境光线暗淡、坐姿不良等使睫状肌过度疲劳,处于痉挛状态,晶状体暂时性过凸而导致屈光过强,物体聚焦于视网膜前。目前对于前两型近视发病具体原因尚未清楚,有些观点认为可能与遗传、全身或局部眼睛病变有关。第三型则与后天用眼不当有关,平素注意保护视力则可延缓其发展或痊愈。

【病因病机】　中医学认为目为五脏六腑之精气所汇,神气显露之处。若使用过度,耗伤精血,眼目失养则发为"能近怯远"。近视一般多发生于青少年儿童,多由心阳虚、肝肾虚、脑髓失养等所致。

(1)心阳虚:阳虚阴盛,心阳虚则目中神不足,阴有余。

(2)肝肾虚:肝肾虚,精血不能上荣与目,目失濡养。

（3）脑髓失养：现代研究表明,近视与脑部供血有很大关系。颈椎病引起脑部供血不足,造成自主神经功能紊乱,导致在大脑视觉中枢成像时模糊,形成近视。

【临床表现】

（1）肝肾亏虚证：患儿视近物清楚,视远物模糊兼见面白无华,失眠烦躁,五心烦热,舌红等症候。

（2）心阳衰少证：患儿视近物清楚,视远物模糊兼见心悸不宁,自汗,畏寒肢冷,神疲不寐,舌淡或紫暗等证候。

（3）脑髓失养证：患儿视近物清楚,视远物模糊兼见头晕、嗜睡、精神不佳、记忆力减退、注意力不集中等症。

【诊断检查】　检查见视力减退,可伴随玻璃体混浊、液化、眼球外观突出,或眼底呈豹纹状改变等。

【治疗】

（1）治疗原则：活络通经、明目荣睛为小儿近视总的治疗原则。以肝肾亏虚为主,治以滋补肝肾、益气明目;以心阳衰少为主,治以温养心脾、荣睛明目。

（2）治疗方法

①肝肾亏虚证：

手法：以揉法、推法为主。

主要操作部位及取穴：操作部位以上肢为主,肝经、肾经、攒竹、睛明。

操作方法及要求：患儿仰卧位或坐位,医者坐在患儿一侧或对面。

处方：补肝经 100～300 次,补肾经 100～300 次,揉攒竹 100～300 次,揉睛明 100～300 次。

方义：补肝经、补肾经补肝益肾明目,揉攒竹、揉睛明通络明目。

加减：潮热盗汗加手阴阳。

②心阳衰少证：

手法：以揉法、推法为主。

主要操作部位及取穴：操作部位以上肢为主,心俞、脾经、三关、睛明。

操作方法及要求：患儿俯卧或仰卧位或坐位,医者坐在患儿一侧或对面。

处方：揉心俞 100～300 次,补脾经 100～300 次,推三关 100～300 次,揉睛明 100～300 次。

方义：揉心俞振奋心阳,补脾经健脾益气、养心安神,推三关温通心阳。睛明为手足太阳、足阳明、阴跷、阳跷之会,又为足太阳经之起穴,为治疗近视、弱视、视神经萎缩的重要穴位。

加减：神疲思睡加百会;四肢不温加捏脊。

③脑髓失养证：

手法:以按揉法,揉拨法、拿法为主。

主要操作部位及取穴:操作部位以颈椎为主,风池、颈椎。

操作方法及要求:患儿俯卧位或坐位,医者坐在患儿一侧或对面。

处方:拿肩颈 100~300 次,揉拨颈椎 100~300 次,按风池 100~300 次。

方义:揉拨颈椎斜方肌舒筋活络,按揉风池醒脑明目。

加减:生长发育迟缓加天柱骨。

【注意事项】

(1)推拿治疗应坚持,不可半途而废,一般 10 天为 1 个疗程,1~3 个疗程可见效果。

(2)每天坚持做眼保健操。

(3)平时学习或工作时应注意周围环境照明,切不可在光线不足条件下长时间用眼。

(4)若确诊为真性近视,应选配适宜眼镜,避免加深度数。

【附】 小儿弱视:弱视为眼部无明显器质性病变,多因功能性因素而导致的视力远视力低于正常,且无法矫正。弱视为西医病名,其临床表现在中医学中可归为"视瞻昏渺""能近怯远""小儿青盲"等范畴。其症状描述最早在《诸病源候论·小儿杂病·目青盲候》:"眼无翳障,而不见物,谓之盲。"《秘要》云:"阴精不足,阳光有余,病于水者……而阴阳和顺。"认为调节心肾阴阳,使之阴平阳秘,气旺血盛,则视物清晰。现代医家对弱视的病因病机作了进一步的说明,尽管各医家观点不尽相同,但大抵可认为先天不足,后天失养,肾气不足导致肝肾阴精亏虚,脾胃生化不足,气血不能上承于目,以致目失所养,神光发生乏源,日久则成。分析原因如下:肝藏血,肾藏精,肝肾不足,阴精亏损,精不上承无以荣目,故视物不清;脾主运化,脾虚则不能推动气血运行,无以承载精液上行于目,目失所养,则乌珠无华,目睛不明。推拿临床对于弱视患儿的治疗,常用按揉肾俞、肝俞,拿肩井,按揉风池等手法作为主要治疗手段。

综上所述,弱视患儿的中医证型以肝肾不足为主,治疗时应用经典推拿疗法结合中医药疗法,疗效较佳。

第五章　推拿练功方法

一、概述

推拿练功源自古代的导引。《内经》指出："导引按跷者,亦从中央地出也。"唐·王冰注为："导引,谓摇筋骨,动肢节。"可见当时导引作为一种运动疗法常与按跷配合应用。随着时间的推移,导引方法不断发展,名目繁多,流派纷呈。但概括起来可分为四大类:第一类发展成了以表演为主要目的的特定肢体动作,即舞蹈;第二类发展成了以养生、治病为主要目的的运动锻炼方法,即医疗练功;第三类发展成了以搏击为主要目的的特殊运动方法,即武术;第四类发展成了修行的手段,常用于传教活动之中。近代形成的一些著名推拿流派,根据推拿操作技能的特殊要求,吸收各流派功法之长,将一些传统的练功方法运用于推拿技能的学习、训练和临床之中,收到良好效果,逐渐形成了与推拿技能操作密切相关的具有一定特色的练功方法,称之为推拿功法,也叫推拿练功。

推拿功法属传统功法的范畴,它除了具备身心并练、内外兼修、整体调节、自练为主等传统功法的共同特点外,还具有以下自身的特点。

(1)内外兼修,由外及内:"内",是指内在的脏腑、气血、经络等;"外",是指外在的筋骨皮肉等。内外兼修,是指对内在的脏腑、气血、经络和外在的筋骨皮肉兼顾修炼的一种锻炼方法,即所谓"内练一口气,外练筋骨皮"。作为初学推拿者而言,往往年轻气充,体力相对较强。所以,一般采用由外及内的训练方法,即开始阶段以筋骨皮肉的训练为主,逐步过渡到与内在脏腑、气血、经络训练相结合,最后达到内外兼修的要求。

(2)动静结合,以动致静:"动"有广义和狭义之分,广义的"动"是指对内在的气血运动和外在的肢体肌肉活动的统称,狭义的"动"单指外在的肢体肌肉活动。"静",有两方面含义,一是与狭义的动相对而言,指外在肢体保持某一姿势而静止不动;"静"的另一个含义通"净",即尽量使内在的精神意识活动纯净无瑕,并逐步淡化练功过程中的意念活动,自然过渡到恬淡虚无的较高练功层次和境界。动静结合是传统功法的基本练功形式,又分为动中求静和静中求动两种方法。动中求静,是指在进行外在肢体肌肉和内在气血锻炼时,保持意念集中、心境平静,并逐步达到"净"的要求。静中求动,是指保持外在肢体不动,运用内在的意念活动与呼吸运动相结合,调节气血和脏腑运动。

推拿功法主要采用动中求静、以动致静的训练方法,尤其在肢体肌肉的运动方面具有一定特点,即保持肢体外形不变的同时,进行肌肉的静力性运动(现代生理学谓之等长收缩),进而调动内在气血的运行。

(3)练力重气,形神合一:推拿手法操作一般是以力的形式来表现的,力是有形的、外在的,气是无形的、内在的,力是气的外在表现,气是力的内在基础,两者实为一体,密不可分。推拿功法训练重视通过强壮内气来提高力量的大小,通过内在气机活动来调节力量的分配和释放,使形体活动和主观意念高度协调、统一,此谓之形神合一。

(4)重视局部,兼顾整体:根据推拿手法操作的需要,推拿功法设计了许多局部的专项训练方法:如腰、腿、臂、指等部位肌肉力量的训练,其目的是提高这些部位的基础力量。同时,在力量的运用方面,又十分强调整体的协调性和统一性,注意借助整体的力量通过某一局部释放出来,只有这样才能适应推拿临床的治疗需要。若只使用局部的硬力、拙力来进行手法操作,不仅不能取得良好的治疗效果,而且还会对操作者带来一定的身体损害。

推拿练功的主要目的是提高推拿医生的身体素质和专业技能,包括基本的指力、臂力和腰腿部力量,以及对力的体验、把握和运用。在方法上,尤其重视肌肉等长收缩的训练,因为这种肌肉运动形式所产生的力,更适宜于手法运用的需要,习惯上称之为"霸力"。同时,由于这些锻炼方法还具有一定的医疗保健作用,所以常常有选择地应用于临床治疗。本章仅介绍"易筋经"和"少林内功"两种功法。

二、易筋经

易筋经,是我国民间早已流传的健身锻炼方法,也是传统中医骨伤科和推拿科医生常用的练功方法之一。从字面上看,"易"是改变之意;"筋"是指与骨关节相连的软组织结构;"经"指方法。易筋经即是一种强筋健骨、增强内力的锻炼方法。

易筋经十二势着重于强身壮力。其动作须有力,甚至要"咬紧牙关"、"足尖着地"、"指尖支撑"、"勿嫌力猛"等,有些动作难度较大。大多数动作必须和呼吸配合密切。锻炼过程中要求达到气盈力健,骨劲膜坚,刚中有柔,柔中有刚,静中求动,动中含静,意力统一的境界。主要适用于强身保健锻炼,能明显改善体质、增强体力,因此长期以来一直为推拿界医务人员所推崇,并以此作为基本功训练。它也是推拿功法的主要功法之一。

1. 基本要求

练习前,需宽松衣带,穿练功鞋或软底布鞋,活动四肢,排除干扰,集中注意力。练功过程中,做到刚柔相济,用力适度,切不可用僵力。训练量因人而异,可选择其中若干动作或整套动作进行练习,但总的训练量以练至微微汗出为度。动功锻炼结束后,还可结合静功练习,一般选用盘坐式,要求松静自然,腹式呼吸,意守丹田。易筋经锻炼想要取得好的练功效果,必须天天练习,持之以恒。对于体质虚弱者,可适当减轻训练量。练习结束后或中间休息时,不可当风,并做适当活动,如散步、活动关节等,但不要做剧烈运动。

2. 易筋经十二势

(1)韦驮献杵(第一势)

【预备势】 并步站立,头正身直,目视前方,头如顶物,口微开,舌舔上腭,下颌微收,含胸拔背,直腰蓄腹,收臀提肛,松肩虚腋,两臂自然下垂于身体两侧,中指贴近裤缝,两臂不可挺直,两脚相靠,足尖并拢。心平气定,神情安详。

【基本动作】

①左脚向左横跨一步,与肩等宽,两膝微挺,五趾着地。两臂同时外展至水平位,掌心向下。肘、腕自然伸直。

②掌心向前,慢慢合拢于胸前,曲肘,两臂与腕徐徐内收,腕、肘、肩相平,十指朝天。

③两臂内旋,指尖对胸(与天突穴相平)。

④两肩徐徐拉开,双手在胸前成抱球状,肘略垂,十指微屈,掌心内凹,指端相对,距 13～16cm,身体微前倾,意守丹田。

⑤结束时,先深吸一口气,然后徐徐呼出,并慢慢放下两手,恢复预备姿势。

【动作要求】

①两脚之间距离与肩等宽,两脚平行。

②两手上提腕与肩等高。

③沉肩,屈肘略下垂,松腕,两手臂合抱呈圆形。

④两掌心相对,两手指端距 13～16cm。

⑤凝神调息。初学者 1～3 分钟,逐增至 5～10 分钟。

【练功要领】 练习时应全神贯注,心平气静,各部肌肉松紧适度,做到似动非动,似静非静,似实非实,似虚非虚,即所谓"动中静,静中动,实中虚,虚中实"也。使体内气血运行自如,练习日久,自觉气向下行,藏气于少腹。

(2)横担降魔杵(第二势)

【预备势】 同韦驮献杵。

【基本动作】

①左脚向左横跨一步,与肩等宽,两手用力下按,掌心朝下,指端向前,肘须挺直,两目平视。

②两手翻掌上提至胸,拇指桡侧着力,徐徐向前推出,高于肩平。

③两手同时向左右分开,以拇指桡侧着力为主。两臂伸直,一字分开,肩、肘、腕相平,翻掌,掌心向下。

④两膝挺直,足跟提起,前掌着地,两目圆睁,牙齿紧咬。

⑤结束时,先深吸气,然后徐徐呼出,并慢慢放下两手及两足跟,恢复预备姿势,闭目片刻。

【动作要求】

①上身微前倾,不可挺腹。

②手起的同时足跟缓缓提起,足跟离地以不能再升为度。

③握拳回收与足跟下落同时进行。

【练功要领】 两手平开,与肩相平,足跟提起,脚尖着力是关键。这样就会觉得两肩沉重,如负重担。练习日久,可只用脚趾点地,意念集中于掌心与趾尖,心平气静,其外部征象似目瞪口呆。如两目乱视,口动气粗,就会适得其反,甚至出现站立不稳,徒劳无功。

(3)掌托天门(第三势)

【预备势】 同韦驮献杵。

【基本动作】

①左脚向左横跨一步,与肩同宽,平心静气。

②两手同时上提至胸前,旋腕转掌,四指并拢,掌心向上内凹,指端相距3～6 cm,不高于肩。

③两手上举过头,同时翻掌,掌心朝上,指端相距约3 cm,四指并拢,拇指外分,微触或对着天门(前囟门)处,两虎口相对呈四边形。

④头略向后仰,两目注视掌背,两膝微挺,足跟提起,前掌着实,咬牙致耳根有振动感。

⑤结束动作同韦驮献杵。

【动作要求】

①两上肢平行与外展皆成一直线。

②松肩,气沉丹田,调匀呼吸,勿屏气。

③初学者1～2分钟,后根据个人情况酌情增加至3～5分钟。

【练功要领】 两目上视掌背,不需过分仰头。初学者一时难以做到,需要一个过程。初练者可不抬足跟,练习日久,要求将足跟逐步抬高,直至不能再升为止。

足跟抬起时要微微向两侧分开,使阴跷收而阳跷开,三阳脉之气血上升,合络督脉,督脉阳气均衡,背后三关自然流畅,姿势也就平稳了。此外,全身要充分放松,使气血随心所指,两臂切忌贯力,否则不能持久,提肛、咬牙、舌舐上腭以通督、任脉。

（4）摘星换斗

【预备势】 同韦驮献杵。

【基本动作】

①右足向前跨半步,两足相隔一拳,呈前丁后八式。双手同时动作,左手握空拳,靠于腰眼（第二腰椎旁）,右手垂于右下肢内侧。

②左腿弯曲下蹲,右足尖着地,足跟提起离地约2寸,身体不可前倾后仰,左右歪斜。

③右手五指并拢弯曲如钩状,屈腕沿胸上举,至身体右侧,于额右前方约一拳远。

④指端向右略偏,头同时略向右侧抬起,双目注视掌心,紧吸慢呼,使气下沉,两腿前虚后实,虚中带实,实中带虚。

⑤结束时,紧吸慢呼,同时还原至预备姿势。左右交换,要求相同。

【动作要求】

①上身正直不可前倾后仰,勿挺腹凸臀。

②沉肩,肘稍高于肩部,尽量内收,前臂垂直于地面。

③前足尖着地,足跟提起约6.5cm,重心在后腿,前虚后实。前腿虚中带实,负体重的30%～40%。后腿实中求虚,负体重的60%～70%。

④屈腕屈膝要求在30°以下,膝勿过足尖。

⑤舌抵上腭,口微开,呼吸调匀,使气下沉丹田。

【练功要领】 单手高举,五指须微微捏齐,屈腕如钩状。肘向胸前,指端向外,头微偏,松肩。两目注视掌心是关键。舌舐上腭,口微开。呼吸调匀,臀微收。换步时,前足向后退半步,动作左右相同。

（5）倒拽九牛尾

【预备势】 同韦驮献杵。

【基本动作】

①左脚向左平跨一步,距比肩宽,足尖内扣,屈膝下蹲成马裆势,两手握拳护腰。随势上身略前俯,松肩,直肘,仰头,目前视。

②两拳上提至胸前,由拳化掌,呈抱球势（上身势同韦驮献杵）,随势直腰,肩松肘屈,肘略低于肩,头端平,目前视。

③旋转两掌,使掌心各向左右（四指并拢朝天,拇指外分,成八字掌）。随势徐徐向左右平分推,至肘直。松肩,挺肘,腕背伸,肩、肘、腕相平。

④身体向右转侧,呈右弓步,面向右方。两上肢同时动作,右上肢外旋,屈肘成半圆状,手握空拳用力,拳心对面,高不过肩,双目注拳,拳高约与肩平。肘不过膝,膝不过足尖。左上肢内旋向后伸,做螺旋劲,上身正直,塌腰收臀,鼻息调匀。

⑤结束时,深呼气,徐徐呼气,同时还原至预备姿势。左右交换,姿势相同。

【动作要求】

①马步屈膝屈髋须在45°以下,膝不过足尖,挺胸直腰,头端平,目前视。

②松肩,气沉丹田,两手臂变换动作自然、柔和、舒展。

③弓箭步前跪达45°以下,后腿膝关节伸直,两脚踏实,脚底勿离地。

④上身正直,塌腰收臀。前手臂尽量旋外,后手臂尽量旋内。

【练功要领】 两腿前弓后箭,前肘微屈,似半弧形,高不过眉,肘不过膝,膝不过足,后肘微屈内旋。两肩松开蓄劲用力内收,做螺旋劲,即如绞绳状,双目注视外劳宫,上身微向前俯,重心下沉,口微开,舌舔上腭,鼻息调匀,少腹藏气含蓄,运气归纳丹田。

(6)出爪亮翅

【预备势】 同韦驮献杵。

【基本动作】

①两手握拳提至腰侧,拳心向上。

②两拳缓缓上提至胸变掌,拇指桡侧着力,掌心向上,向前推出,掌侧相距2寸,高与肩平,两手缓缓旋腕翻掌,拇指相接,四指并拢,肩、肘、腕、掌相平。两手十指用力外分,使劲贯于指端,两目平视,头如顶物。

③十指用力上翘外分,肘直腕曲,两目视指端,挺胸,足踏实,膝含蓄,气欲沉,握拳7次。

④用力收回,恢复预备姿势。

【动作要求】

①松肩、直腰,勿屈膝挺腹,两手与肩同高等宽。

②足跟起落须与上肢动作同步进行,足跟提起7~10cm。

③手臂前推,进度缓慢,十指尽量用力分开,不可松劲。

【练功要领】 握拳护腰,伸掌向前,拇指桡侧着力,开始时轻如推窗,继而推到极点则重如排山倒海,这时要挺胸拔背,两目睁开,不许眨眼,集中心念于两掌中,如观明月。练习日久,会感觉有月在前,不可追求。握拳7次,用力收回。收拳时要吸气,推掌要呼气,犹如海水还潮,落汐归海。

(7)九鬼拔马刀

【预备势】 同韦驮献杵。

【基本动作】

①右手上举过头,掌心朝天,肘关节伸直,指端向左,继之下按,指端向前,头略向前俯。

②左手旋臂向后背下按,掌心朝前,指端向右。

③颈部用力上抬,使头后仰,右手掌用力下按,肘弯尽力,二力抗争,两目向左平视,背后五指欲紧按。

④结束时,深呼吸,随呼收回。左右交换,要求相同。

【动作要求】

①身直气静,两膝勿屈,两脚呈内八字形。

②置于胸前手腕与肩同高,指端伸直上竖;后勾手,松肩,直肘,屈腕,钩尖向上,臂后伸达 30°。

③手项相争,同时用力,动作协调,屈颈仰项,勿弯胸腰部。

【练功要领】 上举下按,肘部欲直,上举之掌,指端向对侧,旋腕翻掌,抱颈用力下按,头后抬用力与之抗争,目须平视对侧,下按之掌,指端向前,掌心朝下。始终气沉丹田,不可升降,自然呼吸,使颈、胸、肩放松,气机平静,意念集中后背。

(8)三盘落地

【预备势】 同韦驮献杵。

【基本动作】

①左足向左横开一步,较肩为宽,足尖微向内收。屈膝下蹲,两手叉腰。

②两掌心朝上如托物,沿胸徐徐上托与肩平,高不过眉,两手相距 1 尺左右。

③两掌翻转,掌心朝下,慢慢下压,五指自然分开,虎口朝内,如握物状,悬于膝上或虚掌置于膝盖,上身稍向前俯。

④上身正直,前胸微收,后背如弓,两肩松开,两肘内裹,两目直视,收腹提肛。

⑤结束时,深呼吸,随呼气恢复预备姿势。

【动作要求】

①两脚距离约三个足长度。

②沉肩、松肘,上肢运动要缓慢、柔和,变换动作要自然。

③两腿屈膝屈髋达 45°以下,挺胸直腰,重心尽量向后坐,膝不得超过足尖。

④上托两掌,高不过眉,两掌距离不大于两肩之宽,掌心摊平,拇指与四指分开。

⑤两掌下按,两肘微屈呈弧圆形。

⑥凝神调息,气沉丹田勿屏气。

【练功要领】 三盘是指两手、两膝、两足之间犹有三盘。练功时协同用力,勿使三盘坠地。前胸微挺,后背如弓,两肘略内旋,头如顶物,两目直视,舌舔上腭,口微开,鼻息调匀,提肛,重心放在两足,尽量屈膝90°,不过足尖,意守丹田。

（9）青龙探爪

【预备势】 左脚向左平跨一步,与肩等宽,两手成仰拳护腰。头正身直,头端平,目前视。

【基本动作】

①左上肢仰掌向右前上方伸探,掌高过顶,随势身略向右转侧,面向右前方,松肩直肘,腕勿屈曲,右拳仍仰拳护腰。目视左掌,两足踏实勿移。

②左手大拇指向掌心屈曲,目视拇指。

③左臂内旋,掌心向下,俯身探腰,随势推掌至地。膝直,足跟勿离地,仰首,目前视。

④左掌离地,围左膝上收至腰,呈仰拳护腰。左右交换,要求相同。

【动作要求】

①两足平行之间距离与肩等宽。

②含胸拔背,虚领顶劲。

③仰掌时掌心摊平,掌心朝天,目视掌心。

④身转约45°,两足跟勿离地。

⑤弯腰下按,掌根着地,勿屈膝,抬头,目前视。

【练功要领】 两手握拳在腰侧,左从右出拳化掌,目注掌平勿过眉,拇指内屈四指并。肩松肘直气实掌,俯身探腰推及地,围收过膝足勿移,左右轮换要求同。须意守丹田,神贯拇指。

（10）卧虎扑食

【预备势】 同韦驮献杵。

【基本动作】

①左足向左跨出一大步,右足稍向左偏斜,成左弓步。

②两手向前,五指着地,掌心悬空,后足跟略微提起,头向上抬。

③前足收回,足背放于后足跟之上,胸腹微收,抬头。

④全身后收,臀部突起,两肘挺直,头仰起,向前运行,约离地2寸。此时两肘弯曲,右足尖着地,全身向前,然后臀部突出,成波浪形往返动作,势如卧虎扑食。

⑤结束时,随呼吸徐徐起立。左右交换,要求相同。

【动作要求】

①仆步势,前足尖内扣,足底勿离地,前膝不可屈,挺胸直腰。

②十指须用力撑开,缓缓由耳旁推出。

③放于足两侧之掌或指的距离约与肩宽。

④屈膝屈髋弯腰时,臀部须紧靠足跟。

⑤上身前俯时,腰臀部随头胸部塌下,膝髋伸直勿靠地。

⑥掌与指撑起时,肘须伸直,仰首挺胸。

⑦全身向后收回时吸气,前探时呼气,往返动作,切勿屏气,应量力而行,力求平衡。

⑧初练时可手掌及五指着地,后逐减至三指(拇、示、中指)、二指(拇、示指)、一指(拇指)着地,次数量力而行。

【练功要领】　头向上抬,不可过高或过低,两目注视前方,两肘和两膝伸直时不能硬挺,切忌用力过猛,应蓄力待发,吸气时全身向后收缩,臀部突出,胸腹内收,呼气时将身向前推送,力求平衡,往返动作,切勿屏气,量力而行,紧吸慢呼。

（11）打躬势

【预备势】　同韦驮献杵。

【基本动作】

①左足向左横开一步,足尖内扣,与肩等宽。两手仰掌徐徐向左右而上,成左右平举势。头如顶物,目向前视,松肩直肘,腕勿屈曲,立身正直,腕、肘、肩相平。

②屈肘,十指交叉相握,掌心抱持后脑。勿挺腹凸臀。

③屈膝下蹲呈马步。

④直膝弯腰俯身,两手用力使头尽向胯下,两膝不得屈曲,足跟勿离地。与此同时鸣天鼓左右各 24 次。

⑤结束时,直腰松手,两手随呼吸恢复预备姿势。

【动作要求】

①两足之距离为三足之长。

②上身正直,勿挺腹凸臀。

③前俯弯腰,两膝不得屈曲,足跟勿离地,弯腰低头达胯下。

【练功要领】　两手抱头,十指相握,力与项争,足勿移动,两膝勿屈,两腿下蹲,上身欲挺,打躬前俯,使头向胯,两膝勿挺,力在肘弯,舌舔上腭,不可屏气。

（12）掉尾势(工尾势)

【预备势】　同韦驮献杵。

【基本动作】

①两手仰掌由胸前徐徐上举过顶,双目视掌,随掌上举而渐移,身立正直。

②十指交叉相握,旋腕反掌上托,掌心朝天,两肘欲直,目向前平视。

③仰身,腰向后弯,上肢随之而往,目上视。

④俯身向前,推掌至地,仰首瞪目,膝直,足跟勿离地。

⑤结束时,随呼吸徐徐恢复预备姿势。

【动作要求】

①直立时,上身保持正直,勿挺胸凸腹。

②腰后伸不得小于30°,膝伸直勿弯曲。

③弯腰时,上肢勿弯,至地,膝不得屈,足跟踏实。意念集中在掌心。

④呼吸采用自然呼吸法。意念集中,呼吸放松后,才能由动入静。

【练功要领】 十指交叉相握,上举肘须直,身向前俯,掌须直推至地,以膝直、肘直为要,仰首,瞪目。

三、少林内功

少林内功是推拿练功的主要功法之一,又是内功推拿的重要组成部分,原为武林强身的基本功,经历代辗转相传,已形成一种自我锻炼配合整体推拿治疗的独特方法。从性质上看,少林内功属外功,其运动量较大,增劲效果明显,强身健体作用较强,特别适合增强推拿医师的体力和体质,是临床推拿医师的基本功。

少林内功的锻炼方法有别于其他功法,它不太强调吐纳与意守,而讲究蓄劲于指端,以力贯气,即所谓的"练气不见气,以力带气,气贯四肢"。因此,在锻炼时很强调下实上虚,着重锻炼两下肢的"霸力"和上肢的灵活性,要求上身正直,含胸拔背,下肢挺直,脚尖内扣,足跟踏实,五趾抓地,同时两股用力内收,站如松树,稳而牢固。上肢在进行各种姿势锻炼时,要求凝劲于肩、肘、腕、指。在呼吸配合上要求使气下沉,呼吸自然,与上肢动作相协调,达到"外紧内松"的境地。这使我们在锻炼时能力达四肢腰背,气随力行,注于经脉,使气血循行畅通,濡养四肢百骸和五脏六腑,以达到扶正健体、祛除病邪的目的。

少林内功的内容主要分三部分,即基本裆势、上肢姿势锻炼法和双人锻炼法。少林内功各裆势和上肢姿势可单练,也可成套连续练,体质差者或初练者可先单练,练至体力增强或动作熟练后再成套锻炼。单练时每个动作应重复5~10次,成套锻炼时每个动作应重复3~5次。各人可根据具体情况,适量锻炼。锻炼时呼吸要自然,不可屏气。

1. 基本要求

少林内功锻炼讲求以力贯气,所谓"练气不见气,以力带气,气贯四肢",要求运用"霸力",即肌肉静力性收缩,下肢挺直,两股用力内夹,足跟踏实,五趾抓地,脚尖内扣;上肢要求凝劲于肩、臂、肘、腕、指,四指并拢,拇指分开,呈八字掌;躯干挺拔,挺胸收腹,下颌内含;呼吸自然,不能屏气,气往下沉,外紧内松,刚中有柔,刚柔相济。动作协调,力达四肢腰背,气随力行,注于经脉,使气血畅通,荣灌四肢九窍、五脏六腑,阴阳平复,而达扶正祛邪之目的。一般先练裆势,待达到要求后,再结合上肢动作进行练习。训练量由弱渐强,循序渐进,坚持不懈,才可取得较好的练功效果。

2. 基本裆势

（1）站裆势

【基本动作】

①并步站立,左脚向左横跨一步,稍宽于肩,足尖略收呈内八字,五趾着地,运用霸力,劲由上贯下注于足。

②前胸微挺,后臀内蓄,两手后伸,挺肘伸腕,肩腋勿松,四指并拢,拇指外分,两目平视,勿左顾右盼,精神贯注,呼吸随意。

【动作要求】

①头顶平,目前视,勿左右顾盼。

②两下肢膝关节伸直,不可屈曲。

③两手虎口叉腰时,四指在前,拇指在后,两肩尽量向内夹紧。

④两手后伸达 30°以上,勿屈肘。

⑤腕关节尽量背伸。

⑥两手臂旋内,四指指尖朝下。

⑦站裆势锻炼要诀:三直四平,精神贯注,呼吸随意。

【练功要领】 做到三直四平。即保持臂、腰、腿用力伸直;头、肩、掌、脚尽量水平,两脚内扣,运用霸力。夹肩、挺肘、伸腕、翻掌、立指。挺胸收腹,舌舔上腭,呼吸自然,两目平视。

（2）马裆势

【基本动作】

①并步站立,左脚向左平开一步,屈膝下蹲,足踵距离较肩为宽,两膝和脚尖微向内扣,两脚跟微向外蹬,呈内八字形。

②两手后伸,肘直腕伸,拇指分开,四指并拢,或两手平放两胯处,虎口朝内。挺胸收腹,微微前倾,重心放在两腿之间,头如顶物,目须平视,呼吸随意。

【动作要求】

①马裆势屈膝屈髋下蹲的角度为45°以下。

②两足尖稍内扣或平行,不得外撇。

③头顶平,两目平视,挺胸直腰,上身勿前倾。

④呼吸自然随意,锻炼时重心放在腰部,使气下沉于丹田。

【练功要领】 沉腰屈膝,挺胸收腹,两目平视,呼吸自然。

（3）弓箭裆势

【基本动作】

①并步站立,身向右旋,右足向右前方跨出一大步,距离可根据自己身体高矮调整;在前之右腿屈膝半蹲,膝与足垂直,足尖微向内扣;在后之左腿膝部挺直,足略向外撇,脚跟着地,成前弓后箭之势。

②上身略向前俯,重心下沉,臀部微收,两臂后伸,挺肘伸腕,掌根蓄劲或两手叉腰,虎口朝内,蓄势待发。

【动作要求】

①上身正直,直腰塌臀。

②全神贯注,虚领顶劲,呼吸随意。

③前腿屈膝屈髋45°以下,小腿垂直地面,膝尖不超过足尖。

④后腿膝关节伸直勿屈曲。

⑤反手叉腰,两手后撑,腕关节背屈。

【练功要领】 前弓后箭,用劲后沉,挺胸收腹,呼吸随意,虚灵顶劲,全神贯注。

(4)磨裆势

【基本动作】

①右弓步,上身略向前俯,重心下沉,臀部微收,两手仰掌护腰。

②左手化俯掌屈肘向右上方推出,掌根及臂外侧运动徐徐向左方磨转,随之向左旋转,右弓步演变成左弓步,左手变仰掌护腰。

③右手化俯掌屈肘向左上方推出,掌根及臂外侧运动徐徐向右方磨转,随之向右旋转,左弓步演变成右弓步,右手变仰掌护腰。

【动作要求】

①推掌时宜屈肘。

②两掌于胸前交会、收发。

③磨转时须掌根及臂外侧运动。

④往返动作须徐徐运劲进行。

【练功要领】 前弓后箭,重心下沉,上肢蓄力,磨转时以腰为轴。

(5)亮裆势

【基本动作】

①弓箭步,两手自腰间向前上方推出亮掌,指端相对,掌心朝上,目注掌背,上身略前俯,重心下沉。

②换步时向后转,两掌收回由腰部向后,左右交替练习。

【动作要求】

①两手上举掌须高过头。

②上身前倾,使背与下肢成一线。

③转身与变换动作自然协调。

【练功要领】 蓄力上举亮掌,目注掌背,换步后转时,两掌收回后伸。

(6)并裆势

【基本动作】

①并步站立,两足跟微微向外蹬,足尖并拢,五趾着地,用力宜匀。

②两手挺肘伸腕,微向后伸,掌心朝下,四指并拢,拇指外分,目须平视。

【动作要求】

①挺胸收腹,上身正直,下颌微内收,两目平视,呼吸平稳,全神贯注。

②两足跟尽量外展,两足尖之间的夹角不得小于90°。

③两下肢用劲内夹,膝关节不得屈曲。

④两肩胛向背柱靠拢,两臂尽量后伸,不得低于30°。

【练功要领】 同站裆势。

(7)大裆势

【基本动作】

①并步站立,左足向左横开一大步,膝直足实,呈内八字。

②两手后伸,肘直腕伸,四指并拢,拇指分开,虎口相对,呈八字掌。

【动作要求】

①挺胸直腰,头顶平,目须前视。

②两膝伸直勿屈曲。

③两下肢外展之足跟的距离不小于本人5~6个足的长度。

④两足尖不得外撇。

【练功要领】 同站裆势。

(8)悬裆势

【基本动作】

①并步站立,左足向左横开一大步。

②两手后伸,肘直腕伸,四指并拢,与马裆势相同,故又称大马裆。

【动作要求】

①上身挺胸直腰,收腹,微微前倾,重心放在两腿之间,使气下沉,呼吸随意。

②屈髋屈膝须在45°以下,以致使大腿平行于地面。

③下蹲时两膝尖不得超过足尖。

④两脚之间距离是本人5~6个足的长度。

【练功要领】 同马裆势。

(9)低裆势

【基本动作】

①并步站立,足尖靠拢,五趾着地,足跟外蹬,略呈内八字形。

②屈膝下蹲,上身下沉,臀部后坐不可着地,故有蹲裆之称,同时两手握拳前上举,肘要微屈,掌心相对,目须平视。

【动作要求】

①上身正直,头顶平,目须平视。

②下坐时,臀部紧贴足后跟,不可着地。

③两足踏实,足跟不可提起。

④两手前举过头,手臂尽量上举。

【练功要领】 屈膝下蹲,上身下沉,臀不着地,握拳上举,拳心相对,两肘微屈。

(10)坐裆势

【基本动作】

①两脚交叉,盘膝而坐,脚外侧着地,上身微向前俯,故称之为坐盘功架。

②两手掌心朝下,腕背伸,使身体平衡,两目平视。

【动作要求】

①上身微前俯,保持身体平衡。

②头顶平,两目平视,全神贯注。

【练功要领】盘膝而坐,脚外侧着地,上身微前俯。

3. 基本动作

(1)前推八匹马

【基本动作】

①取站裆或指定裆势。屈肘,直掌于两胁。

②两掌心相对,拇指伸直,四指并拢,蓄劲于肩臂指端,两臂徐徐运力前推,以肩与掌成直线为度。胸须微挺,臂略收,头勿顾盼,两目平视,自然呼吸。

③手臂运动,拇指上翘,指端力求与手臂成直线,慢慢屈肘,收于两胁。

④由直掌化俯掌下按,两臂后伸,恢复原裆势。

【动作要求】

①胸须微挺,头勿顾盼,两目平视,呼吸随意。

②以气催力,运劲于臂,贯于掌达于指,所谓"蓄劲于腰,发力于指"。

【练功要领】 指臂蓄力,立指运气慢推,两目平视,呼吸自然。

(2)倒拉九头牛

【基本动作】

①取站裆或指定裆势。屈肘,直掌于两胁。

②两掌沿两胁前推,边推边将前臂渐渐内旋,手臂完全伸直时,虎口朝下。四

指并拢,拇指用力外分,腕、肘伸直,力求与肩平。

③五指向内屈收,由掌化拳如握物状,劲注拳心,旋腕,拳眼朝上,紧紧内收。化直掌于两胁,身微前倾,臀部微收。

④由直掌化俯掌下按,两臂后伸,恢复原裆势。

【动作要求】

①思想集中,全神贯注,以意引气,使气随意。

②前推时,肘、腕伸直,勿抬肩,力求手与肩平。

③边推边将前臂旋内,边收边将前臂旋外,动作要协调。

④两臂后拉时两拳须尽量握紧,不可松劲。

【练功要领】 直掌旋推,劲注拳心,肘腕伸直,力求肩平,紧紧后拉,呼吸自然。

(3)单掌拉金环

【基本动作】

①取站裆或指定裆势。屈肘,直掌于两胁。

②右手前推,边推边将前臂内旋,虎口朝下,掌心朝外,四指并拢,拇指外分,臂欲蓄劲,掌侧着力,肘腕伸直,松肩,身体正直,两目平视,呼吸随意。

③五指内收握拳,使劲注掌心,旋腕,拳眼朝上,紧紧内收,化直掌护肋。左右手交替练习。由直掌化俯掌下按,两臂后伸,恢复原裆势。

【动作要求】

①身体勿随意偏斜。

②头勿顾盼,两目平视。

③呼吸随意。

④臂欲蓄劲,掌侧着力。

(5)肘腕指伸直勿抬肩,力求手与肩平。

【练功要领】 同倒拉九头牛。

(4)仙人指路

【基本动作】

①取并裆势或指定裆势。屈肘,仰掌于腰部。

②右仰掌上提至胸前立掌而出,四指并拢,拇指伸直,手心内凹呈瓦楞掌,肘臂运动,掌劲立向前推出,力要均匀。

③推直后屈腕握拳,蓄劲内收,边收边外旋前臂,仰掌于腰部,左右掌交替练习。

④由仰掌化俯掌下按,两臂后伸,恢复原裆势。

【动作要求】

①右仰掌上提至胸立掌而出,手心内凹成瓦楞掌,肘臂运劲立掌着力推出,力

欲均匀。

②立掌推足后旋腕握拳,蓄劲而吸,左掌动作与右掌相同。

【练功要领】 仰掌上提,立掌胸前,手心内凹,如同瓦楞,臂指运动,用力前推,旋腕握拳后拉。

(5)凤凰展翅

【基本动作】

①取弓箭裆或指定裆势。屈肘,两手徐徐提至胸前呈立掌交叉。

②立掌化为俯掌,缓缓用力向左右外分,两臂尽力伸直,形如展翅,四指并拢,拇指外分,指欲上翘,头如顶物,两目平视,上身微倾,切勿抬肩,呼吸随意。

③旋掌,屈肘内收,两侧蓄劲着力,徐徐收回,使掌心逐渐相对,处于胸前交叉立掌。

④掌化俯掌下按,两臂后伸,恢复原裆势。

【动作要求】

①上身正直,头如顶物,两目平视。

②切勿抬肩,呼吸随意。

③两臂沉静地运气发劲,所谓"蓄劲如开弓,发劲如发箭",使气随意,以气发劲,劲出于指。

【练功要领】立掌交叉,用力外展,劲如开弓,肩肘腕平,蓄劲内收。

(6)风摆荷叶

【基本动作】

①取站裆或指定的裆势。屈肘,仰掌于腰部。

②屈肘,掌心向上,四指并拢,拇指伸直,向前上方推出,至胸部左掌在右掌上相叠,运劲向前推足,然后缓缓向左右外分,肩肘掌平,呈直线形,拇指外侧着力含蓄,使两手平托成水平线,头如顶物,目欲平视,呼吸自然。

③仰掌慢慢合拢,右下左上,交叉相叠,再收于腰部。

④仰掌化俯掌下按,两臂后伸,恢复原裆势。

【动作要求】

①上身正直,头如顶物,目欲平视,呼吸随意。

②肩、肘、掌须平呈直线形。

③两臂由内走外、由外入内时,两肘欲直,前臂欲旋外,掌平。

【练功要领】 仰掌交叉前推,外旋挺肘拉开,肩肘腕掌平齐。

(7)两手托天

【基本动作】

①取悬裆或指定裆势。屈肘,仰掌于腰部。

②两掌上托,掌心朝天,缓缓上举。指端着力,肩松肘直,两目平视,头如顶物。

③掌根外旋,四指并拢,分向左右,蓄力徐徐而下至胸部,旋腕变仰掌收回护腰。

④由仰掌化俯掌下按,两臂后伸,恢复原裆势。

【动作要求】

①前推、收回运动,四指伸直并拢,掌心摊平,手臂旋外。

②两掌之间距离与肩同。

③来回运动须直线进行。

【练功要领】 仰掌上托,掌心朝天,指端运劲,松肩挺肘,两目平视。

（8）霸王举鼎

【基本动作】

①取弓箭裆势或指定裆势。屈肘,仰掌于腰部。

②仰掌缓缓上托,掌心朝天,过于肩部,掌根外展,指端由左右向内旋转,虎口相对,犹托重物,徐徐上举,肘部要挺,指端相对,四指并拢,拇指外分,两目平视,呼吸自然。

③旋腕翻掌,指端朝上,掌侧相对,拇指外分,蓄力而下,渐渐收回腰部。

④仰掌化俯掌下按,两臂后伸,恢复原裆势。

【动作要求】

①上身正直,勿倾斜,两目平视,头勿盼顾。

②上举时,两膝勿放松,劲欲含蓄。

③上举,收回动作缓慢,劲勿松。

【练功要领】 仰掌上托,过肩旋腕翻掌,指端相对,挺肘上举,回收旋腕翻掌直下,指端朝上,掌侧相对。

（9）平手托塔

【基本动作】

①取大裆或指定裆势。屈肘,仰掌于胁部。

②两掌慢慢向前运劲推出,边推拇指边向左右外侧倾斜,保持掌平,犹如托物在手,推至手与肩平。

③拇指运劲向左右外侧倾斜,四指着力,屈肘缓缓蓄劲收回于两胁。

④由仰掌化俯掌下按,两臂后伸,恢复原裆势。

【动作要求】

①前推、收回运动,四指伸直并拢,掌心摊平,手臂旋外。

②两掌之间距离与肩同。

③来回运动须直线进行。

【练功要领】　仰掌运劲前推,大指外下倾斜,肘直掌平托物。

(10)顺水推舟

【基本动作】

①取马裆或指定裆势。屈肘,直掌于两胁。

②两直掌运动徐徐向前推出,边推边掌根外展,虎口朝下,四指并拢,拇指外分,由外向内旋转,指尖相对,肘欲伸直,腕欲屈曲,似环之形,头勿低,身勿倾,力求掌肘肩平。

③五指慢慢向左右外旋,恢复直掌,四指并拢,拇指运劲后翘,指端着力,屈肘蓄力而收,置于两胁。

④由直掌化俯掌下按,两臂后伸,恢复原裆势。

【动作要求】

①头勿低,身勿倾。

②力求掌侧,肘直与肩平。

③腕要尽量背曲。

④两肩下沉,勿屏气。

【练功要领】　直掌运劲慢推时,旋腕指尖相对,挺肘形似推舟。

(11)运掌合瓦

【基本动作】

①站好大裆或指定裆势,两手屈肘仰掌于腰部,待势。

②右手由仰掌化俯掌,运劲于臂贯指向前推足,指端朝前,掌心向下,右仰掌收回胁部,然后左仰掌收回于腰。

③右手旋腕变仰掌徐徐收回,待近胸时左仰掌即变俯掌在右仰掌上交叉,掌心相合。慢慢向前推出,掌心向下,右仰掌收回胁部,然后左仰掌收回于腰。

④将腰之仰掌化俯掌下按,两臂后伸,回于站裆或指定裆势。

【动作要求】

①肩欲松开,下沉,腰欲伸直。

②两掌与胸中交会,掌心相合,用劲勿松。

【练功要领】　运掌合瓦是少林内功功法中左右手交替运劲锻炼之势。

(12)单凤朝阳

【基本动作】

①取并裆或指定裆势。屈肘,仰掌于腰部。

②左仰掌旋腕变俯掌。屈肘由胸之左上方运力外展,再缓缓运向右下方,屈肘运动上抄做半圆形,收回护腰。

③右手动作与左手相同,唯方向相反。

④由仰掌化俯掌下按,两臂后伸,恢复原裆势。

【动作要求】

①上身正直,挺胸直腰,勿抬肩。

②运劲外展动作缓慢,勿快勿松劲。

【练功要领】 旋腕化掌,蓄力外展,缓缓下运,形似半圆。

(13)海底捞月

【基本动作】

①取大裆或指定裆势。屈肘,仰掌于腰部。

②两手仰掌上提,经胸徐徐高举,并向左右分推,旋腕翻掌,掌心朝下,同时腰向前俯,腿不可屈,脚用霸力,两掌由上而下逐渐相拢,掌心向上似抱物,蓄劲待发。

③两臂运劲,掌心指端着力,慢慢抄起,用抱力缓缓提到胸部或仰掌护腰,上身随势而直,目须平视。

④由仰掌化俯掌下按,两臂后伸,恢复原裆势。

【动作要求】

①上肢运劲时,两下肢不可弯曲,脚须用霸力。

②上身正直,勿挺腹凸臀。

③上举运动与伸屈腰部运动配合宜协调。

【练功要领】 仰掌上提,胸上高举,左右分推,旋腕翻掌,腰俯腿直,掌心向上,似如抱月,两臂运劲,指端着力,慢慢抄起。

(14)顶天抱地

【基本动作】

①取大裆或指定裆势。屈肘,仰掌于腰部。

②仰掌上托,过于肩部,旋腕翻掌,掌根外展,指端内旋相对,徐徐上举;待推足后,旋腕翻掌,慢慢向左右外分下抄,同时身向前俯,两掌逐渐合拢,拇指外分,两掌相叠,右掌在上,掌背尽量靠底待发。

③两掌如托重物缓缓提到胸部,成仰掌护腰,上身随势伸直,目须平视。

④两仰掌化俯掌下按,两臂后伸,恢复原裆势。

【动作要求】

①上举四指并拢,拇指外分,蓄劲指端。

②弯腰掌背尽量靠地,蓄劲待发。

③上肢运动与弯腰动作的配合要协调自然。

④下肢挺直勿屈膝。

【练功要领】 仰掌上托,过肩旋腕翻掌,掌心朝上,指端相对,两手翻掌外分下抄,身向前俯,两掌合拢相叠,如抱物上提。

（15）怀中抱月

【基本动作】

①取悬裆或指定裆势。屈肘，仰掌于腰部。

②两仰掌由腰部上提，化立掌在上胸交叉，缓缓向左右外分，肘欲直，指端朝向左右，掌心朝前与肩平。

③两指端向下，掌心朝内，慢慢蓄劲，上身略前倾，两手势如抱物，由上而下，再由下而上徐徐抄起，仍直掌回收，交叉于胸前。

④立掌化俯掌下按，两臂后伸，恢复原裆势。

【动作要求】

①上身须正直，松肩，使气下沉，呼吸随意。

②上臂运动须缓慢，用劲勿松。

【练功要领】 仰掌上提，立掌交叉，左右外分，掌心朝前，腕肘肩平，指端向下，掌心朝内，上身略向前倾，呼吸自然。

（16）力劈华山

【基本动作】

①取弓箭裆或指定裆势。屈肘，在胸部成立掌交叉。

②两立掌缓缓向左右分推，两肩松开，肘部微曲，四指并拢，拇指后翘，掌心向前，力求成水平线。

③两臂同时用力下劈，连续三次，头勿转侧摇动，两目平视，待劈完最后一次，仰掌护腰。

④由仰掌化俯掌下按，两臂后伸，恢复原裆势。

【动作要求】

①上身正直，头勿转侧俯仰摇动，两目要平视。

②下劈时，两臂蓄力，四指并拢，指骨间关节伸直，连续用力劈3次。

【练功要领】 立掌交叉，左右分推，用力下劈，两目平视。

（17）三起三落

【基本动作】

①取并裆或指定的裆势屈肘，直掌于两胁。

②两膝屈曲下蹲，同时两手前推，掌心相对，四指并拢，拇指运劲后伸。保持原势要求，头勿随势俯仰摇动，两目平视。

③两掌用劲后收，同时慢慢起立，待立直时两掌正好收至两胁，往返三次，须用劲均匀。

④由直掌化俯掌下按，两臂后伸，恢复原裆势。

【动作要求】

①上身正直,头勿随势俯仰摇动,两目平视。

②上肢运劲与下肢伸屈运动要配合自然、协调。

③往返动作须缓慢均匀。

【练功要领】 指臂蓄力,前推下蹲,用劲后收,随之立起。

(18)乌龙钻洞

【基本动作】

①取大弓箭裆。屈肘,直掌于两肋。

②两直掌并行,掌心相对,徐徐前推,边推掌心边向下逐渐化成俯掌,指端向前,上身随势前俯。两足内扣。

③推足后旋腕,蓄力而收,边收掌心边慢慢朝上,由俯掌化仰掌护腰。

④由仰掌化俯掌下按,两臂后伸,恢复原裆势。

【动作要求】

①大弓箭裆膝前屈,大腿平行于地面。

②下部两足尖内扣,霸力而蓄。

③上肢运劲与腰部运动要配合协调。

【练功要领】 直掌渐化俯掌前推,上身随势前俯,推足渐化仰掌,蓄力而收。

(19)饿虎扑食

【基本动作】

①取大弓箭裆,两手仰掌护腰。

②两仰掌化直掌前推,同时两前臂内旋,两腕背伸,虎口朝下,腰随势前俯,前腿得势后腿使劲勿松。

③五指内收握拳,旋腕,拳眼朝天,屈肘紧收,成仰掌护腰。

④由仰掌化俯掌下按,两臂后伸,恢复原裆势。

【动作要求】

①上身正直,塌腰前膝屈曲在45°以下,后膝伸直勿屈。

②边推边旋和上身前倾动作要配合自然、协调。

③两拳紧紧相握,勿松劲。

④边收边旋边直腰,动作要自然协调。

【练功要领】 仰掌旋推,腰向前俯,劲注拳心。

4. 双人锻炼法

(1)推把上桥

推把上桥是少林内功功法中对推运劲双人锻炼之势。

【基本动作】

①甲乙双方同时左足向前一步成左弓右箭步,各自两手屈肘成直掌,待势。

②甲方取主动,两臂运劲前推,四指并拢,拇指上翘,掌心相对,乙方两手亦主动去按甲方两手,以两拇指在甲方虎口向内扣,示指按于腕之桡侧,余指由尺侧下内屈,虎口相咬,蓄劲待发。

③甲方(可"嗨"一声)两臂运劲,用力前推,乙方亦蓄劲用力前推,各不相让,争推时间应量力而行,甲乙双方的上身略前俯,下部姿势均须踏实。

④由乙方逐渐蓄劲,让势,甲占优势,两臂运劲前推。

⑤推足时甲方即主动(可"嗨"一声)由前推变为用力后拉,乙方即用拇指、示指和其他三指用力紧握,由前推变为后拉,不让甲方收回,争拉时间酌情而定。

⑥再由乙方逐渐蓄劲让势,使甲方占优势收回;乙方同时随势向前。

⑦待甲方两手屈肘收回,乙方即主动(可"嗨"一声)五指用力内扣回收,甲方即用力向后争拉,争拉时间酌情而定。

⑧甲方逐渐蓄劲让势,由乙方占优势后拉。

(2)双龙搅水

双龙搅水是少林内功功法中环转运劲双人锻炼之势。

【基本动作】

①甲乙双方左(右)脚同时向前方跨出一步成左(右)弓步,两足相距约66cm,左(右)肩与肩相对。双方下部的姿势呈菱形。

②甲乙双方左(右)手握拳,拳面朝下,两臂靠拢,脉门相对,臂欲伸直,少可弯曲。甲乙双方右手各自撑腰,目均前视,待势。

③甲方(或乙方)采取主动,以左手腕向上搅起(可"嗨"一声),乙方握紧拳用力向下按,下按的重心力点在两腕,各不相让,上身姿势要求勿变,下部应保持原状。

④乙方逐渐让势,臂仍欲蓄劲相搅,由甲方先胜(切勿猛让),甲方占优势向上,动成车轮形。待两拳均已上举,甲方的脉门转为腕背交叉与乙方腕搅向下压,复成脉门相对势。

⑤乙方(或甲方)采取主动(亦可"嗨"一声)向上搅,甲方动作同于基本动作3的乙方动作。

⑥甲方逐渐让势,臂仍欲蓄劲相搅(切勿猛让),由乙方获胜,乙方动作同于基本动作(4)的甲方动作。

⑦甲乙双方动作同基本动作3。

⑧甲乙双方动作同基本动作4。

（3）双虎夺食

双虎夺食是少林内功功法中对拉运劲双人锻炼之势。

【基本动作】

①甲乙双方左足同时向前半蹲，右腿后伸成左弓右箭步。双方左脚交叉，脚凹相对，相距约 10cm。

②甲方右手（掌心向下）四指相握，乙方右手（掌心相上）四指内扣，双方拇指均向内屈收，各自左手叉腰，虎口朝上。

③甲方取主动向内拉（即向后拉，可"嗨"一声）力，前腿勿跪，后腿劲欲蹬足。乙方以全力相争（向后拉），互相争拉不可松，下部姿势勿移，重心踏平，用力均匀，争夺时间量力而行。

④乙方逐渐让势，四指仍向内扣紧，由甲方取胜。甲方占优势身向后迎，下部姿势由弓步变伏虎势左腿由屈变直，右腿由直变屈，力在后腿，乙方上身略前俯，下部姿势含蓄勿移。

⑤乙方采取主动（可"嗨"一声），前腿运力，上身蓄劲，四指用力内扣向后争拉，甲方即用力向后争夺，时间酌情而定。

⑥甲方逐渐让势，四指仍欲运劲内扣，上身略前些，下部由伏虎势变为弓步，乙方上身略后仰，下部由弓步变为伏虎势。

⑦甲乙双方动作同基本动作 3。

⑧甲乙双方动作同基本动作 4。

（4）箭腿压法

箭腿压法是少林内功功法中对压腿双人锻炼之势。

【基本动作】

①甲乙双方同时左足向前一步半蹲，后腿伸直成左弓右箭步，双方左腿交叉，脚凹相对又相靠。

②甲乙双方各自两手撑腰待势。

③甲方采取主动先以左腿外侧下压，乙方亦以左腿外侧蓄力相抵（勿使胫骨相碰）。

④乙方逐渐让势由甲方先压，使左腿由屈变直，右腿由直变屈，成伏虎势。甲方左腿前冲逐渐压下，身略前俯，右腿要蓄劲。

⑤乙方采取主动，运全力在左腿外侧，向上相抵，甲方亦以全力控制上压之力。

⑥由甲方逐渐蓄劲让势将左弓裆势变为伏虎势，乙方占优势由伏虎势转为左弓裆势，向下慢压。

⑦甲方复取主动，仍用全力于左腿外侧，着力下压。乙方动作同于基本动作 3。

⑧甲乙双方动作同基本动作4。

（5）八走势

八走势是少林内功功法中对靠双人锻炼之法。

【基本动作】

①甲乙双方同时先提右足作箭步，即提左腿向左方成左弓右箭步，同时两右手臂向上提，由右后方向左，握拳轻击脉门与手臂，两左手臂同时随势撑腰。

②两手同时转身箭步换势，向左转侧，右腿上步成右腿左箭步，上部右手握拳，轻击脉门与手臂，基本动作与1相同。

③双方同时右箭步上势，即左腿向左方成左弓右箭步，各将胸脯挺起前冲，轻撞左侧，同时两手臂握拳后伸，肘欲直，胸欲挺。

④双方同时先提左腿前步，右腿上势成右弓左箭步，上部基本动作同3。

⑤双方同时先提右腿箭步，左腿上势，双方亦同时左手握拳上架，右手握拳后伸。两人胁背轻轻相碰。

⑥双方同时先提右腿箭步，右腿上势，并同右手握拳上架，左手握拳后伸，基本动作同5。

⑦双方同时先提右腿箭步，左腿上势成左弓箭步或半马，各以左臀部撞之，当撞上臀部的同时，双方击掌，各将右拳上架，左拳在下之左侧，犹如打虎势。然后即转身换右势，基本动作与左势相同。

⑧双方同时先提右腿箭步，左腿上势成左弓右箭步，各左手握拳上架，右手握拳护腰，两手臂相击之，即转身换右势，提右腿呈右弓步。各右手握拳上架基本动作与左势相同。然后各做箭步，恢复并步收势。

第六章　常见成人、小儿推拿保健法

推拿养生保健是指运用中医的传统推拿手法在人体一定部位或穴位上进行推拿或自我推拿操作,并结合调身、调息、调心,从而达到平衡阴阳,调节脏腑,疏通经络,调和气血,扶正祛邪,强身健体,延年益寿作用的一种养生保健方法。其法安全、舒适、简单易行,效果确凿,一般无副作用,自古以来,深受人们喜爱。

一、推拿保健的概述

中医历来重视养生之道和人体保健问题,并逐渐积累了较为系统的养生保健理论及丰富的经验。中医对于人体防治疾病的基本出发点,就是重视治"未病"。所谓治"未病"其意义有二,一是防病于未然,一是既病之后防其转变。前者是预防疾病的发生,其宗旨就是注意摄生;后者是生病后早诊断、早治疗,及时控制疾病的发展演变。强调摄生就是养生保健对疾病预防的重要意义。摄生的基本原则可概括为:(1)调摄精神形体,增强身体素质,提高防病能力;(2)采取不同养生方法适应四时变化,避免外邪侵袭。而推拿保健便是这个以预防为主,注重治"未病"思想的一个具体体现,推拿是人类最古老的一种疗法同时也是最早的养生保健方法。

二、推拿保健的作用机理

中医对推拿作用原理的认识

(1)疏经通络,调和气血。中医学认为,经络是人体内运行气血的通道,它内属脏腑,外络肢节,沟通内外,贯穿上下,将人体的五脏六腑、五官九窍、四肢百骸等各个组织器官联系成一个有机的整体。经络畅通,气血运行无阻,才能使人体各组织的气血正常濡养,以进行正常的生命活动,人体才能健康不生疾病。一旦经络不畅通,气血运行受阻,气血失调,就会产生种种疾病,如风、寒、暑、湿等六淫之邪侵袭机体时,邪气客阻经络,可干扰经络的正常活动,就会出现病理状态,发生肢体疼痛酸胀麻木,关节屈伸不利等种种症状。推拿,通过运用一定的手法刺激机体的一定部位或穴位,以改善经络的功能和调畅气血的运行,则可起到扶助正气、祛除邪气作用,达到治疗疾病的目的。

(2)推拿能平衡阴阳、调节脏腑功能。阴阳是中医八纲辨证的总纲。人体在健康情况下,阴阳处于相对平衡状态,即所谓的"阴平阳秘,精神乃治"。若阴阳失去相对平衡,人体就会发生疾病。外感六淫,内伤七情或扭、闪、跌、扑、堕、坠、损伤之后,人体阴阳平衡遭到破坏,就会导致"阴胜则阳病,阳胜则阴病"等病理变化,而出现"阳虚生外寒,阴虚生内热,阳盛生外热,阴盛生内寒"的症状。脏腑是生化气血之源,通调经络之本,是主持人体生命活动的主要器官。脏腑功能正常则经络之气旺盛,气机升降有序,气血周流不息。若脏腑功能失调,同样会发生疾病。推拿主要是通过运用适当的手法,刺激一定部位或腧穴,起到平衡阴阳,调节脏腑的作用,如:肝阳上亢引起的眩晕,用按揉太冲、行间、涌泉,点揉阴陵泉,推桥弓穴,达到滋阴平肝潜阳,使阴阳平衡,眩晕自止;肾阳虚出现的泄泻,可用擦督脉、肾俞、命门,同时按揉脾俞、足三里、天枢、神阙,达到温补肾阳止泻的作用。

(3)扶正祛邪、增强体质、防病保健。扶正,就是扶助机体的抗病能力。祛邪,就是祛除导致疾病的因素。中医学认为"正气存内,邪不可干""风雨寒热,不得虚邪,不能独伤人,猝然逢疾风暴雨而不病者,盖无虚,故邪不能独伤人"。人体正气旺盛,邪气就不能引起疾病,相反,如果正气不足,邪气就会乘虚而入,导致疾病发生。疾病出现以后,正气和邪气相互斗争,其斗争的过程,决定了疾病的趋向,若正气充足,正能胜邪,则邪退而病愈,正虚不能胜邪,则邪进而恶化。《内经》说:"按摩勿释着针勿斥,移气于不足,神气乃得复。"说明适当的推拿,可补虚泄实,得复精神。若经常推拿,又能灵活运用恰当手法和腧穴,就可起到扶正强体,防病保健作用。临床上常常看到这样的现象,病人通过一段时间的推拿后,面色由黄转为红润,食欲好转,体重增加,抗病能力明显提高,由于增强了体质,常患感冒的现象大大减少了。

(4)活血祛瘀,消肿止痛。气血是构成人体生命活动的基本物质,是五脏六腑、经络、四肢百骸,各组织器官进行生理活动的基础,气血周流全身川流不息,促进人体的生长发育和新陈代谢活动。若因跌打、闪挫、撞击损伤机体后,导致血离经脉,气滞血瘀,出现受损部位肿胀、疼痛等症状。在不同受损部位,采取合理手法和腧穴进行推拿治疗,则起到活血化瘀、消肿止痛的作用。如急性腰扭伤引起的腰部疼痛,可在腰背部使用摩法、揉法、推法、擦法,并按其经络循行路线和穴位功效,选取腰阳关、肾俞、委中等穴;再如膝关节外伤,主要用揉法和推法作用于损伤局部和周围,并选取阴市、膝阳关、足三里、阴陵泉、伏兔等穴祛瘀活血,消肿止痛。

(5)缓解拘急,理筋整复。由于风寒外袭或脏腑亏虚、阴血不足可致四肢或面部筋肉发生拘急,肌肉紧张,出现痉挛、屈伸障碍,推拿可发散风寒或补益气血,使肢体拘急得到缓解。如风寒侵入太阳之经脉,经气失宣,出现头痛、鼻塞、恶寒、发热、头项强痛、肩背拘急等症,可采用擦法、按法、拿法并取风池、风府、太阳、合谷、风门、肩井等穴,使其发汗,驱风散寒、解痉止痛。又如肝肾阴虚、筋脉失养而引起小腿肌肉拘急疼痛,推拿治疗可运用按揉法,采用肾俞、肝俞、足三里、太溪等穴,补益肝肾,再按揉其小腿周围及承山、承筋、昆仑等穴,以解除痉挛。

三、推拿保健的注意事项及禁忌证

1. 推拿保健的注意事项

(1)施术者接待患者要热情,态度要和蔼,要详细了解病情。

(2)推拿室整洁光线明亮,空气流通,温度适宜,并要保持安静。

(3)施术者应保持双手清洁和合适的温度,冬季气候温度低时,宜两手对搓,使手掌温暖,以免冷手接触患者肌肤惊气动血。

(4)施术前,应嘱咐患者宽衣松带,尽量放松肌肉,呼吸自然,排空大小便,避免精神紧张。对于精神紧张,思想有顾虑之人,应耐心做思想工作。

(5)施术前把患者安置在舒适的便于施术者操作的体位,无论坐位或卧位,都能使患者坚持一定的时间。

(6)施术者在进行按摩时,要态度庄重严肃,尤其在给女患者按摩时,应避开乳房、阴部等敏感隐私部位。

(7)手法的操作,应先用轻手法给患者及操作部位一个适应的过程,然后再逐渐加重,由浅入深,禁止在按摩时用蛮力或暴力,以免患者痛苦不堪。在手法操作过程中要随时观察患者的反应,若患者发生头晕、面色苍白、出冷汗、心跳加快、恶心、脉细数等症状时,应立即停止按摩,采取急救措施。

(8)按摩手法结束后,多数患者都会感到全身轻松、舒适愉悦,有些患者在按摩后,局部出现充血,原来的症状如疼痛、全身疲劳等均有明显的减轻或消失。但也有皮肤温度增高或发生疼痛、或疼痛加重皮下瘀斑等现象,甚至个别患者会出现面色潮红、心跳加快、头痛、恐惧等症状。这些现象的出现,是因为在给患者的按摩过程中虽然患者本身没有做体力活动,但按摩刺激使患者机体内部产生了一系列生理病理生化反应,所以按摩对于患者来讲,是一种运动量不小的被动运动。当然这些现象的产生既与患者的体质强弱和适应能力及精神因素有关,也与施术者手法熟练程度、刺激强弱和操作时间长短和患者体位不适等有着密切关系。

(9)在施行擦法时,施术者应在患者操作部位的皮肤表面上涂上冬青膏、舒络酒、凡士林、正红花油等润滑剂,以免擦伤皮肤。

(10)若按摩后,患者进入梦乡,冬季应给患者盖上被子,以免着凉,发生感冒。

(11)在进行自我按摩时,要选择在清晨醒后和晚上睡前的时间,在温度适宜、空气流通的室内进行,夏天应在空气清新的室外进行操作。按摩时要精神集中,保持安静。自我按摩可按自己所学按摩程序进行,要坚持不懈,持之以恒!

2. 养生保健按摩的禁忌证

(1)由结核菌或化脓菌引起的关节病变,如颈椎结核、腰椎结核、化脓性关节炎、丹毒等。

(2)各种传染性疾病如伤寒、传染性肝炎、传染性皮肤病等。

(3)恶性肿瘤患者局部禁按摩,以免引起扩散。

(4)骨折与脱位患者,以正骨复位为主。

(5)出血性疾病,如血小板减少性紫癜等。

(6)各种损伤后,正在出血的部位,或损伤后的急性期、血友病、白血病等。

(7)烧伤或烫伤的肢体局部不宜按按摩。

(8)有严重心、肝、肾疾病的患者,身体极虚弱的或年老骨质疏松患者不宜按摩。

(9)妇女在月经期或妊娠期的腹部和腰骶部等不宜按摩。

(10)过度剧烈运动后者不宜按摩。

(11)癔症、醉酒后神志不清者等,不宜按摩。

(12)不明原因之病症,如急性脊柱损伤,伴脊髓症状患者等不宜按摩。

(13)极度疲劳者不宜按摩。

四、闻氏自创自我保健推拿方法十八式

1. 醒神健脑法

【操作方法】

(1)开天门:先用两手拇指桡侧面(或中指指面)交替轻推印堂直至发际9次,然后以一手指面自印堂直推至百会穴,按压百会3个呼吸,如此为1遍,做3~7遍。

(2)梳发:两手指间关节屈曲,用示、中、环与小指指端背侧,从两侧鬓角外沿发际从前向枕后依次梳到头顶部为1遍,共做21遍。

(3)运太阳:用两手中指指面按两太阳穴,以有微胀感为度,然后再按揉太阳穴9转(一般用泻法),后向上推至头维穴,在头维穴稍停片刻后推至百会穴,交与右手指按揉百会穴片刻,为1遍,做3遍。

(4)点击头部:用两手十指指端有节律地轻轻点击头部及枕部,由头中向两侧和由前向枕后,两目微闭操作,3分钟。最后掌击百会3次。

(5)按(振)百会:以右手掌的劳宫穴对准百会穴轻按(或做振颤法)3~5

分钟。

【注】本法具有安神定志,醒脑提神,促进头部血液循环,解除头部疲劳的功效。本法对高血压头痛、外感头痛、失眠头痛、失眠头晕以及中风后遗症等有较好的防治作用。久行本法可令头目清醒,发乌根坚,且去头皮屑止瘙痒。本法是头部保健的主要推拿法。

2. 清肝明目法

【操作方法】

(1)推太阳:以两手拇指或中指指面着力,自印堂同时推至两太阳穴,然后沿少阳胆经直推至风池、肩井的一种推拿法。

(2)擦头侧:两手拇指屈曲,以指间关节突起分别在两鬓角上方、耳轮上部的后上方头部,耳后高骨部小幅度的快速擦法,各做 3~5 次。

(3)扫散法:以拇指桡侧面着力,自曲鬓穴经率谷以较快的速度推擦的一种推拿法。

(4)升降法:同时点揉睛明与太阳穴,然后同时提按睛明与下按太阳的一种推拿法。

(5)抹眼睑:两眼微闭,两手示指屈曲,用中节指骨的桡侧缘自目内眦至目外眦,沿眼眶先上缘后下缘稍用力刮抹 7 次或 14 次,然后刮抹整个眼部 7 次或 14 次。

(6)熨目:两眼微闭片刻后,两瞳仁先按顺时针方向缓慢运转 9 次或 18 次,再按逆时针方向缓慢地运转 9 次或 18 次;闭目休息片刻后,摩两手令大热,掌心向上,捧气以两手劳宫穴对于两瞳仁,慢慢贴于两眼上,7 息。最后慢慢睁开两眼。

【注】本法有清泻肝胆之热,祛风醒神,改善眼部血液循环,增强眼肌力量,消除眼部疲劳等功效。本法对肝阳上亢引起的头痛、头昏、目赤、目胀痛、眉棱骨胀痛及眼部疾患、近视、弱视等有较好的防治作用。久行本法可预防视神经萎缩,同时可令两目有神,是眼部保健的主要推拿法。

3. 聪耳固齿法

【操作方法】

(1)叩齿搅津三咽:轻叩齿 36 次,然后用力紧咬牙齿片刻后再放松,再咬,如此 36 次;再用舌在口腔内沿上下齿龈搅动,待有满口口水时,用口水漱口 3 下,最后分 3 次将口水咽下,每咽 1 次口水做一个呼吸。

(2)按穴:用两手中指同时按揉颊车、下关、耳门、听宫、翳风诸穴,每穴按揉 1 分钟。

(3)捻耳轮:以两手拇指指面与示指中节桡侧缘,同时捻揉两耳轮及耳垂 3 分钟,或令整个耳轮发热。

(4)鸣天鼓:用两手掌按于两耳,先前后搓两耳1~3分钟;然后以两掌心劳宫穴对准两耳道,做缓慢有节律地按捺、放松7次;最后两手按住两耳,手指置于后脑部,用两手示、中指交替叩击枕后部,每叩3下后停顿片刻,做7次。

(5)擦下颌及耳根:两掌近大鱼际侧按于下颌部,两手示指、中指分别置于前、后耳根部,同时擦下颌部与耳根部,先慢渐快,以局部透热为度。

【注】本法能改善下颌部、齿龈部及耳部的血液循环,增强下颌关节部肌肉、韧带、关节囊的力量;促进唾液分泌,有助于消化;刺激听神经,调整中枢神经。本法对牙齿松动、下颌关节功能紊乱、耳鸣、耳聋有较好的防治作用。久行本法可固肾纳气,坚齿聪耳,增进食欲。此外,本法对面瘫、三叉神经痛和耳部冻疮等也有一定的治疗效果。

4.通鼻清咽法

【操作方法】

(1)按揉鼻旁:用两手中指指端先按揉目内眦下方鼻根两旁1分钟或更长;然后按揉迎香穴,3分钟或更长;最后用两手中指指面,或一手拇、示指指面,自鼻根部沿鼻之两旁按揉至鼻孔两侧2分钟左右。

(2)洗井灶:先用一手拇、示指分别捏揉鼻准头两侧的后上方鼻翼部和鼻中隔两旁,各1分钟,然后用两手拇指第一节指骨桡侧(屈曲拇指),或两手中指指腹部,同时擦鼻两旁,以透热为度。

(3)拿揉咽喉部:用右手拇、示两指面拿喉结两旁的上方,令整个咽喉都有胀感为好,1分钟左右,然后按揉喉结部两侧2分钟;最后按揉咽喉部两侧,上下往返,缓慢移动3分钟。

(4)点穴:用拇、示指指端或中指端,分别点揉人迎、康泉、天突3穴,每穴1分钟。

(5)抹咽喉:右手示、中、环三指分开,每指间隔0.5cm,以中指指面对于喉结正中,轻轻向下抹至胸骨柄上方凹陷部2分钟左右。

【注】本法开通鼻窍,清咽利喉,宣通肺气,止咳化痰,同时能促进和改善鼻部和咽喉部的血液循环,对外感鼻塞、咳痰不爽以及发声不扬、声音嘶哑有很好的防治作用。久行本法对慢性副鼻窦炎、喉炎有一定的治疗效果,对预防上呼吸道感染有特殊的作用。

5.养颜美容法

【操作方法】

(1)推前额:用两手中指(或拇指)指面交替自印堂穴直推至神庭穴(前发际后)1分钟;然后用示、中、环三指指面或小鱼际部位,自印堂穴沿眉弓上方至眉梢依次分别直推入发际,做7遍;最后用示、中、环、小四指指端,自前额正中向两旁依次按压头维直至两鬓处7次。

（2）抹眼周：两眼微闭，先用两手示、中、环三指指面部，自两目内眦，沿眼眶上缘分别抹至两目外眦后，斜向上抹至两鬓角上方，入发际达耳上方；然后再自两目内眦沿眼眶下缘分别抹至两目外眦后，自两目外眦斜向上抹至两耳轮脚上部，做7次。

（3）按鱼尾：用一手示、中指指面将一侧鱼尾纹撑开，用另一手中指，或示、中、环三指指端，分别按压两侧鱼尾纹，自眼外角直至两鬓角1分钟，然后按揉1分钟；再以同法做另一侧。

（4）抹颜面：两眼微闭，先用两手示、中、环三指指面自鼻根两旁，分别沿眼眶下缘抹至颧骨下后，斜向上抹至耳门上方，7次；然后口微闭，以两手中、环二指指面自上嘴唇中部和下嘴唇中部分别抹向两侧，达嘴角部后，沿下颌部用掌向上抹面部至头部两侧达枕后，顺颈椎两侧斜向前下，抹至锁骨上窝部，7次或14次。

（5）摩揉面部：摩手令热，用两手全掌或小鱼际部（亦可用大鱼际部）摩揉整个面部，先前额部，次两鼻旁与口旁，再两颧颊部，最后两下颌部3~5分钟，以令整个面部有温热感为度。

（6）弹击面颊：用两手示、中、环三指指面，分别有节奏地弹击两侧面颊部2分钟。

（7）浴面：两眼微闭，摩手令大热，用两手大鱼际或小鱼际，或掌依次擦前额及其两侧、面颊部、鼻部两侧、唇部与下颌部等，每个部位擦3分钟，以令被擦部位的深层有温热感为度。最后用两全掌擦整个颜面部，以透热为度。

【注】本法是面部抗衰老和保持面部皮肤色泽正常红润的一种较为理想的保健方法，有促进面部血液循环，改善面部皮肤呼吸，清除衰老上皮细胞，促进面部皮肤新陈代谢，保持面部皮肤与肌肉弹性与张力等功效。久行可令面部皱斑不生，色泽红润而有光彩。古人有"面者神之庭……常欲得两手拭摩之使热。……令人面有光泽，皱斑不生，行之一年，色如少女"之说。同时，久行此法对于防感冒、保护视力、防治鼻炎等亦有一定的效果。

6. 宽胸理气法

【操作方法】

（1）开胸：右手示、中、环三指并拢，用指面或小鱼际自胸骨柄向下抹至剑突部21次。再用两手中指指面分别按揉两侧库房穴、屋翳穴和乳根穴，各1分钟，然后用右手中指指面按揉膻中穴1分钟。

（2）擦胸：用两手掌从锁骨下开始，依次向下交替擦胸部至上腹部，以被擦部透热为度。

（3）擦胸胁：右上肢高举，先用左手全掌自右腋下抹胁肋直至髂前上棘部，做

14 次或 21 次后,如法用右手抹左胁肋;然后再用两掌自上而下擦两胁肋部至髂前上棘部上方 1 分钟,以被擦透热为度。

(4)拍击胸背:两手持续交替分别以一手手掌前拍胸部,令一手手背后击背部(拍胸则由锁骨下,依次拍向乳房下方)3~5 分钟。

(5)扩胸:先拿两手三里、内关、外关穴,各 1 分钟,然后随深呼吸,做扩胸运动,7 息。

【注】本法宽胸理气,疏肝解郁,行气活血,通络止痛,对外伤或内伤引起的胸痛有明显的治疗效果,同时对情志郁结、胸胁满闷、胸胁胀痛及妇女乳房胀痛、月经不调等症,亦有较好的防治效果。久行本法可令肝气条达,五脏安和,心情舒畅。此外,本法对消化不良、咳嗽气喘、慢性肝炎、胆囊炎等症,也有一定的防治作用。

7. 通腑消滞法

【操作方法】

(1)抹任脉:右手大鱼际部或示中环三指并拢,用指面自剑突下,沿任脉经直下,缓缓轻抹至耻骨联合上方,21 次。

(2)点揉穴:中指端分别点揉中脘、建里、气海、天枢等穴位,各 1 分钟。

(3)摩腹:以手掌面或两手重叠,内、外劳宫穴(手心)相对(男性左手在下,右手在上,女性反之),按于左下腹,沿顺时针方向,用掌摩法,从左下腹横行至右下腹后,上行至右上腹,再横行至左上腹后向下行至左下腹,如此循环,摩全腹 3~5 分钟,或更长的时间。

(4)揉中脘:接上势,内劳宫置于中脘部,按揉中脘穴 3 分钟,或更长时间。

(5)擦骶部:先屈拇指,以指间关节突起部分别按揉下髎穴和长强穴,各 1 分钟;然后用右手或左手小鱼际部,从腰骶部向尾部施以擦法,以骶尾部深层透热为佳。

(6)抹腹部:先按揉足三里穴 3 分钟;然后,先用一手大鱼际(或示、中、环三指并拢),以指面自剑突下抹任脉经,至耻骨联合上,再用两手大鱼际(或示中环三指并拢),以指面自肋骨下抹任脉两侧至耻骨联合上两侧。

【注】本法具有消积导滞,理气止痛,消食和胃,通调二便的功效,久行可使胃肠蠕动功能增强,令食欲增加,二便畅通,脘腹安和;同时亦有消胀除满之功效,对过食生冷,或暴饮暴食后所致的脘腹胀满、疼痛,或过食膏粱厚味,胃脘不舒,腹胀腹痛,大便难解,甚则大便秘结等症,有较好的治疗作用;此外,本法对失眠(尤其是因胃中不和所致)、习惯性便秘、妇女痛经、月经不调等症亦有一定的防治作用。

8. 温中健运法

【操作方法】

(1)抹任脉:右手大鱼际部或示中环三指并拢,用指面自剑突下,沿任脉经直下,缓缓轻抹至耻骨联合上方,21 次。

（2）按揉腧穴：用右手劳宫穴分别按住中脘、神阙（脐）、气海和关元穴，依次按揉各穴，每穴 2 分钟。

（3）摩全腹：用一手手掌或两掌重叠，内、外劳宫穴相对（男性左手在下，右手在上，女性反之），用脐为中心，从左下腹开始，经关元穴与中脘穴，先按顺时针方向摩腹，3 分钟，或 36 圈；然后按逆时针方向摩腹，3 分钟，或 36 圈。

（4）揉神阙：接上势，以内劳宫对于神阙穴，按逆时针方向，或顺逆各半，按揉神阙穴（或振神阙穴）5 分钟，或更长时间。

（5）擦腧穴：先按揉两侧脾俞、胃俞、肝俞、肾俞等穴，各 1 分钟；然后从肝俞穴到肾俞穴施以擦法，以局部透热为度。

（6）最后按揉足三里穴 3 分钟，或更长时间。

【注】本法有温中散寒，和胃安神，补脾健胃，调和气血等功效。久行本法可调整和增强脾胃功能，增加胃肠蠕动，促进饮食的消化和吸收，令食欲正常，二便通调；同时对慢性胃炎，胃及十二指肠慢性溃疡、胃肠功能紊乱、消化不良、营养不良、虚寒型胃痛、食欲不振、脘腹胀满、便秘、久泻、月经不调等症，有明显的防治效果。此外，本法对失眠、耳鸣、痛经、闭经、胃下垂等症，亦有较好的治疗效果。

本法与培元益气法是推拿保健最常用最主要推拿法。盖脾胃乃后天之本，气血生化之源。而气与血又是生命活动的基本动力和营养物质，人的脏腑、经络、筋骨等全赖于气血的濡养，所以补益脾胃和培元益气，历来被养生家们视为养生保健的关键。因此，脾胃功能健旺，气血充沛对抗衰防老、强身健体、延年益寿有着特殊的意义。故久行此法，必收大益，尤其是中老年人。

9. 培元益气法

【操作方法】

（1）抹任脉：右手大鱼际部或示中环三指并拢，用指面自剑突下，沿任脉经直下，缓缓轻抹至耻骨联合上方，21 次。

（2）摩小腹：先以一手掌面或两掌重叠，内、外劳宫穴相对（男性左手在下，右手在上，女性反之），以内劳宫穴对于脐和关元穴，依次分别按揉两穴位，每穴 2 分钟；然后将手移于左下腹，以关元穴为中心，经曲骨穴与脐，先按顺时针方向摩小腹部 3 分钟，而后按逆时针方向摩小腹部 3 分钟。

（3）击腰骶：先屈拇指，以拇指指间关节突起部按揉命门穴和八髎穴，各 2 分钟；然后，双手握拳，交替以拳背有节律地击腰骶部，14 次或 21 次或 48 次（亦可以单手击之）。

（4）揉振关元：接操作（2）之势，以内劳宫对于关元穴，先按顺时针方向揉关元穴 36 次；后按逆时针方向按关元穴，36 次；然后再振颤关元穴，1～3 分钟，或更长时间；最后轻轻按揉关元穴 1 分钟。

(5)引气归元:摩手令热,用两手掌心轻按于双目,吸气时,气贯瞳仁,呼气时,气沉丹田,3 息;然后向上抹至头顶,用两手中指重叠按于百会穴,吸气时,气贯百会,呼气时,气沉丹田,3 息;两手由头顶向后枕部下抹,顺颈椎两侧抹至肩井穴,两手中指分别按压两肩井穴,吸气时,气入丹田,呼气时,气达四肢,3 息。

【注】本法具有培补元气,温补元阳,调理气机,补益气血等功效,久行之则可调整和增强脏腑功能,提高身体素质,增强机体的抗病能力,令身体强健,精神饱满,精力充沛,百病难生,是常用的较理想而又简单的养生保健推拿法。并且本法对形寒肢冷、阳气不达、久泻、少腹冷痛、脱肛、性冷淡、腰膝酸软、腰膝冷痛等症,有较好的防治效果。此外,对妇科诸症(如带下、月经不调及慢性盆腔炎等症)及失眠、头晕、遗尿、阳痿等症,本法亦有一定的防治效果。

10. 壮腰益肾法

【操作方法】

(1)揉腰穴:屈拇指,以指间关节突起部,分别按揉肾俞、命门、腰阳关和八髎穴,各 1 分钟。

(2)运腰:两手摩热,拇指在前,以掌心对于肾俞穴,按住腰部,以腰为轴,随徐徐呼吸,先令腰作缓慢的前屈、后伸、左、右侧向的活动,为 1 遍,共做 21 遍;然后上体不动,先按顺时针方向,后按逆时针方向旋转腰胯(臀)部,各做 36 次。

(3)擦腰骶:两手(亦可一手)空握拳,以拳背交替叩击腰阳关穴(如一手则为反复叩击),各做 36 次,或 3 分钟;然后摩两手令热,用两手小鱼际同时自腰部向下直擦至骶部(沿膀胱经第一侧线),以局部透热为度。

(4)揉穴:用两手拇指分别依次同时按揉两下肢环跳、殷门、委中、承山和昆仑穴,各 1 分钟。

(5)按(振)肾俞:先屈两拇指,以指间关节突起部按揉肾俞、命门和八髎穴,各 1 分钟;然后两手摩热,以掌心对于肾俞穴,全掌按住腰部(指尖向下),同时做轻微地按揉或振颤 3 分钟,或更长时间。

【注】本法有壮腰益肾,温经祛寒,解痉止痛,滑利关节的功效,久行可促进腰部血液循环,消除腰肌疲劳,缓解腰肌痉挛与腰部疼痛,令腰肌强壮,腰部活动灵活,虽年老而腰直不弯,活动自如,健壮有力。并且本法对腰肌劳损、慢性腰腿痛、腰椎退变、风湿腰痛、肾虚腰痛、肥大性脊柱炎等症的防治,有较明显的效果;此外对痛经、前列腺增生、久泻等症,亦有一定的防治作用,对风湿性脊柱炎和类风湿性脊柱炎,也有一定的治疗效果。

11. 滋肾养阴法

【操作方法】

(1)揉肾俞:两手拇指屈曲,以指间关节突起部同时按揉两肾俞穴 1~3 分钟。

（2）推桥弓：患者头向一侧歪斜以充分显露被操作的部位；术者一手固定头部，若拇指推则一手虎口张开拇指伸直，余四指并拢，以拇指指腹推之；若用三指推则一手拇指屈曲，示、中、环指并拢伸直，以三指指面轻抹之；抹动时指随腕的摆动，并要缓和轻快，扫抹的部位要准确、一致，呈直线推之，不可左右滑移不定。

（3）升降法：沉肩垂肘，以两拇指端着力，其余手指固定头部；先点按两穴位片刻，以指间关节与掌指关节协同运动，同时揉两穴，左右各旋转3次，最后同时向上按压睛明穴3次，下按太阳穴3次。如此一遍。

（4）按百会：用右手中指指面按揉百会穴，1分钟，然后掌按百会穴（内劳宫对于百会穴，最好能同时配合轻微的振颤法）3分钟，或更长时间。

（5）擦涌泉：端坐，两膝屈曲，将左小腿置于右膝上，先用右手中指按揉左三阴交穴和涌泉穴各1分钟，然后用右手小鱼际部擦左涌泉穴，以左足底部透热为度；左小腿放下，再将右小腿置于左膝上，用左手中指，按揉右三阴交穴和涌泉穴各1分钟，然后用左手小鱼际部擦右涌泉穴，以右足底部透热为度。

【注】本法具有滋养肝肾，滋阴清热，除烦安神的功效，久行可令肾阴充足，肝木条达，阴阳平衡，五脏安和，身体健壮。同时本法对失眠、多梦、头晕、目花、耳鸣、心悸、小便不利、五心烦热等症，有较好的防治作用，对降低血压有一定的效果。

本法与壮腰益肾法同是推拿保健最常用最主要推拿法。盖肾为先天之本，生命之根。肾主骨，生髓，通于脑，藏精气，主生殖和发育。肾阴和肾阳乃人的元（真）阴与元（真）阳，是人体阴精和阳气的根本，他们共同维持着人体生理上的动态平衡。中医在论述人的生殖，生长发育，衰老的过程中，无不是以肾气的盛衰作为依据，肾气盛则身体强健，肾气衰则形体衰老。因而补肾对延缓衰老，增进健康起着决定性的作用，特别是对中老年人尤为重要。此外，"脾阳根于肾阳"也就是说脾的健运必须有赖于肾阳的温煦。所以，在养生保健中，补肾（强调先天之本）与健脾（注重后天之本）是最为关键的，也是养生保健的根本所在。而推拿保健中，温中健运法、培元益气法、壮腰益肾法和滋肾养阴法，则正是补肾和健脾的理想推拿法，他们也就自然成为推拿保健最常用的主要推拿法。

12. 温通丰乳法

【操作方法】

（1）开胸：右手示、中、环三指并拢，用指面或小鱼际自胸骨柄向下抹至剑突部21次；再用两手中指指面分别按揉两侧库房穴、屋翳穴和乳根穴，各1分钟；然后用右手中指指面按揉膻中穴1分钟。

（2）擦胸法：用两手掌从锁骨下开始，依次向下交替擦胸部至上腹部，以被擦部透热为度。

（3）揉捏乳房：两手虎口张开置于乳房外侧根部，先按揉乳房根部3~5分钟；

然后,由乳房根部向乳头轻轻捏挤 1 分钟;最后,用拇指与示中指轻柔地捻捏乳头 1 分钟。

(4)推抹乳房:两手虎口张开置于乳房外侧根部,先从两侧向内推托乳房 2 分钟;然后以小鱼际反复推抹乳房根部下方向上 3 分钟。

(5)抹揉乳房:先用两手大鱼际,轻快地从乳根开始按揉整个乳房部 3 分钟;然后,五指分开,从乳根部向乳头轻柔地抹拿乳房,边将五指并拢呈扇形 1 分钟。

(6)擦乳根部:先以大鱼际擦乳根上部,以局部透热为度,然后以小鱼际擦乳根下部,以局部透热为度。

【注】本法具有理气通络,活血散结的功效,久行可促进乳房部的血液循环,保持乳腺的通畅,令乳房丰满、挺拔,是乳房部较为理想的保健推拿法。同时本法对防治乳腺增生、乳腺不通等症,有较好的效果;此外,对产妇乳汁积滞、乳络不畅,或乳痛初期,以及乳房肿块(排除乳腺癌)等症,亦有较好的治疗效果。

13.强颈舒背法

【操作方法】

(1)按揉穴位:用两手中指面分别依次按揉风池、完骨与大椎穴,各 1 分钟;最后拿肩井穴 3~7 次。

(2)揉颈肩:先用两手示、中、环三指指面按揉颈椎两侧,由枕后向下至颈肩部 7 遍;然后用右手或左手中指指面自枕骨下颈椎棘突上向下按揉每个颈椎棘突,直至大椎穴,并在大椎穴按揉片刻,做 7 遍;最后用右手中指指面按揉左肩胛骨内上角部与肩胛骨内上缘之上部 3 分钟;用左手如法按揉右侧肩胛骨内上角与肩胛骨内上之上部 3 分钟。

(3)拿抹颈项:先用右手或左手掌根与四指指腹对对称拿捏,两手交替对称拿捏颈椎两侧,自上向下 7 遍;然后,摩两手令热,自枕后两风池穴沿颈椎两侧向下抹至颈项前侧 7~14 下。

(4)运转颈椎:头颈正直,下颌微内含(或收),徐徐吸气,随之将头先向左缓慢转动,至最大限度时停顿片刻,同时头略向左后下方过旋,接着徐徐呼气,随之将头缓慢还原,再如法将头向右侧转动,要求同前,此为 1 遍,做 7 遍;然后徐徐吸气,头缓慢前屈,直至下颌抵触胸骨柄后停顿片刻,同时头颈略作过屈,接着徐徐呼气,头随之缓慢还原,然后徐徐吸气,头随之缓缓向后仰,当至最大限度时停顿片刻,同时头向后过仰,接着徐徐呼气,头随之还原,此亦为 1 遍,做 7 遍。

(5)运转辘轳:沉肩垂肘,两上肢放松,自然下垂,两肩部交替向前方运转,使肩胛骨沿肩胛胸壁关节做上、外、下、内的活动 36 次;然后再交替向后方运转,方法同前 36 次。

(6)舒背:接上势,两肘屈曲,两手空握拳,徐徐吸气时令两肩后伸,似护胸状动作,使两肩胛骨尽量向脊柱靠拢,胸部向前挺起;然后徐徐呼气时,两肩内扣,背部后撑张开,使两肩胛骨尽量向两侧移动,如此为一息。做 7 息或 14 息。

(7)拿穴按肩井:分别拿揉曲池穴、手三里穴、列缺穴,各 1 分钟。最后按两肩井穴,7 息。

【注】本法具有舒筋活血,温经通络,缓解痉挛,滑利关节的功效,久行可促进颈项部与肩背部的血液循环,改善枕部、后脑部及颈肩背部的血液供给,增强颈项部、颈肩背部及肩背部肌肉、筋膜、韧带和颈椎小关节囊等一切软组织的活力,令头颈部活动正常、灵活,肩背强健,肩部活动自如。同时本法对各种类型的颈椎病、落枕、颈肩背部筋膜炎、肩周炎、肩臂痛与上肢麻木等症,有较好的防治效果。此外,对肩背部外伤后遗症、胸部挫伤、胸椎后关节紊乱等症,本法亦有一定的治疗效果。

本法是各类型颈椎病保守疗法中,最为常用且简便、安全的辅助治疗方法,不仅可提高疗效,缩短疗程,尤其是巩固疗效,防止颈椎病在治愈后的复发有特殊的效果。但必须要持之以恒,坚持每日做一次,切勿中断。

14.通经活络法

【操作方法】

(1)放松关节:用左手拇、示、中三指指面分别拿揉右侧上肢的肩关节、肘关节、腕关节周围,各 1~3 分钟;再用右手如前法拿揉左上肢诸关节,时间亦同。

(2)叩击上肢:先用左手全掌(或右手全掌)自肩部拿捏右侧上肢(或左侧上肢),直至腕部,左右各 7 遍;然后,左手空握拳(或右手空握拳),依次叩击右侧上肢(或左侧上肢)肩部前、外、后侧,左右各 3 分钟;最后,右手指(或左手指)自然伸开,用小指尺侧缘作轻快而有节律地叩击左上肢(或右上肢的)前侧、外侧和后侧,左右各 3 遍。

(3)运动关节:分别屈伸与旋转活动两上肢的肩关节、肘关节、腕关节各 1 分钟。

(4)抓空握拳:沉肩,两肘屈曲,两上肢置于身体前侧,两手随呼吸用力做握拳活动,即吸气时紧握双拳;呼气时手指尽量展开,做 7 息,或更多;最后分别擦两手背,以透热为度。

(5)捻理五指:用右手拇、示、中三指指面,捻左手五指,每一指捻 3 遍,然后再拔伸 3 次,左手五指捻完后;再用左手如前法捻理拔伸右手各 3 遍。

【注】本法具有通经活络,行气活血,滑利关节,解痉止痛的功效,久行可促进上肢及末梢的血液循环,增强上臂、前臂及手指的力量,令上肢健壮有力,上肢肩、肘、腕三关节运动自如,手指活动灵巧。同时本法对防治肩周炎、网球肘、肱骨内上髁炎、肌腱炎以及弹响指等症,有很好的效果;对末梢神经炎、手指麻木症、手部冻疮等症,亦有一定的防治作用;此外,对上肢诸关节的风湿性关节炎、关节活动不利

和类风湿性关节炎等症,本法亦有一定的治疗效果。

15.舒筋强膝法

【操作方法】

(1)拿揉穴位:先用两手拇指分别按揉髀关、伏兔、委中和解溪穴,各 1 分钟;然后再用两手拇、中指分别拿揉血海穴与梁丘、内外膝眼、阳陵泉与阴陵泉穴,各 1 分钟。

(2)转(舒)膝:取立位,上体前倾,两膝并拢微屈,沉肩垂肘,两掌摩热按于膝上,盖住髌骨,先按顺时针方向,后按逆时针方向旋转膝关节各 36 转。年老体弱者,可取坐位,两脚踏于一个粗竹筒上(竹筒长三尺,直径约 6cm 左右),做前后搓滚。

(3)拨搓膝眼:先用两手拇指指端同时点拨、按揉髌骨下缘,搓髌韧带两侧,各 3 次;然后再用两手小鱼际按于两髌骨下缘搓之,以局部透热为度。

(4)揉叩髌骨:两手摩掌令热,以掌心按于两髌骨上,带动髌骨作轻柔的揉磨动作,3 分钟;然后五指自然分开用指端有节奏地轻击髌骨,1 分钟。

(5)叩搓下肢:先用两掌根轻轻叩击一侧下肢内、外侧,由大腿上部开始直到小腿中部,3 遍,如法再叩击另一侧下肢,3 遍;然后两手抱住一侧大腿根部,自大腿根部一直搓到小腿踝上 3 遍,如法再搓另一侧下肢 3 遍。

(6)擦膝:两掌同时擦两膝关节周围,以整个膝关节内透热为度。

【注】本法具有舒筋活络,滑利关节,行气活血的功效,故久行本法可促进下肢的血液循环,增强下肢肌肉、韧带的力量,令人步履强劲灵活。同时本法对膝关节软组织劳损、风湿性关节炎、增生性关节炎、下肢麻痹、肌肉萎缩、膝关节瘫软无力等症,有较好的防治效果。盖膝为筋之府,筋可络缀形体,连接关节,主一身之运动。中医学认为,人的运动功能正常与否,与筋的健壮与否有着直接的关系,故在养生保健中,注重对筋的保养就显得比较重要。同时,人在变老的过程中,运动功能的衰退往往都是从膝关节的运动功能衰退开始。所以有人提出,内脏功能衰老,最先表现在脾肾二脏的功能减弱,而形体的衰老,则最先反应在腰、膝活动功能的改变。本法主要是以增强膝关节的功能活动而设计,故本法是养生推拿保健中较为主要的推拿法之一,常与壮腰健肾法配合,对于预防腰膝衰老有很好的效果。

16.通调水道法

【操作方法】

(1)按揉穴位:用右手中指指端分别按揉气海、关元和中极穴,各 1 分钟。

(2)摩揉小腹:用一手全掌或双掌重叠,内、外劳宫穴相对(男性左手在下,右手在上,女性反之),按顺时针方向先摩小腹 2 分钟;然后以内劳宫穴对于关元穴,按揉小腹部 3 分钟,或更长时间。

(3)推箕门：用两手四指指腹部，同时自两大腿根部腹股沟中点，向膝关节内髁直推两大腿内侧5分钟，或更长时间。

(4)压三穴：用右手示中环三指指端同时按揉关元、中极与曲骨穴，各1分钟；然后随呼吸依次按压上3个穴位，或同时按压3穴(用顺腹式呼吸法，亦可用逆腹式呼吸法)，即腹部内收时，用力深深按压，腹部隆起时，不用力按压，7息。在7息过程中，每做1息，其按压的力量随之稍大一点。

(5)擦骶部：先屈右手拇指，用指间关节突起部，分别按揉命门穴、腰俞穴和长强穴，各1分钟；然后右手空握拳，以拳背轻击骶部中下方，36次；最后，摩手令热，以两手小鱼际擦骶部(以八髎穴为中心)，以局部透热为度。

(6)压关元：用一手全掌或双掌重叠(二手重叠方法同操作"(2)")，以内劳宫穴对于关元穴，全掌按揉小腹部2分钟；然后随每次呼吸逐渐用力持续按压之，7息后，深按不动，停约半分钟左右后，突然放松压力，但手不可离开小腹；最后先按顺时针方向，后按逆时针方向按揉小腹部，各36次。

【注】本法具有补益肾气，清利膀胱，通调水道的功效，久行可促进小腹部的血液循环，改善膀胱的功能，刺激膀胱括约肌的收缩，使膀胱内压上升，令排尿功能正常，小便通调。同时本法对癃闭(尿潴留)、小便淋漓不尽，排尿不畅等排尿障碍症，有较好的治疗效果，此外，对遗精、月经不调、慢性前列腺炎、前列腺增生、小腹冷痛、慢性盆腔炎、小便频数等症，亦有一定的治疗效果。本法对截瘫病人尿潴留的治疗亦有一定的效果。

17.壮阳固肾法

【操作方法】

(1)推任脉：右手大鱼际部或示、中、环三指并拢，用指面自剑突下，沿任脉经直下，缓缓轻抹至耻骨联合上方，21次。

(2)揉丹田：用一手全掌或双掌重叠，两掌内、外劳宫穴相对(左手在下，右手在上)，先以内劳宫对于脐，按揉3分钟；然后移至关元穴，按揉5分钟。

(3)搓揉肾囊：先将两手摩热，抱住肾囊，使睾丸置于两手掌心中，搓揉睾丸5分钟，或更长时间。搓揉时，令睾丸有微微的酸胀感，或稍有胀痛感；然后，左手虎口抓住阴茎与阴囊根部，使睾丸相对地固定不动，先用右掌轻柔地按揉两睾丸1分钟；最后右手自然伸开，以小指尺侧缘轻快地叩击两睾丸1分钟，以睾丸有微胀感为度。

(4)拿捏玉柱：两手拇指与示中指先同时对称地拿住阴茎根部两侧的精索进行轻快地捻捏1~3分钟，以有酸胀感为佳，稍事休息以后，再用右手抓住阴茎，令龟头外露，随呼吸挤捏阴茎，以龟头有胀感为宜，21次；然后用两手搓揉阴茎，搓揉时速度不宜快，用力不宜大，应心平气和，以阴茎勃起为度(如阴茎勃起者，此操不可用)。

(5)牵伸阴部:先用中指指面按揉会阴穴 1 分钟,或更长时间;接着用两手(或一手)抓住阴茎与阴囊根部,随呼吸逐渐用力向前下牵捏,每一息稍增一分力,以阴部有明显的牵拉和酸胀感为宜,7 息或 14 息。

(6)擦骶部:两手拇指屈曲,以指间关节突起部,按揉两肾俞穴 1 分钟;然后用单手拇指间关节突起部,分别按揉命门穴、腰阳关穴、长强穴,各 1 分钟。两手空握拳,以拳背交替叩击命门穴、腰阳关穴与骶尾部 3 分钟;最后,摩手令热,以一手全掌(或小鱼际部)擦腰骶及尾部,以透热为度。

(7)振关元:先两手拇指指面分别按揉两侧下肢足三里穴和三阴交穴,各 1 分钟;然后双掌重叠(二手重叠方法同操作"(2)"),以内劳宫穴按于关元穴,先按顺时针方向按揉 36 次,后按逆时针方向按揉 36 次,最后振颤(或轻按揉)关元 5 分钟,或更长时间。

【注】本法具有补肾壮阳,培元固精,促进激素分泌,改善性功能的功效,久行可使腰脊强壮,亦能增强性器官的功能,调整神经机能,令身体强健,祛病延年,亦能保证性生活的正常进行与和谐;同时本法,对阳痿、遗精、早泄、滑精、性功能障碍、性冷淡、精少、男性不育症等症的治疗,有较好的效果;此外,对腰膝酸软,肾虚腰痛、小腹冷痛、慢性前列腺炎、前列腺增生、小便频数、尿清长、久泻等症的治疗,本法亦有一定效果。

本法在锻炼过程中,用于保健养生者,应注意节制房事。在治疗期间则需禁止性生活,待治愈后,方可恢复性生活。但也必须注意节制,否则会直接影响锻炼的效果。对于身体健康的未婚青年,则不宜锻炼本法。

本法在锻炼过程中,尤其要注意心平气和,全身放松,切不可心气烦躁,急于求成。特别要强调的是:排除杂念,精神愉悦,自重自信,循序渐进是练好本法的关键。同时,用于治疗阳痿、早泄和性功能障碍等症,在治疗期间求得妻子的理解、支持也是取得较好效果所不可忽视的重要因素。

18. 干浴健身法

【操作方法】

(1)梳理头部:手自然伸直,用十指指腹部,从前发际向枕后梳理(推抹)头部,至枕部时两掌沿颈椎两侧向肩部按抹。如此为 1 遍,做 21 遍。

(2)擦面部:两手摩热,先以两手四指指腹部擦前额部及两鬓角部,然后两手小指尺侧或小鱼际擦鼻部两侧;最后以两手全掌擦面颊部,所擦的各部位,均以局部透热为度。

(3)擦胸腹:先用右手全掌或两掌交替自胸骨柄至耻骨联合上方,沿任脉经横擦胸腹部(尽量把横擦幅度拉大),7 遍或 14 遍,或以局部透热为度;然后,用两手全掌擦两胁肋部直下至髂前上棘下方,以局部透热为度。

(4)擦上肢:先用右手掌擦左肩背上部,以局部透热为度;再用左手掌擦右肩背上部,以局部透热为度。然后,以右手全掌擦左侧上肢的外、后、前侧,各侧均以局部透热为度;再用左手全掌擦右侧上肢的外、后、前侧,亦以局部透热为度;最后先用右手擦左手背部,以局部透热为度,再搓捻五指,拔伸五指,各3遍;再用左手擦右手背部,以局部透热为度,再搓捻五指,拔伸五指,各3遍。

(5)擦腰骶:两手摩热,用两手小鱼际部同时擦腰部两侧、骶部两侧与两臀部,各部位均以局部透热为度。

(6)擦下肢:首先用两手先擦大腿内、外侧与前、后侧,后擦小腿内、外侧与前、后侧,各部位均以局部透热为度;然后如法再擦右大腿、小腿,要求亦同。再次用左手掌按左足背部;用右手小鱼际根左足跟腱部与足底部,均以局部透热为度;然后用右手捻左足五趾,拔伸五趾各3遍;最后,用右手掌擦右足背部;用左手小鱼际操右足跟腱部与足底部,均以局部透热为度;用左手捻右足五趾,拔伸五趾各3遍。

(7)按揉穴位:分别按揉内关、合谷、足三里和涌泉穴,各1分钟。

(8)按揉关元:用一手全掌或双掌重叠,内、外劳宫穴相对(男性左手在下,右手在上,女性反之),以内劳宫穴按于关元穴,先按振3~5分钟,或更长时间;最后先按顺时针方向按揉关元穴36次,后按逆时针方向按揉关元穴36次。

【注】本法具有温经络、行气血、和脏腑、健肌肤的功效,久行可促进全身及末梢血液循环,促进全身体液循环,调理脏腑功能,改善全身皮肤呼吸与营养,促进机体新陈代谢、有利于汗腺与皮肤腺的分泌,增强腰脊、颈肩及四肢的肌肉活力,令身体康健,使机体的抗病能力增强,使人身形矫健,体态丰满,面色与肤色光泽、红润,精力充沛,充满活力。同时,本法对皮肤干燥、瘙痒、斑皱以及感冒、糖尿病等症,有较好的防治作用。此外,对其他各种慢性疾病以及肢体麻木、形寒肢冷、痿症、痹症等,本法也有较好的治疗效果。

本法自古就是养生保健的常用方法之一,最早见于晋·陶弘景《养性延命录》:"摩手令热,雷摩全身,从上至下,名曰干浴。"明·《普济方》(卷二百六十六·服饵门·导引法附论吕公成导引法)中记有:"……所谓浴身者,乃遍摩身上,想丹田火自下而上焚及遍身,……便可蹑烟梦。从此身轻寿长。"说明浴身之法可使隐藏在体内的病邪排泄,而令人身健、长寿。本法的功效好坏关键在于是否能持之以恒。此外,在行本法时,如能配合捏脊法,则效果更佳。

五、常用儿童家庭保健法

(1)摩囟门:小儿坐位,术者在掌心涂少许润滑剂将自己双手搓热,然后摩揉小儿囟门2~3分钟。

（2）揉摩手心（劳宫穴周围）：小儿坐位，术者在小儿手掌心涂少许润滑剂然后揉摩掌心2~3分钟。

（3）摩足心（涌泉穴周围）：小儿姿式同上，术者在小儿足心涂少许润滑剂，然后摩按小儿足心2~3分钟。

（4）揉风池：小儿坐位，术者用示、中指指腹按揉风池穴半分钟。

（5）补脾经穴：小儿坐位，术者一手握小儿拇指，一手用拇指罗纹面顺时针方向揉小儿脾经穴2~3分钟。

（6）摩腹：小儿仰卧位，术者用掌根顺时针方向摩小儿腹部5分钟。

（7）按操足三里：小儿仰卧位，术者用拇指腹按揉小儿足三里穴2分钟。

（8）捏脊：小儿俯卧位，术者用拇、示、中三指相对用力将小儿脊背正中皮肤从尾骶部捏起，示中指下按拇指前推，从尾椎捏至大推穴为一遍，操作3~5遍。